JN260660

救急医療改革

― 役割分担、連携、集約化と分散 ―

小濱 啓次 編著
川崎医科大学名誉教授
川崎医療福祉大学教授

東京法令出版

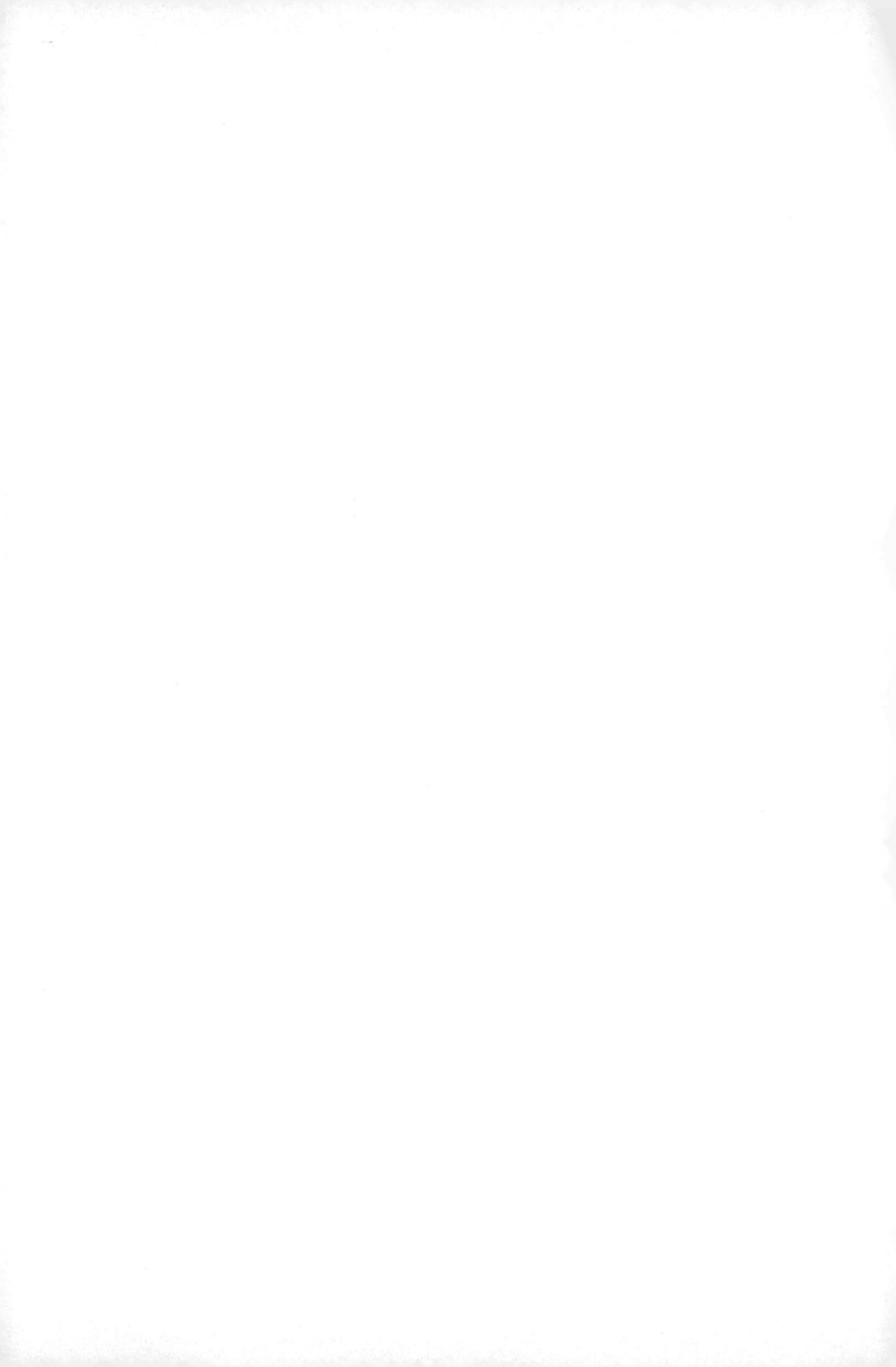

我が国の救急医療改革への編著者の提言

1. 救急医療機関の地域パスによる役割分担、連携、集約化と分散体制の確立
   〜確実な救急医療体制の確立〜
2. ドクターヘリ、ドクターカー全国配備による医療機関の連携と治療開始時間短縮による救命率の向上と予後の改善、旧市町村に夜間照明付ヘリポートの設置
   〜国民に均等な救急医療の提供、地域格差の解消〜
3. 重症救急疾患に対する都道府県単位の救急指令体制の確立（MCも含む）、市町村救急から都道府県救急へ
   〜都道府県民に均等な救急医療の提供、地域格差の解消〜
4. 公的、準公的総合病院による24時間救急診療体制の確立
   〜国と都道府県による責任所在の表明〜
5. 民間救急の導入、市民教育
   〜救急業務の役割分担〜
6. 24時間全科救急診療体制における卒後医師研修体制の確立
   〜救急医の養成〜
7. 休日・夜間診療を担う救急医に対する代休の確保と夜勤手当の支給
   〜救急医の確保〜

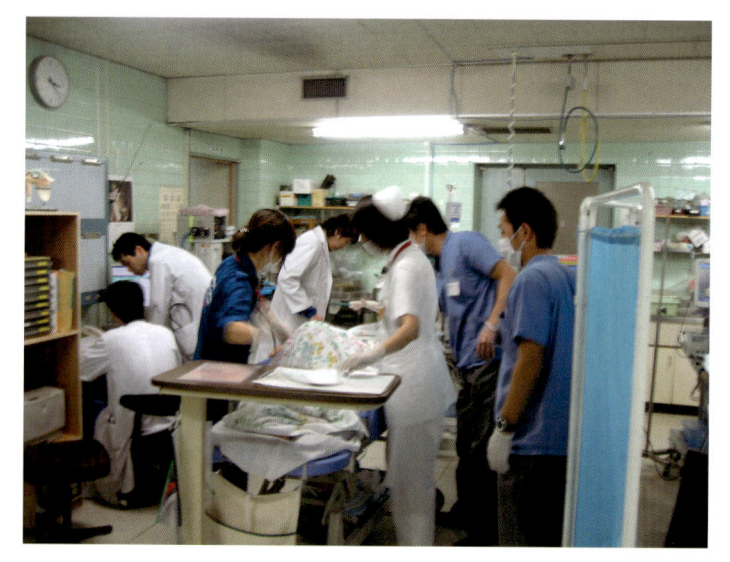

写真1　救急室の現場（ER）
　救急診療では、医師、看護師、臨床検査技師等多数の医療スタッフが必要になる。

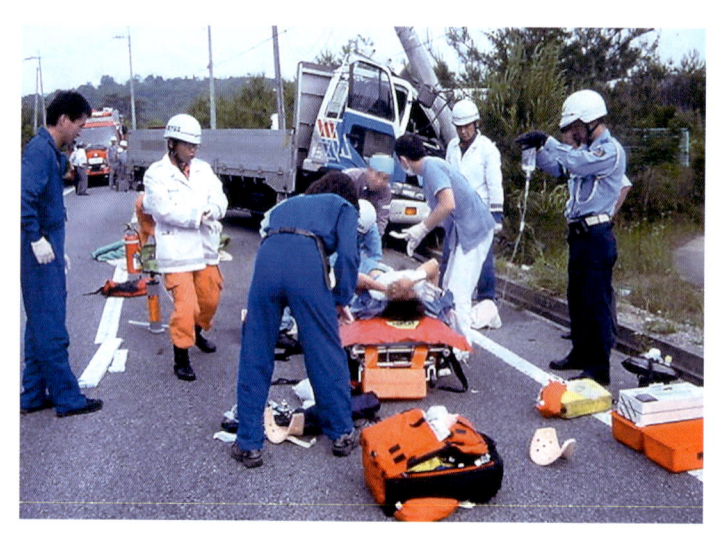

写真2　ドクターヘリの交通事故現場での処置、治療
　医師、看護師、救急隊員、警察官等との共同作業が必要になる。早い処置、治療による救命率の向上と予後の改善

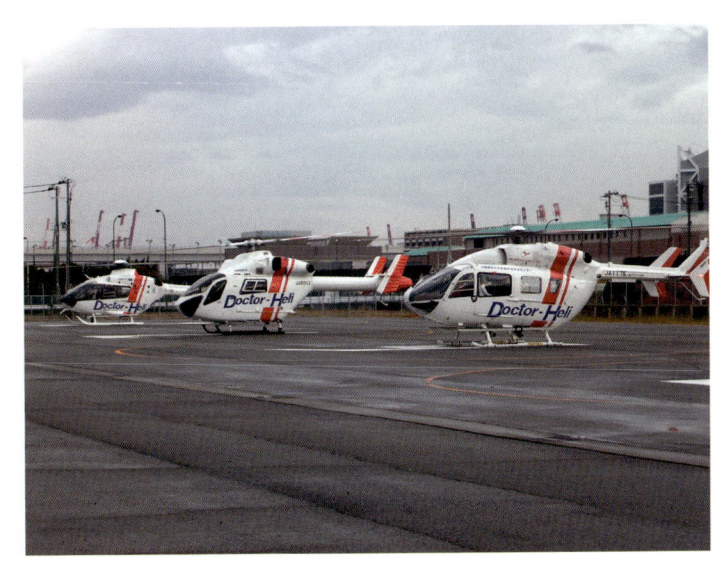

写真3　救命に活躍するドクターヘリ
（手前より BK－117、MD－902、EC－135）

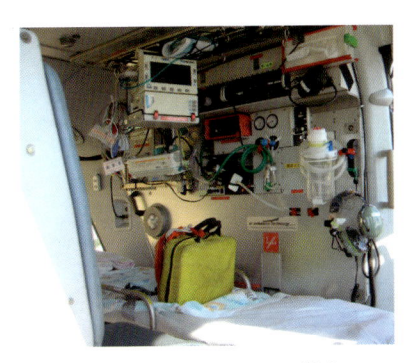

写真4　ドクターヘリの機内
　人工呼吸器、心電計、吸引器、輸液ポンプ、緊急医薬品等救命に必要なICU（集中治療室）と同等の設備、機器を常備している。専門の医師と看護師が搭乗する。

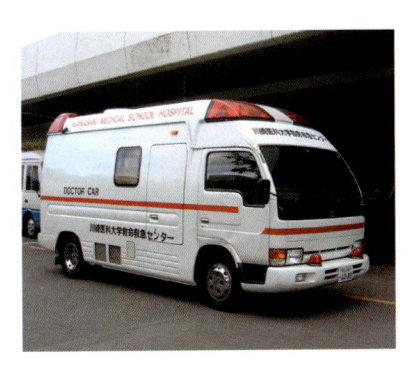

写真5　ドクターカー
　都市部ではドクターカーの活躍が期待される。車内はドクターヘリと同様の設備、機器を常備している。

三次救急アクセス時間

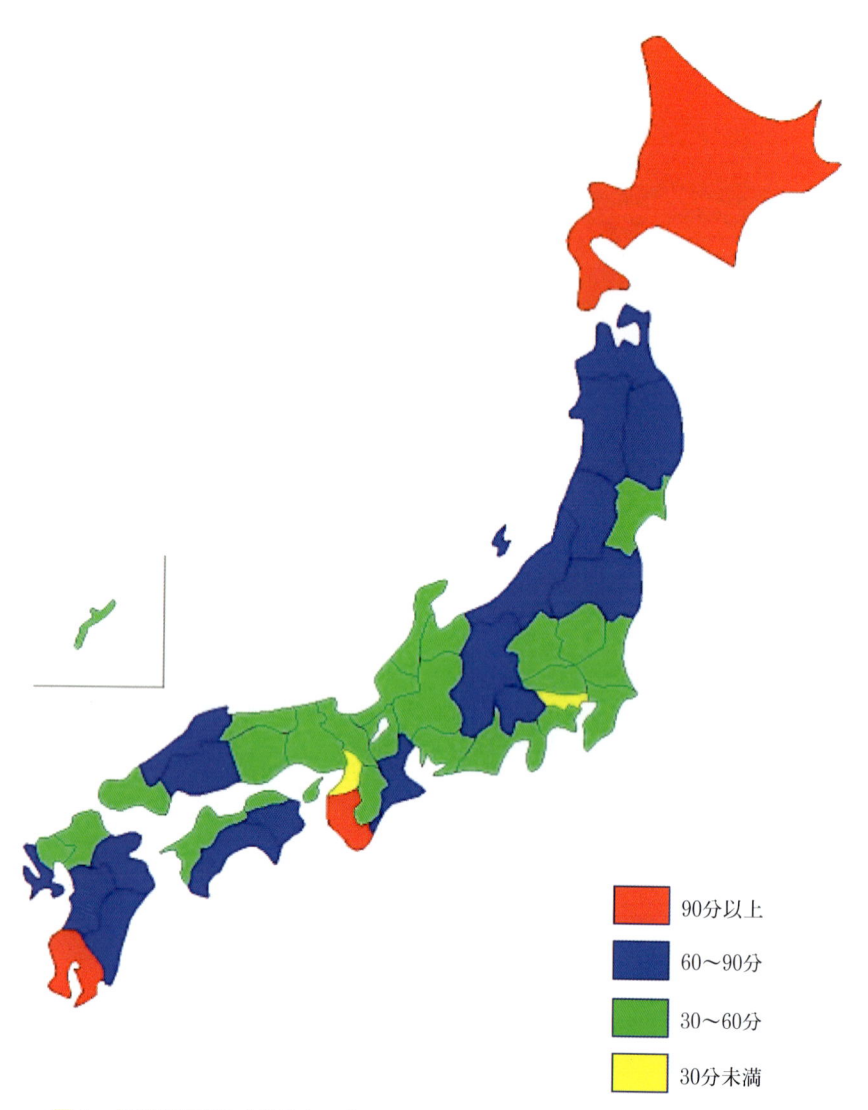

凡例:
- 90分以上（赤）
- 60〜90分（青）
- 30〜60分（緑）
- 30分未満（黄）

図1 都道府県別救命救急センターへのアクセス時間計測図（河口洋行氏資料）
都道府県によって重症疾患の治療を行う救命救急センターへのアクセス時間が異なる。東京、大阪では、早く救命救急センターに到着する。アカ、ブルー、ミドリの地域にはドクターヘリが必要。（第4章117頁〜参照）

収容所要時間別搬送の現況

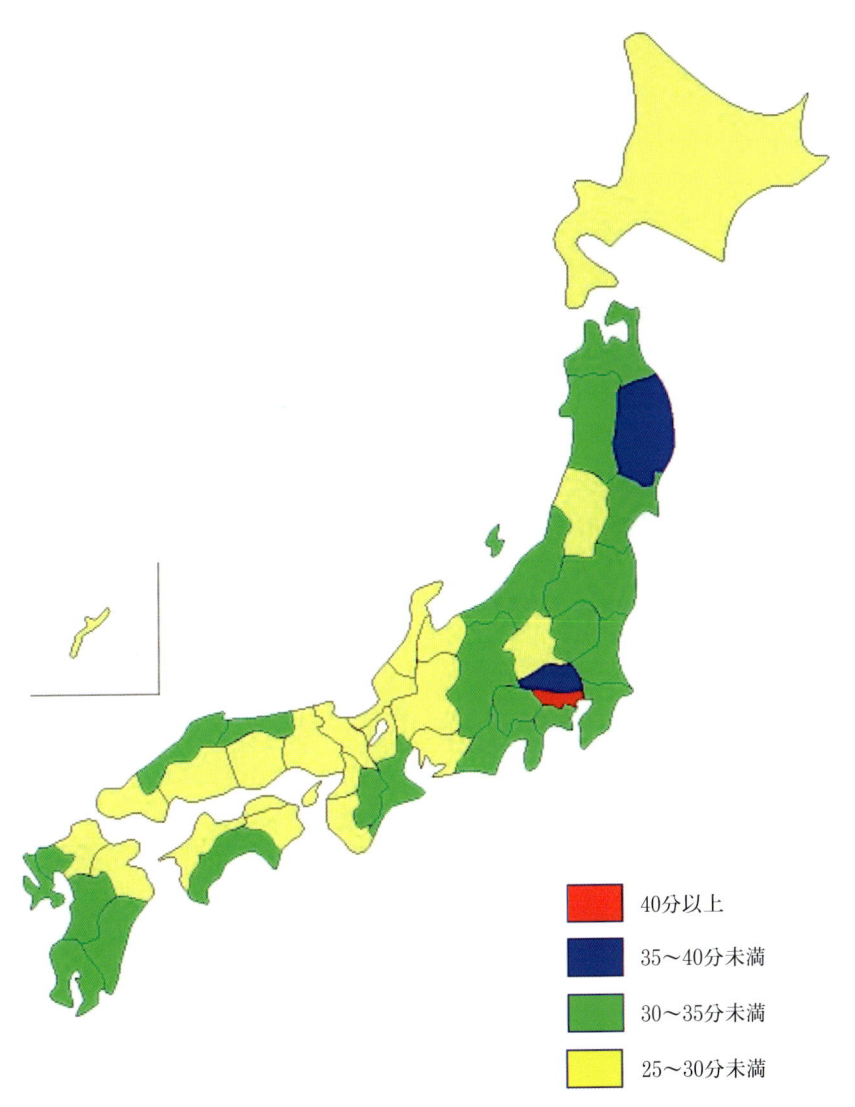

凡例:
- 40分以上
- 35〜40分未満
- 30〜35分未満
- 25〜30分未満

図2　収容所要時間別搬送の状況（平成19年）（総務省消防庁資料）

多数の医療機関と消防がある東京都は、傷病者が医療機関に収容されるまでに北海道、岩手よりも時間を要している。なぜかを早急に検討すべきである。（第1章4〜6頁参照）

推薦のことば

　本書は20年も前から日本の救急医療体系を立ち上げるのに、川崎医科大学救命救急に講座を主宰してこられた小濱啓次博士が今後の日本の救急医療の革命を目指して書き上げられた本である。

　編著者の小濱博士は、昭和39年に聖路加国際病院の卒後研修医のコースを修了された時、私は、将来是非救急医療の分野のパイオニアとなってほしいと頼んだのであったが、その後小濱博士は大阪大学や県立西宮病院で救急医学を専攻され、倉敷市の川崎医科大学の開学時には救急医学講座の主任教授として活躍されてきたのであった。

　普通の大学病院では三次救急に重点を置いている所が多かった中で、研修の訓練のためにも第一次、二次、三次の救命救急医療を実践されたのであった。

　更に日本ではもっとも早くドクターヘリを開き、日本におけるドクターヘリ法の制度化の計画班の中心的指導者となられたのであった。

　本書にはまず救急現場の美しい写真が載せられ、第1章以下には先生の考えられた救急医療改革案が書き下されている。

　日本の救急医療の改革には、新しい役割分担が必要であり、しかも分担がそれぞれ単独に機能するのではなく、お互いに密な連携を取ることの重要性、さらには国全体のシステムを運用するには集約化と分散の必要性が強調されている。その提言は、1から7に分けて述べられ、わが国の公的行政と民間施設との機能のインテグレーション、更に民間救急の導入や市民教育の必要性が強調されている。

　最後には不足する救急医の養成とその数と質の保持のための経済的条件にまで触れられている。

　これらの改革案は20年にもわたる彼自身の経験から得られ、エビデンスをもっての改革案であることを私は強調したいと思っている。

　本書が、救急医は無論、国家や都道府県での行政に携わる者や民間施設の関係者に広く読まれることを期待したい。

　　平成20年4月

　　　　　　　　　　　　　　　　　　　　　聖路加国際病院理事長・名誉院長

　　　　　　　　　　　　　　　　　　　　　　　　　日野原　重明

「救える命」を救うために
―小濱教授の提言を国策に―

　"命を救う"という行為ほど、強烈に情熱をかきたてたり、感動を巻き起こしたりするものは、ほかにないだろう。新潟県中越地震の時、山崩れの巨大な岩石のわずかな隙間で奇跡的に生きていた幼児を、時間をかけて救出することに成功したハイパーレスキュー隊の活躍が、日本中の人々をいかに感動させたかは、記憶に新しい。このテレビ中継を見ていた若者が、救急隊員になる決心をしたというエピソードが伝えられたほどだ。

　だが、医療界の現実は、極めて厳しい。阪神・淡路大震災の広域火災現場で苦闘した消防・救急隊員たちの「もっと命を救いたかった」という悲痛な叫びを、私は忘れない。その叫びは、震災時だけでなく、日常的な事故、火災、急病などの際に、しばしば聞かれることだ。救急医療における救命率の向上に決定的に貢献するのが、ドクターヘリであることは論ずるまでもない。

　救急医療の改革に医師人生を賭けてきた小濱教授の、救急ヘリの全国システム作りへの提言は、「救える命を救いたい！」という切実な叫びであり、開拓者精神から溢れ出たあるべき国策への真摯な問題提起だ。この具体性のある提言の基盤には、20年余にわたる実践がある。国民の命を守るために、行政をはじめ関係組織は、小濱教授の提言の実現に向けて、エンジンを全開させてほしい。

　平成20年4月

ノンフィクション作家

柳田　邦男

推薦の言葉

　「医療崩壊」という過激な言葉が、現実味を帯び、なんの違和感もなく語られる不幸な時代を迎えている。
　特に、救急医療の分野は、残念ながら、崩壊度の最も高い分野であると言わざるを得ないであろう。救急医療の現場をあずかる救急専門医の危機感は、誠に深刻である。
　そういう情勢を踏まえて、つとに、先見性をもってドクターヘリの必要性と重要性を訴え続けてこられた小濱啓次先生を中心とする救急医療の専門家たちが、『救急医療改革―役割分担、連携、集約化と分散―』を上梓された。
　その内容は多岐にわたる。提言は、ときに過激である。しかし、それらは、正論である。
　本書は、救急医療の現場で活動する方々に読んでいただくだけでなく、救急医療・救急業務を担当する行政官、さらには、ひろく国民各位にも、ご一読願いたいと思う。
　新しいことを進めようとする場合、「出来ない理由」の四つや五つは、すぐに見つかる。
　しかし、そこで諦めて、思考と努力をストップさせたら、改革など出来るわけがない。
　「出来る理由」を一つでも二つでも見つけて、しゃにむに前進する気概と情熱を関係者は持ってほしいものである。
　本書が、救急医療の改革を進める上で不可欠な気概と情熱を奮い立たせるとともに、改革のための有効な処方箋を提供するものになることを願ってやまない。

　　平成20年4月

　　　　　　　　　　認定NPO法人　救急ヘリ病院ネットワーク理事長
　　　　　　　　　　　　　　　　　　　　　國松　孝次

はじめに

　編著者が平成元年に救急救命士の誕生につながった厚生省の救急医療体制検討委員会に参加してから、今年で20年になる。その間、厚生科学研究、救急医療関連の委員会、学会に参加し、医科大学における救急医学教育の開始、救急部と高度救命救急センターの運営、ドクターヘリの運航開始等、我が国の救急医療体制の改善に私ながらに多くの仲間と共に努めてきた。しかし、いまや医療界は医療崩壊といわれるように、大変な時代に突入している。その大きな原因は医療費抑制による医療機関の経営圧迫と医師不足である。このような状況下においても、患者は専門医による高度医療を要求し、それが満たされない場合は、高額の医療訴訟を起こす。この流れは、救急医療の現場においても然りであり、結果として、我が国の救急医療を長年支えてきた私的救急医療機関が減少し、地域住民が頼りにしていた病院や診療所がなくなり、昭和45年前後にみられた救急患者のたらい回しが再びマスコミを賑わし、救急医療体制の崩壊が大きな社会問題になっている。このような状況下にあって、これからの救急医療体制はどうすれば良いのであろうか。破れを継ぎ接ぎで補うような中途半端な対策ではなく、消防による救急業務も含めて、今後につながる大改革を行い、将来に向けて、国民のための新しい救急医療体制の構築がなされなければならない。

　本書では、20年の集大成として、救急医療の現場を長年実践してきた医師達が中心となって、これからの新しい救急医療体制を提案する。なかには厳しい意見もあるが、ご了解願い、皆でまじめに検討して欲しいと思う。いま、早急に対応しなければならないことは、一つの救急医療機関がすべての救急患者を受け入れるのではなく、それぞれの医療機関がそれぞれの診療能力に応じて役割分担し、救急患者に対応すると同時に、それぞれが連携し、最終的には全科24時間対応可能な総合病院（救命救急センター）に集約化していく流れと、そこで急性期の治療を終えた患者が、それぞれの地域の医療機関に分散され、総合病院に常に空床が確保されるシステム（地域救急医療パス）が、全国の都道府県を一つの医療圏として構築されなければならない。このシステム創りは、既に24時間救急対応を必要とする小児医療、周産期医療において始まっている。本書にある宮崎大学医学部池ノ上教授の周産期医療においては、見事に役割分担、連携、集約化と分散が適切に行われ、新生児死亡率を低下させている。この時、連携、集約化と分散に大きな役割を果たすのが、救急情報システムであ

り、ドクターヘリ、ドクターカーだと思う。特にドクターヘリ法制化による全国的なドクターヘリの導入と医療計画を有効に活用するためには、従来の市町村単位消防による救急業務による対応ではなく、少なくとも重症傷病者については、都道府県を中心とした救急情報システムを導入し、都道府県下の国民に均等な三次救急医療（重症傷病者への対応）を提供することが必要である。救急医療体制をどのようにすれば、国民にとって安心できる体制になるかは、救急医療の現場を24時間体制で行っている医師が中心になって、より良い救急医療体制を提案し、国及び国民の賛同を得て、救急医療は医の原点であることを実証、実践すべきであると思う。このためには、救急医の立場としては、救急医（各科の救急診療を行っている医師を含む）が非常に安い賃金で、24時間診療という苛酷な労働をし、苦労していることを理解してもらわなければ困る。医師が徹夜をして救急診療に努力し、苦労しているとの認識は、国にも国民にも薄いように思う。救急医には徹夜の診療に対する休みとそれに見合った賃金を医師個人に与えるようなシステムを考えなければならないと思う。私は救急診療の医療費が、特に勤務医の場合、医師個人に全く還元されていないのは大きな問題であると思っている。救急医療は仁術であると同時に算術であること（要するに救急医療にはお金がかかること）も認めてもらわなければ、救急医はいなくなる。若い医師は救急診療が嫌いなわけではない。このままだと救急医療に若い医師が参加しなくなり、救急医療は崩壊する。

　救急医療には地域性があり、画一的な方策では対応できない。本書の執筆をお願いした先生方は、それぞれの地域で救急医療を実践され、苦労されてきた先生方である。どのような方法で救急医療を行えば、どのような結果が得られるか、ということを、具体的に示している。その内容を読み取っていただき、それぞれの地域に適した救急医療対策を考えていただけたら、我が国の良い救急医療体制ができるのではないかと思う。一国の総理大臣が施政方針演説のなかで救急医療体制の整備を述べている。いまこそ国も医師も消防も抜本的な救急医療体制の大改革を行い、国民にとって安心できる救急医療体制の構築を進めなければならない。編著者の提言は理想論であるかもしれないが、これらの提言を一歩、一歩進めることが、より良い救急医療体制に近づくことになると信じている。効果ある救急医療体制の構築が全国に広がることを願っている。

　　平成20年4月

　　　　　　　　　　　　　　　　　　　　　　　川崎医科大学、川崎医療福祉大学

　　　　　　　　　　　　　　　　　　　　　　　　　　　小濱　啓次

執筆者一覧

編著：小濱　啓次：川崎医科大学名誉教授、川崎医療福祉大学教授
著者：浅井　康文：札幌医科大学医学部救急集中治療医学講座教授
　　　池ノ上　克：宮崎大学医学部産婦人科学教授
　　　石原　　哲：白鬚橋病院院長、東京都医師会救急委員会委員長
　　　大友　康裕：東京医科歯科大学大学院救急災害医学分野教授
　　　奥村　　徹：佐賀大学医学部危機管理医学教授
　　　小倉　真治：岐阜大学大学院医学系研究科救急・災害医学分野教授
　　　甲斐　達朗：大阪府済生会千里病院千里救命救急センター長
　　　茂松　茂人：茂松整形外科院長、大阪府医師会救急担当理事
　　　篠崎　正博：和歌山県立医科大学救急集中治療部教授
　　　種村　一磨：曙会シムラ病院理事長、病院群輪番制運営協議会委員長
　　　鈴木　　真：亀田総合病院産婦人科産科部長
　　　髙山　隼人：独立行政法人国立病院機構長崎医療センター救命救急センター長
　　　堤　　晴彦：埼玉医科大学総合医療センター高度救命救急センター教授
　　　野口　　宏：愛知医科大学高度救命救急センター教授
　　　福田　充宏：前高知医療センター救命救急センター長、協和会加納総合病院顧問
　　　藤村　正哲：大阪府立母子保健総合医療センター総長
　　　辺見　　弘：独立行政法人国立病院機構災害医療センター名誉院長
　　　前川　剛志：山口大学大学院医学系研究科救急・生体侵襲制御医学教授
　　　益子　邦洋：日本医科大学千葉北総病院救命救急センター教授
　　　横田順一朗：市立堺病院副院長

（五十音順）

目　次

はじめに

第1章　救急医療体制の現状とあり方 ……………………………………… 1
 I　解決すべき救急医療の問題点 ……………………………………… 1
 II　ドクターヘリとドクターカーの全国展開 ……………………… 11
 III　都道府県単位の広域救急医療体制の構築 ……………………… 13
 IV　民間救急の導入と市民教育 ……………………………………… 15
 V　早急に労働環境を改善すべき ……………………………………… 17
 VI　救急医療機関の役割分担、連携、集約化と分散の必要性 …… 19
 VII　国民に均等な救急医療の提供 …………………………………… 22

第2章　都道府県を中心とした救急医療体制の現状とあり方 ………… 23
 はじめに ……………………………………………………………………… 23
 I　東京都の場合 …………………………………………………………… 26
 II　愛知県の場合 ………………………………………………………… 42
 III　和歌山県の場合 ……………………………………………………… 47
 IV　高知県の場合 ………………………………………………………… 53
 第2章　編者のまとめ …………………………………………………… 59

第3章　へき地・離島のある都道府県の救急医療体制の現状とあり方 … 61
 はじめに ……………………………………………………………………… 61
 I　北海道の場合 …………………………………………………………… 63
 II　岐阜県の場合 ………………………………………………………… 75
 III　高知県の場合 ………………………………………………………… 88
 IV　長崎県の場合 ………………………………………………………… 96
 V　へき地・離島のある都道府県の全国調査 …………………… 105
 第3章　編者のまとめ …………………………………………………… 115

第4章　救命救急センターを中心とした救急医療体制の現状とあり方 … 117
 はじめに …………………………………………………………………… 117
 I　救命救急センターの役割とあり方 …………………………… 119
 II　救命救急センターと二次医療機関との連携 ………………… 120
 III　埼玉県の場合 ………………………………………………………… 121
 IV　高知県の場合 ………………………………………………………… 134

第 4 章　編者のまとめ ･･･144

第 5 章　救命率向上のためのドクターヘリ・ドクターカーの導入 ･･････145
　Ⅰ　救急医療におけるドクターヘリの現状とあり方 ･･････････････145
　Ⅱ　救急医療におけるドクターカーの現状とあり方 ･･････････････161
　第 5 章　編者のまとめ ･･･180

第 6 章　メディカルコントロール（MC）体制の現状とあり方 ･････････181

第 7 章　小児・周産期救急医療における役割分担、連携、集約化と
　　　　分散 ･･･195
　Ⅰ　小児救急医療における役割分担、連携、集約化と分散 ････････195
　Ⅱ　周産期救急医療における役割分担、連携、集約化と分散 ･･････208
　Ⅲ　周産期救急医療における役割分担、連携、集約化と分散
　　　－宮崎県の場合－ ･････････････････････････････････････218
　第 7 章　編者のまとめ ･･･227

第 8 章　災害医療体制の現状とあり方 ････････････････････････････229

第 9 章　二次救急医療機関（私的医療機関）の現状とあり方 ･････････251
　Ⅰ　東京都の場合 ･･･251
　Ⅱ　広島市における病院群輪番制の経緯
　　　－特に臓器別診療科の導入を中心に－ ･････････････････････275
　第 9 章　編者のまとめ ･･･290

第10章　国公立救急医療機関の現状とあり方 ･･･････････････････････291
　Ⅰ　公的救急医療機関の現状とあり方 ･････････････････････････291
　Ⅱ　国立大学病院の現状とあり方 ･････････････････････････････299
　第10章　編者のまとめ ･･･309

第11章　休日・夜間診療所の現状とあり方 ････････････････････････311

第12章　救急医療と医療経済 ････････････････････････････････････329

おわりに ･･･347

資　　料 ･･･349

第1章 救急医療体制の現状とあり方

I 解決すべき救急医療の問題点

1 救急医の不足をどうすればよいのか
　　〜救急医の養成と確保〜

　救急医療は医療・医学の原点とよく言われるが、大学は専門医学教育・専門診療を行う病院であるという認識から、救急医学教育や救急診療が、長年大学の医学教育・診療から軽視され、放置されてきた。このことは、多くの大学医学部付属病院において長年医学教育に必要な軽・重症を含めた救急診療が行われないことにつながり、救急医学教育の不足、また、救急医学講座ができない原因となり、現在の救急医の不在・不足という結果になっている。

　「救急医学教育や救急診療は医学教育や診療において大切ですか」と医学部の教授に尋ねると、ほとんどの教授が、「それは大切です」と答える。しかし、どの教授も自分から進んで救急診療をしようとはしない。しないだけならまだよいのだが、救急診療を独立して開始しようとすると猛反対する。「救急診療は大学がする診療ではない」、「救急診療は既に各診療科が行っている」、「大学での専門診療・教育ができなくなる」というのがその反対の主な理由である。このことから、我が国の救急診療は長年、主に私的個人医療機関によって支えられてきた。しかしいま、この私的個人医療機関が救急診療から撤退しつつある。

　医師を養成する大学がこの状況であるから、医科大学を卒業した医学生が救急診療や教育に真剣になるとは思われない。また、救急診療が24時間診療で、休みがなく、給料も安く、夜勤手当もつかないとなると、いまの若い医学生は

救急医などになろうとは思わないし、救急診療が医療において重要であると考える医学生はほとんどいない。

　昭和52年（1977年）、我が国最初の救急医学講座が川崎医科大学に開講されたとき、学内の教授も反対したし、学外の国立大学教授も医学雑誌上で「そんな講座は必要ない」と書いた。しかし、その大学にも現在、救急医学講座が開講されている。また、国立大学の独立行政法人化もあって、救急告示医療機関となる大学付属病院も増加してきている。このことを考えると、我が国の大学病院における救急医学教育、救急診療は徐々にではあるが、改善されつつあるといえる。救急医学と救急診療を含めた良い救急医学教育が医科大学で行われない限り、救急診療に熱意を示す医師は育たないと考える。救急診療ができる医師も育たない。

　救急診療が大学病院や医師から嫌われる大きな理由は、救急診療が24時間無休でどのような疾患が来院するか分からないこと、また、いつ何人来院するか分からないので予定が作れないし、予定が潰されてしまうことである。すなわち、通常の専門診療ができなくなることが大きく影響している。しかし、この軽・重症の救急患者の中から重症の患者を選び出す（トリアージする）ことが、医師の医学教育にとって最も大切であるということを多くの教授は理解していないし、理解しようとしない[1]。だから総合臨床医学や救急医学が大学で育たない。また、重症救急疾患の治療は、事前の検査結果のない専門診療以上に難しい医療であることも多くの教授は理解していない。卒後研修の必修化は救急診療に必要な知識と技術を取得させるので、この問題を大きく改善する。しかし、多くの大学教授が大学での専門教育・研究ができなくなると、この卒後研修に反対しているのも事実である[2]。我が国の医学は戦前まで、ドイツから導入された研究を中心とする医学・医療であったが、いまは患者を中心とするアメリカの臨床医学に変わらなければならない。我が国の医科大学はまだドイツ医学から脱却できていない[2]。医学部臨床教授の選考は、臨床ができなくても研究業績のよい医師が教授に選ばれ、臨床能力はほとんど評価されない。このことが当たり前のこととして、いまも医科大学で行われている原因は、臨床教授の選考に基礎医学の教授が参加することが、研究業績のよい臨床教授が選ばれる大きな要因となっている点であることは、否めない。このことを考えると臨床系の教授の選考は、臨床医系の教授が中心になって臨床能力を評価して選考を行うのがよいと思う。

　医科大学は、アメリカ方式の、患者のための臨床医学教育に早く切り替えな

ければならないと思う。多くの若い医学生や医師はそれを望んでいる。だから多くの医学生は、卒後研修のために大学を出て、多数の救急患者が診られる市中や地方の救急病院へ行き研修する。もし、我が国の大学病院がアメリカの大学病院と同様に24時間の軽・重症を含めた救急診療を行い、その中で卒前医学教育や卒後研修を行うならば、アメリカの大学病院と同様に、多くの研修医が大学に残るであろう。このようになれば、日本でもアメリカと同様に、多くの救急診療のできる医師が育ち、これからの救急医療改革に大いに役立つと思う。いまは、自分の専門領域の患者しか診られない医師が多数大学病院で育成されている。この結果、各種の救急患者が来院する救急診療ができない医師が増加し、診療拒否の原因になっている。このことからも、救急診療ができる医師を育てている卒後研修は絶対に中止したり、変更したりしてはいけない。

　大学における救急医学教育・診療の充実とともに、当直した翌日には十分な休養を与え（1日宿直したら2日の休みを与える）、当直に見合った給料、手当を支給することが、若い医師が救急医として働いてくれるための、必要で十分な条件であると考える。現状は、夜間や休日の救急診療が医療法にある宿日直という、労働基準法では勤務ではないという状況[3]の下に、代休もなく、夜勤手当もない過酷な救急診療の勤務が日夜多くの病院で行われている。ある救急診療に実力のある公立病院の救命救急センター長が、「私が徹夜で緊急手術をしても、夜勤手当も超過勤務手当もつかない、また休みももらえない、しかも給料は救急救命士よりも安い、こんなバカなことがありますか」と言って救命救急センターを去っていった言葉が今も耳に残る。救急救命士の給料が高いのではなく、医師の給料が安いのである。夜の勤務は厳しいため、少なくとも昼勤務している医師の1.5倍の給料を夜働いている医師の給料として支払うべきと考える。支払い団体は、昼と同じ診療費で夜間・休日の診療を医師の犠牲（仁術）に頼って、知らぬ振りをすべきではない。それ相応の（赤字にならない、医療人が犠牲にならない）診療費を医師や関係者に支払うべきである。

　医療費は非常に公共性の高い費用と思われるが、電気代や運賃のように、必要経費を加算し、医療費を決める体制にはなっておらず、国が決めた安い医療費で診療が行われている。そこには、医師の技術に対する評価はない（1年目の医師が診療してもベテランの医師が診療しても診療費は同じである）。結果として病院経営は苦しくなり、そのしわ寄せが、医療機関の救急診療拒否となり、医師のタダ働きになる。いまの医療費がいかに安いかは、公的病院が軒並み赤字になっていることをみれば明らかである。私的個人病院は必要経費を切

り詰め、救急診療を行ってきたが、今やそれも限界を超え、救急診療から撤退せざるを得なくなっている。

2 救急業務の再検討
～救急業務から救急医療へ～

　平成19年6月27日に制定、公布された「救急医療用ヘリコプターを用いた救急医療の確保に関する特別措置法」の公布と施行は、我が国の病院前の救急医療体制を大きく変える画期的な法律となった[4]。すなわち、この法律ができるまでは、救急医療といっても医療機関に傷病者が来院するまでは、すべて総務省消防庁の消防法による救急業務によって行われ、その中に救急救命士が行う医行為はあっても医師が行う医療はなかった。だから救急医療の病院前の医療を消防関係の論文に「救急医療」と書くと消されて、「救急業務」若しくは「救急活動」と書き直された。前記の法律ができて医師と看護師が搭乗した救急医療用ヘリコプター（ドクターヘリ）が都道府県の医療法の医療計画の中に入れられ、病院前の救急医療として活動できるようになった。このことによって、病院前の救急医療体制（救急業務）は大きく変わるし、変わらなければならない。現在の救急業務は本来、救急医療の一環であるべきであったが、消防法の救急業務として行われたために、医療の一環にならず搬送中心の業務になった。この医療のない搬送のために、諸外国に比べて救急搬送した傷病者の予後が非常に悪かった[5]。これを補うために、「はじめに」で述べた救急医療体制検討委員会で平成3年に「救急救命士法」が検討され、救急救命士法の下に、現場及び搬送途上において救急救命処置が行われるようになった。2～3年前からは、業務の拡大として気管挿管やアドレナリン等の医行為も医師の具体的指示（MC体制）の下に行われるようになった[5]。

　救急救命士法の導入や業務の拡大は、傷病者の救命率の向上、予後の改善、救急隊員のレベルアップに大いに貢献していると思われたが、いまもってこの制度が本当に、傷病者の救命と予後の改善に役立っているかどうかの公的な検証は行われていない。前にも述べたように[5]、平成14年から15年にかけて行われた厚生科学研究で、病院前での気管挿管やアドレナリンの使用が傷病者の予後の改善に有効であるとの証拠（EBM）は得られていない[6]。最近、救急救命士の人員増加とともに困ったことが起こっている。「収容所要時間別搬送人員の状況（図1-1）」は、傷病者が救急車を要請してから、その傷病者が医

療機関に収容されるまでの時間を表したものであるが、この時間が救急救命士の増加とともにどんどん長くなっているのである[7]。すなわち、病院収容時間がどんどん遅くなり、結果として、医師による治療開始時間が遅くなっている。救急救命士が最も多いと思われる東京都の状況をみると（図1－2）、30分以内に医療機関に到着する傷病者の数はどんどん減少しており、平成18年には全搬送件数の85.33％が30分以上経過しないと医療機関に収容されていない。全搬送件数の都道府県別の平均値をみてみると東京都の医療機関に収容される時

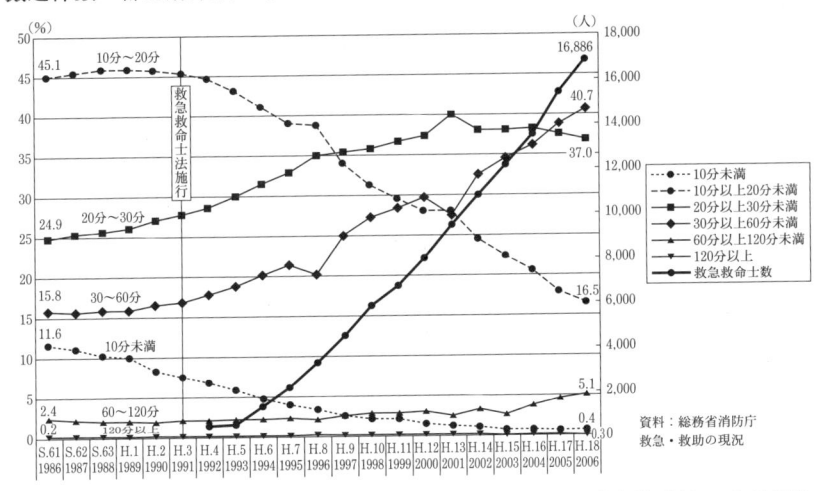

図1－1　全国の収容所要時間別搬送人員の状況（％）と救急救命士数（人）の年次推移

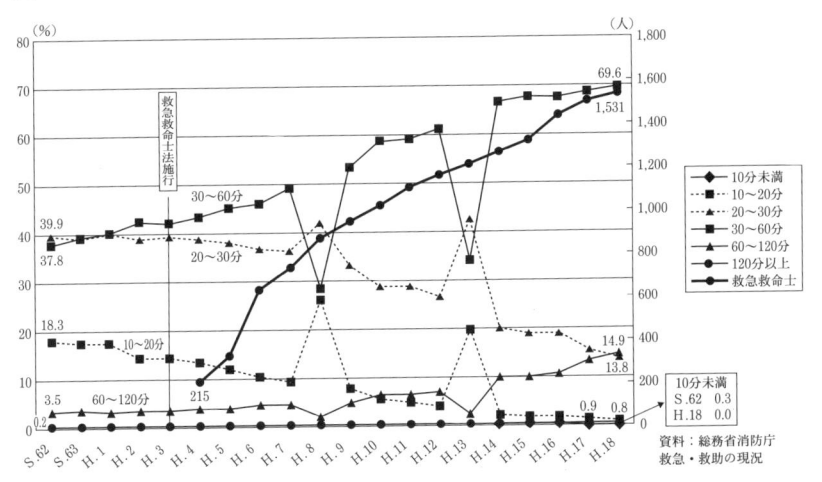

図1－2　東京都における収容所要時間別構成比（％）と救急救命士数（人）

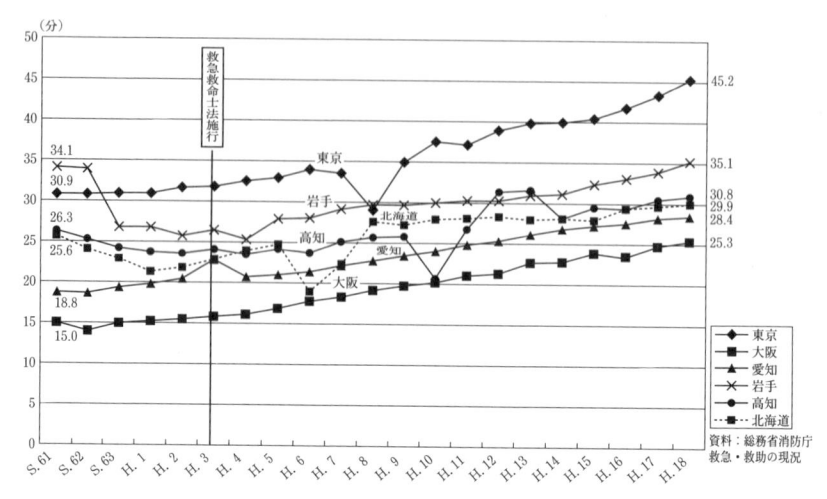

図1−3　都市と地方の収容所要時間別搬送人員の状況の平均値（分）

間は医療過疎地である北海道、岩手県よりも時間を要している（図1−3）[8]。平成18年における東京都の平均値は、45.2分である[9]。これは軽症、中等症の傷病者も入れた数字であるので、重症の傷病者はもっと時間を要していると思われる。

　「救急・救助の現況」では、救急救命士は従来の救急隊員より高い救命効果を得ているとしているが[9]、心停止の傷病者の予後に最も大きく影響する時間の因子を入れずに、救急救命士と救急隊員を比較評価しても意味がない。都市部に多くいる救急救命士は早く現場に到着できるため、対応時間が早い（心停止時間が短い）ので、予後が良いのは当然である。ドクターヘリによる実績[10],[11]から理解できるように、医師による治療開始が早ければ早いほど傷病者の予後は良くなる。総務省消防庁は救急救命士が救急救命処置のために現場にどれだけ滞在したかの数字を出していないので、詳細な分析はここではできないが、愛知県救急業務高度化推進協議会のデータ[12]では、救急救命士が現場に20分以上いた心肺停止例の救命例はなく、20分以内に医療機関に収容された症例では完全社会復帰例が3例あったという。また、現場における薬剤投与は有意差をもって搬送時間を遅らせていたという。救急救命士の業務の拡大により、処置が増えれば増えるほど現場での時間が当然長くなる。交通の渋滞、転送の増加、管外搬送の増加、医療機関の減少等種々の原因が医療機関収容時間の遅れに関与していると考えられるが、業務の拡大が医療機関への到着を遅らせている大

きな原因の一つであることは間違いない。

　再び述べるが、救急救命士による業務の拡大が、本当に傷病者にとって良い結果となっているのかどうかを国は、早急に公的に科学的に評価、検討しなければならない。突然の心停止は、迅速な対応をすれば予後が良いのは当然のことであって、これのみを取り上げて予後や効果を評価してはいけない。医療機関到着の遅れによって、いまでも搬送途上において多くの傷病者が死亡しているであろうことを、国は無視してはならない。現場滞在時間の設定（10分以内）と対応疾患の特定（突然の心停止の傷病者）が必要と考える。

　救急救命士の業務の拡大には、MC体制の確立が基本であるが、MC体制は、本当に全国で確立されているのであろうか。市町村合併が従来の二次医療圏とずれることによって、適切なMC体制が困難になっていると聞く。MC指導医に対する身分保障のないままに、MC体制が進むのも疑問である[13]（医師法上の医師の身分保障はまだなされていない）。また、MCが確実に行われるためには、業務の拡大によって行われている心停止に関係するデータがすべて適正に提出され、評価し検証されなければならない。これからは、ドクターカーやドクターヘリを消防とともに運行し、救急業務を救急医療の一環として行うよう変えていかなければ、傷病者の救命につながらないと考える。市町村を中心とした救急業務については、後に述べる。

3　救急医療と救急業務の協力体制の確立
　　～よりよい救急医療体制の確立～

　救急医療を充実させるためには、医療サイドの医師と消防サイドの救急隊員との緊密な連携と協力関係がなければならない。また、救急医療は救急診療・救急搬送・救急情報の3本柱が適正に連携して動かなければならない。救急診療に関係してから、いつも思うのだが、この救急診療・救急搬送・救急情報の3つがひとつの省庁の中にあれば、救急医療体制はもっとスムースに動くのではないか。

　最近、それを最も感じるのはMC体制である。MC体制は、救急救命士の質の確保と適切な医行為を担保するためにできた体制なので、本来は救急救命士法によって医行為を管理し、国家試験を行っている厚生労働省の管轄である。しかし、救急救命士を抱えているのは、救急救命士法のもとに救急救命士を養成している総務省消防庁であり、救急救命士にそれ相応の業務をしてもらうた

めには、MC体制が全国に確立されていないと困る。結果として、本来、厚生労働省が行うべき全国メディカルコントロール協議会を、総務省消防庁が主催して行う。このことは単純に考えて、MC体制ではなくて消防コントロール体制協議会ではないかと現場の多くの医師が感じている。これこそ救急診療と救急業務の協力体制だと言われればそれまでである。

　救急診療は医療であり、厚生労働省が管轄している。救急診療を行う医師は、人の命を救うことを大学時代も卒業後も徹底的に教育され、医療は仁術として、自分の私的な時間を費やしても患者の命を助けようとする。そして、多くの医師は私的病院、診療所に勤務して私的な医師としての医療を行っている。公的医療機関の医師も患者のためには私的に判断し、患者のために無料で、徹夜してでも医療を行う。一方、救急搬送と救急情報は総務省消防庁の管轄下にあり、消防法にある救急業務により公的に行われている、その法律のなかには、医行為はあっても、医療を行うという用語はどこにもない。すなわち、救急救命士が行う救急救命処置は公的な業務（仕事）なのである。個人の意志を出すことはできない。救急救命士が事後検証で医師と接し、また、実務研修で医療に接することにより、医療人はいかにあるべきかを学習しているのは事実であるが、医療人としての救急救命士を育てるためには、看護職と同様の医療人としての教育プログラムを組むか、救命救急センターに救急救命士のためのワークステーションを作り、このなかで、医師と共に傷病者の救命に当たることが必要と考える。ここで、救急医療と救急業務の緊密な協力関係ができると思う。現場の救急救命士は医療人に近いが、上級職になるほど傷病者の救命よりも業務のほうを優先しているように度々思う。

　昔から救急医療（救急診療）の管轄は厚生労働省、救急業務（傷病者の搬送と救急情報）は総務省消防庁で、うまくことが運ばないときは、縦割り行政だから困る、ということでそれ以上の対策なしに終わっている。だから救急医療に関しては、両省庁を一本化して救急庁を作った方が災害時の対応を含めて良いのでは、とよく言われるが、これは夢のまた夢の話であろう。医療と業務の関係が続く限り、本当に良い病院前の救急医療体制はできないと思う。ドクターヘリが導入されて以来、数多くの災害があったが、消防から1度もドクターヘリの出動要請を受けたことがない[14]。2度ドクターヘリが災害現場に出動しているが、すべて医師の判断でドクターヘリが自主的に出動している。この現状を経験する度に、医療と業務の違いを感じる（災害による負傷者を救命したいという気持ちがあるならば、救命効果があるドクターヘリを呼ぶのが医療だと

思う)。ドクターヘリは厚生労働省の管轄下にあるが、総務省消防庁の管轄下に入れた方が更に治療開始時間の短縮が図れ、より高い救命効果が得られると思っている。

いずれにしても医療と業務の密接な協力関係が出来上がらない限り、新しい救急医療体制の構築は困難であるように思う。救急業務の目的は単なる搬送ではなくて、傷病者の救命にあると思われるので、救急業務が救急医療に近づくのが本筋だと思う。このためには、消防から救急業務を切り離すか、救急救命士の養成を戦前の医学専門学校と同様に医療人としての教育カリキュラムで育成すべきと考える。現状のままで救急業務の拡大を行うことは、傷病者(国民)にとって良いことだとは思わない。医師が時々、学会や講演会で「医師がER(救急室)で行っていることを救急救命士にも救急現場で行わせたら救命効果がもっと上がる」と発言しているのを聞くが、この医師は医師法と救急救命士法の違いを知らない医師だと思うし、傷病者にとっても、救急救命士にとってもこの話は、迷惑な話だと思う。

【参考文献】

1) 小濱啓次:救急医学教育―その理論と実践―．へるす出版，東京，1995
2) 小濱啓次:卒後研修は続行すべき―大学病院は、なぜ、学生が残らないのか、何故、還らないのかを考えるべき―．日本医事新報, No.4297号, pp83, 2006
3) 厚生労働省労働基準局長通達，医療機関における休日及び夜間勤務の適正化について，基発第0319007号，平成14年3月19日
4) 小濱啓次:救急医療用ヘリコプター特別措置法と新しい救急医療体制の構築．第14回日本航空医療学会学術集会特別講演，平成19年11月30日，千葉幕張，2007
5) 小濱啓次:救急医からみた救急医療をめぐる諸問題とその対策．救急医療ジャーナル，15(3)25〜33，2007
6) 平澤博之，他:救急救命士による特定行為の再検討に関する研究．平成15年度総括報告書．厚生労働科学医療技術評価総合研究事業，平成16(2004)年4月
7) 小濱啓次:都会でも救急医療の過疎化が起こっている．日本臨床救急医学会雑誌，(5);509〜516，2007
8) 救急・救助の現況．総務省消防庁，昭和62年〜平成19年版

9）救急・救助の現況．総務省消防庁，平成19年版
10）小濱啓次：ドクターヘリ．へるす出版，東京，2003
11）益子邦洋，他：ドクターヘリの実態と評価に関する研究．平成17年度厚生労働科学研究；新たな救急医療施設のあり方と病院前救護体制の評価に関する研究（主任研究者：小濱啓次），厚生労働省，2006年3月
12）愛知県救急業務高度化推進協議会，2006
13）橋本雄太郎：病院前救護をめぐる法律問題．東京法令出版，東京，2006
14）小濱啓次：ドクターヘリと消防防災ヘリとの協力体制の現状と将来のあるべき姿．日本航空医療学会雑誌，8；2〜5，2007

　　　　　　　　　　　　　　　（川崎医科大学名誉教授、川崎医療福祉大学教授　小濱　啓次）

II ドクターヘリとドクターカーの全国展開
～国民に均等な救急医療の提供、地域格差の解消～

　ドクターヘリは、1年半の試行的事業を経て平成13年4月から厚生労働省の救急医療対策事業実施要綱のドクターヘリ導入促進事業として正式に国の事業として開始され、平成20年3月現在、13道府県13医療機関を基地として運航されている。その他に静岡県の単独事業として1か所、また、医療機関の単独事業として沖縄県で2か所運航されており、これを入れると全国で14道府県16か所の医療機関でドクターヘリが運航されている。そして、ドクターヘリの運航によって、多くの傷病者の救命率の向上と予後の改善が得られている[1],[2]。

　これを更に全国に広げるということから、平成19年6月27日に「救急医療用ヘリコプターを用いた救急医療の確保に関する特別措置法」が公布、施行され、全国の都道府県は、医療計画の中に救急医療用ヘリコプター（ドクターヘリ）を入れた医療計画を立てなければならないようになった。この法律により、将来的に各都道府県は救急医療用ヘリコプターを用いた救急医療体制を構築しなければならなくなった。よく救急医療用ヘリコプターは、消防防災ヘリでもよいのではないかとの議論があるが、法律の第2条にある定義を読めば、それは当たらないといえる。東京型ドクターヘリは同じ理由でドクターヘリではない。ドクターヘリは、広域の地域をカバーし、夜間照明付のヘリポートがあれば夜間でも運航が可能である。しかも都道府県内の、その患者にとって最適の医療機関に傷病者を搬送することができるので、地域格差の解消に最適である[3]。

　このような広域の対応は、従来の救急車を用いた市町村単位の救急業務ではできない。このことから、ドクターヘリを有効に活用するためには、都道府県単位の救急業務、すなわち、重症傷病者のためには都道府県単位の消防による救急指令センターの創設が必要と考える。この指令センターには、医師と救急救命士を24時間体制で確保する必要がある。ドクターヘリは、広域をカバーする地方型救命救急センターにおいて有効であるが、都市部にある、特に政令指定都市にある都市型救命救急センターでは、医療機関への収容時間の遅れもあるため[4],[5]、医師の搭乗したドクターカーを運行すべきと思う。ドクターカーの運行は、前にも述べたように、厚生労働省が管轄するのではなく、総務省消防庁が救命救急センター内に救急救命士のためのワークステーションを作り、その中で、救急救命士の研修を行うと同時に必要に応じて医師に搭乗してもら

い、高規格救急車をドクターカーとして運用する。このことは傷病者にとっても、救急救命士にとっても良いシステムになると思う[4),5)]。このためには、救急医の更なる増員が必要になる。そのために、前に述べた大学における救急医学教育の充実と労働環境の改善が絶対に必要である。若い医師達は、救急診療が嫌いなわけではない。

【参考文献】
1）小濱啓次：ドクターヘリ．へるす出版、東京、2003
2）益子邦洋，他：ドクターヘリの実態と評価に関する研究．平成17年度厚生労働科学研究；新たな救急医療施設のあり方と病院前救護体制の評価に関する研究（主任研究者：小濱啓次），厚生労働省，2006年3月
3）小濱啓次：ドクターヘリと消防防災ヘリとの協力体制の現状と将来のあるべき姿．日本航空医療学会雑誌，8；2～5，2007
4）小濱啓次：救急医からみた救急医療をめぐる諸問題とその対策．救急医療ジャーナル，15(3)25～33，2007
5）小濱啓次：都会でも救急医療の過疎化が起こっている．日本臨床救急医学会雑誌(5)；509～516，2007

（川崎医科大学名誉教授、川崎医療福祉大学教授　小濱　啓次）

Ⅲ　都道府県単位の広域救急医療体制の構築
～市町村救急から都道府県救急へ、地域格差の解消～

　ドクターヘリの救命効果は、先進欧米諸国の結果を見るまでもなく、明らかである[1]、[2]。欧州では、傷病者が発生した場合、ドクターヘリ、ドクターカー、救急車のどれにするかを救急指令台で傷病者の発生場所、疾患内容に応じて適切に選択し、出動させ、高い救命効果を得ている。ドイツでは州法で、州民には15分以内に治療が行われなければならないとする15分ルールを作っている[3]。日本はとりあえず、30分以内には治療が開始されるようにすべきと考える。ドクターヘリが救急医療体制（医療計画）の中に導入され、都道府県の広域をカバーするようになることは、市町村単位の救急業務では対応できない状況になるので、いままで重症であるが故に、市町村外の高度医療機関に救急車で長距離、長時間搬送された傷病者は、少なくとも昼間は、ドクターヘリで医師の治療を受けながら、都道府県内の適切な医療機関に早急に搬送されるようにならなければならない。救急患者受け入れ表示医療機関にしても都道府県単位で表示、管理されなければ、救急患者のたらい回しの解決の糸口にはならない。都道府県単位の情報センターを隣接都道府県と共有することによって、傷病者は、ドクターヘリで早急に治療を受けながら、適切な医療機関に収容されることが、重症傷病者の救命、予後の改善につながる。ドクターヘリを都道府県単位で運航することは、結果として、国民に均等な医療を提供することになる。

　さらに、このシステムは災害時の対応においても、有効な災害時の医療システムになる。ドクターヘリは原則として、都道府県単位で配備されるので、この重症傷病者に広域に対応する指令台は、都道府県の庁舎に設置されるべきと考える。都道府県内の重症傷病者をどの医療機関に何で搬送するかは、この都道府県の指令台が判断する。そのために、都道府県内の受け入れ可能な医療機関のまとめ（表示）も、この指令センターが管理する。この指令台にはまた、適切な判断をするために、医師若しくは救急救命士を24時間体制で勤務させなければならない。このためには、都道府県内の医師会、消防機関が全面的に協力する必要がある。

　さらに、都市部では、ドクターカーが傷病者の救命に有効なので、その運行を考えるべきである。このドクターカーは、先ほど述べた救命救急センターのワークステーションで、総務省消防庁の管理の下におき、救急車の出動に際し

て医師が必要と判断された場合、指令台の要請に応じて医師に依頼し、高規格救急車に同乗してもらい、ドクターカーとして現場に救急救命士とともに出動する。ドクターカーも重症疾患に関しては、都道府県単位の救急指令台の管理下に置くべきである。この体制は医療機関の役割分担、連携、集約化、分散を行うためには、どうしても必要なシステムと考える。基本的には、重症疾患に関しては、都道府県単位の指令台、軽症、中等症に関しては従来どおりの市町村の指令台とするのが良策と考える。

　都道府県単位の指令システムを構築することは大変な作業であり、10年以上を要するであろう。しかし、国民の安全と信頼を考えるならば、いまから時間をかけてもモデル地区を作り、検討すべきことと思う。

【参考文献】
1）小濱啓次：ドクターヘリ．へるす出版，東京，2003
2）益子邦洋，他：ドクターヘリの実態と評価に関する研究．平成17年度厚生労働科学研究；新たな救急医療施設のあり方と病院前救護体制の評価に関する研究（主任研究者：小濱啓次），厚生労働省，2006年3月
3）ドイツヘリコプター救急の法制度．HEM－Net報告書，HEM－Net，2004

（川崎医科大学名誉教授、川崎医療福祉大学教授　小濱　啓次）

Ⅳ　民間救急の導入と市民教育
　　～救急業務の役割分担～

　我が国は、昭和38年（1963年）来、救急業務は公的に行われ、全国どこでけがをしても病気になっても、119番通報で救急車が来てくれ、無料で医療機関に搬送してくれる。このことは、国民にとっては大変ありがたいシステムである。しかし、このためには、毎年膨大な費用が使われており、正確な数字ではないが、救急車で1人の傷病者を搬送するために約7～10万円の費用を要しているといわれている。しかも最近は、救急車を使わなくてもよい軽症の人達が、無料だからと救急車を悪用している。東京では、救急車が不足して、消防車までもが現場に出動しているという。これらの傷病者のほとんどが軽症の傷病者であり[1]、これらの傷病者が救急車を乱用することによって、本当に救急車を必要とする傷病者が医療機関に搬送できない場合が多々見られる。これらの軽症の傷病者が救急車を乱用しないようにするためには、市民に対して救急医療教育を公的に行うことが必要である。市民も救急医療の改善に協力しなければならない。

　欧米諸国では、必ず民間救急（民営の救急車）があり、保険に加入している人達は、公的な救急車を利用せずに民営の救急車を利用する。なぜならば、民営の救急車は、自分の希望する病院に搬送してくれるからである。公的な救急車は市町村内の医療機関への搬送が原則であるが、民営の救急車は市町村だけでなく患者の要望に応えて、必要ならば都道府県を越えて車や、ヘリコプター、ジェット機を用いて、無料で（もちろん保険に加入しているから）目的の病院に、必要ならば、医師、看護師を付けて搬送してくれる。最近、公的救急車の管外搬送が増加している原因として、管外の医療機関に搬送してくれとの傷病者からの要求が多いから、といわれているようだが、このような傷病者こそ民間救急を利用すればよいのである。管外搬送は、基本的には、公の救急車がすることではない。

　我が国では、多くの国民が生命保険に加入している。もし民営の救急車が公的な救急車と同様に救急業務ができるようになるならば、民間の救急車が、個人が生命保険に2～3千円を上乗せすることによって、十分な採算性をもって運営できると思われる。民間救急の導入は、公的な費用を減少させるし、多くの国民が利用すると思われるので、その分公的な消防が楽になる。また、救急

救命士、看護師、医師に新たな職場を提供する。さらに救急車は無料ではない、との認識を国民に理解してもらうこともできる。欧米では当たり前に運営、利用されている民間救急が、なぜ我が国に導入されないのか、理解に苦しむ。

　公的な消防が不足しているからといって消防署や救急隊員を増やすのではなく、民間救急を公的に認め、対応すべきと思う。以前(株)セコムと民間救急の創設に関与したことがあるが、総務省消防庁の壁が厚くて実現しなかった[2]。民間救急は現在のように、中小の業者によって運営されるべきでなく、全国ネットを有する大企業によって、国民に安心と安全を寄与しながら運営されるべきと考える。

【参考文献】
1) 救急・救助の現況. 総務省消防庁, 平成19年版
2) 小濱啓次：プレホスピタルケアに関する調査研究. セコム科学技術振興財団, (株)セコム, 東京, 1992

（川崎医科大学名誉教授、川崎医療福祉大学教授　小濱　啓次）

V 早急に労働環境を改善すべき
〜救急専門医を含めた救急医の確保〜

　よく小児科医や産婦人科医が夜も休日も働くので、過重労働になり、小児科や産婦人科医になる医師が少ない、だから労働条件をもっと改善せよとか、賃金を上げろといった新聞記事やテレビニュースが出ている。しかし、救急専門医の忙しさは、小児科医や産婦人科医の比ではない。救急専門医は、全科の救急疾患を昼夜24時間体制で診療しなければならない。夜寝る時間などはない。ある救命救急センターの調査[1]では、救命救急センターの医師の1週間の勤務時間は平均80時間を超え、超過勤務時間（賃金のない時間）は100時間を超えていたという。また岡本[2]の報告によると、10か所の救命救急センターの医師の1日の平均勤務時間は26.6±3.6時間であり、このことによって疲労度が高くなり、事故を起こしやすい状況になっていること、さらにNK細胞の活性が落ちて、感染症にも罹患しやすい状況下にあるという。

　要するに、救急診療をしていると労働基準法などあったものではない。しかもそのときの賃金は、前にも述べたように、勤務としての賃金ではなく、医療法でいう宿日直の料金（安い）である。医療法でいう宿日直は、院内に入院している患者のための宿日直である。夜は翌日の診療にさしさわりのないように十分な睡眠が取られていなければならないとされている[3]。しかし、現実には、外来に来院する数多くの救急患者の診療をさせられており、このために夜間眠れることはなく、夜中寝ずに働くことになるが、夜勤手当はつかないし、超過勤務手当もつかない。また、労働基準法上宿日直は勤務ではないので[3]、翌日は通常の診療が待っている。これでは、今の若い医師のみならず、ほとんどの医師は救急診療に参加しようとは思わない。

　前にも述べたが、救急医療は仁術ではなくて算術（労働に対して賃金を払う）で考えないと駄目だと思う。でないと救急医療は成り立たない。また、労働基準局は医師の労働時間を適切に調査管理をすべきであり、見て見ぬ振りをすべきではない。さらに保険の支払い団体は現状に応じた診療費を算定し、勤務する医師をサポートすべきと考える（このとき、大事なことは、そのお金が勤務している個人の医師に届くよう配慮すべきであることである。医療機関に対する補助金では、働いた医師に届くことは少ない）。

　日本救急医学会は会員数1万人を超える大学会であるが、この中で救急診療

を専業とする医師は極めて少ない。救命救急センターで指導的立場になる指導医の資格を持つ医師は、わずか456名しかいない（平成20年1月現在）。しかもその60.7％が50歳以上の医師であり、45歳以上にすると85.3％にもなる。要するに若い医師がいないのである。10年もしないうちにその数は半数以下になる。各科が救急診療を行えば救急専門医はいらないとの考えが一部の医療機関で見られるが、診療科が専門分科している今日、診療や教育において救急専門医の存在は不可欠である。特に大学病院は教育上救急専門医を必要としている。現状の勤務状況が続くと、いまに大学病院からも救急専門医がいなくなる。そうなるとACLS、JATECなどの救急医学教育もできなくなる。また、ドクターヘリも飛ばなくなるし、メディカルコントロール（MC）体制もとれなくなる。個人的には救急専門医をもっと大切に扱うべきと考える。早急な対策が必要である。

　小児科学会、産婦人科学会はことあるごとに学会声明を出し、診療費の値上げと人員の不足を訴えている。その結果として診療費の値上げが実現している。日本救急医学会がなぜ救急専門医の不足、労働条件の厳しさと給料の安いことを学会声明として出さないのか、理解に苦しむ。多くの救急専門医は、少ない医師数で毎日夜間、休日にも苦しみ、もがいている。

【参考文献】
1）切田　学，他：救急医の労働条件はどうあるべきか？．日救急医会誌，17；729〜779，2006
2）岡本博照，他：救急医師の診療業務管理についての検討．日本救急医学会雑誌，18(8)第35回日本救急医学総会号，pp.404，01−133，2007
3）厚生労働省労働基準局長通達，医療機関における休日及び夜間勤務の適正化について，基発第0319007号，平成14年3月19日

（川崎医科大学名誉教授、川崎医療福祉大学教授　小濱　啓次）

VI 救急医療機関の役割分担、連携、集約化と分散の必要性
〜救急医療地域パスの作成〜

　医療が崩壊しつつある今日、我々は今後、どのようにすれば国民にとって良い救急医療体制を構築できるのであろうか。まず救急診療について、現在起こっている、若しくは起こりつつある事実は、今まで我が国の救急医療を担ってきた私的医療機関の救急診療からの撤退である。私的診療所は、平成4年に1,205か所あったのが、平成18年には、605か所に減ってしまっている[1]。私的病院も平成4年に3,222か所あったのが平成18年には2,863か所に減少している[1]。私的救急医療機関の救急告示返上は、その多くがベッド数100〜300床若しくは100床以下の町の中小医療機関である。医療費の圧縮、救急疾患の多様化、医師不足、患者の高度医療の要求、それに伴う医療訴訟の増加は、私的医療機関では対応できない救急診療の状況を作り出しており、今後、私的救急医療機関の告示返上が、ますます進むものと思われる。平成20年1月14日の朝日新聞朝刊[2]によれば、平成17、18年の2年間で全国で235か所の救急告示病院が減少したという。その多くは、地方の市町村の中小医療機関である。この減少傾向は、このまま進むと中小市町村から救急医療機関がなくなり、社会問題になる可能性がある。

　欧米諸国においては、公的、準公的病院が救急診療の中心になっているが、我が国も、救急診療を担ってきた私的医療機関に代わって、国公立（国立、県立、市立病院、国立、県立、市立大学病院等）及び準公的医療機関（日赤、済生会、私立大学等）が担っていかなければならない時代になりつつある。国立大学、国立病院の独立行政法人化もあって、国公立病院の救急診療への参加は、徐々にではあるが、増えつつある。公的医療機関の平成4年における救急告示病院数は1,179か所であったが、平成18年には、1,306か所に増えている[1]。諸外国に見られるように、今後は、いままで救急診療から逃げていた公的総合医療機関が救急医療体制の中心に位置しなければならない時代になりつつあると考えられる。この動きは今後、全国に広がっていくと思われる。このことを国も都道府県も理解して、公的病院の救急診療体制の充実に努めなければならない。

　この変化に対する救急医療対応としては、私的個人病院、診療所の救急診療からの撤退が村、町から地方都市に広がっていくので、まず、地方都市町村の

私的医療機関同士がお互いにそれぞれの地域の中での役割分担を考え、地域における救急診療パスとして役割分担と連携を作りながら[3]、都道府県中央部にある公的、準公的総合医療機関（救命救急センター）に向かう集約化を考えなければならない。また、救命救急センター若しくは、中心となる公的総合医療機関は、逆に集約化に関係する医療機関と常に密接な連携をとりながら、急性期を過ぎた救急患者の受け入れ後の分散（役割分担）を図る必要がある。これをしなければ、集約化される公的な医療機関は常にすべての救急患者を収容することはできない。地域の集約化の中でそれぞれの医療機関が、その規模と内容に応じて役割分担をし、医療機関の集約化と役割分担と連携を行う必要がある（図1-4）。

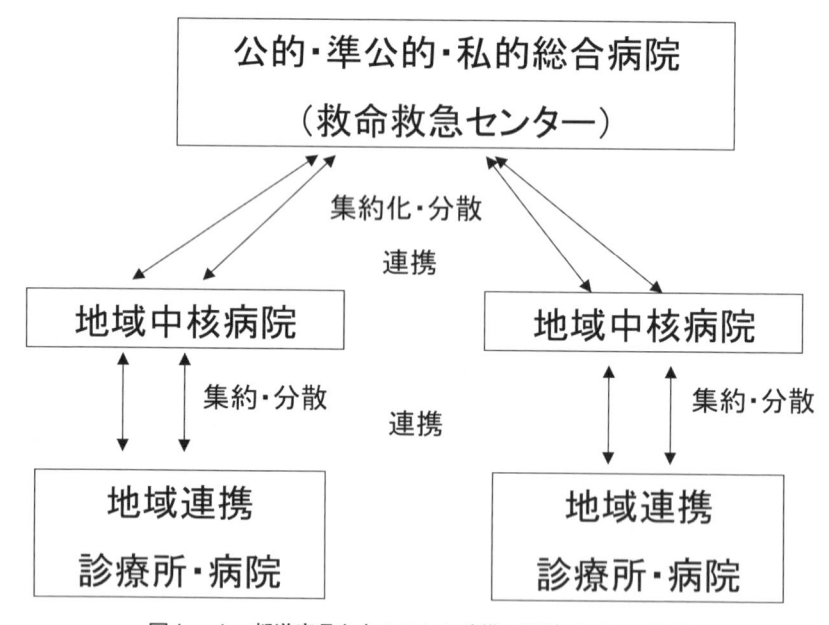

図1-4　都道府県を中心とした連携（地域パス）の作成

　これらの医療機関の集約化と連携に最も重要な役割を担うのが、救急情報システムであり、ドクターヘリ、ドクターカーであると考える。このとき、救急業務は救急医療を行うという認識の下に協力体制をつくらなければならない。救急業務は国民の健康と医療のためにあるという認識に立つことが必要である。この大きな流れに応じた対応を考えるということが必要だと思う。このことは、基本的には、現在行われている市町村単位の救急業務ではなくて、都道府県単

位の救急業務に変えていかなければならないことを意味している。現在、市町村合併が全国で行われ、市町村消防の合併と広域化が進められているが、東京都のように、都道府県が一括救急業務を管理、運営すべき時代にきている。救急情報は、すべて都道府県単位の指令センターが重症救急疾患については一括管理し、集約化された適切な医療機関にドクターヘリ、ドクターカー、救急車などを疾患に応じた搬送方法で搬送する。この場合、都道府県の指令センターには、医師若しくは救急救命士を24時間体制で配置する。中途半端な市町村合併は無駄が多く、この際、警察のシステムと同様に、都道府県単位の救急医療体制にすべきである。この場合、市町村消防の職員はそのままとし、重症救急疾患についての指令システムを都道府県単位にすることが重要である。軽症、中等症は従来どおり市町村消防とする。このことによって、救急医療のみならず、災害時の対応、都道府県を越えた対応、ドクターヘリ、消防防災ヘリの有効利用が可能になる。

　今後の救急医療体制はそれぞれの領域において役割分担と連携、集約化と分散が行われなければならない。このことは既に、小児医療、周産期医療において起こっている。

【参考文献】
1）救急・救助の現況．総務省消防庁，昭和62年〜平成19年版
2）朝日新聞：救急撤退235病院．平成20年1月14日
3）岡田晋吾：地域連携パスの作成術・活用術．2007，医学書院、東京

（川崎医科大学名誉教授、川崎医療福祉大学教授　小濱　啓次）

Ⅶ　国民に均等な救急医療の提供
〜旧市町村に夜間照明付のヘリポートの設置〜

　ドクターヘリが全国に展開されると、少なくともドクターヘリが運航されている昼間においては、多くの国民に均等な高度医療を提供できる。これを24時間運航し、国民に24時間均等な高度医療を提供するためには、夜間のドクターヘリの運航が必要になる。

　このためには、市町村合併によってなくなった、合併前の旧市町村に一か所夜間照明付の公設のヘリポートが配備されなければ均等な医療の提供にはならない。夜間照明付のヘリポートを作ることによって、夜間の定点飛行が可能になるし、災害時もこのヘリポートを用いての物資の搬入・搬出、負傷者の救出・救助ができる。このことは、都道府県内の地域医療格差をなくし、過疎化の阻止にもつながる。そして、国民に安心できる均等な高度医療を提供できる。

　このためには、当然のことながら、人員の確保とそのための費用も要る。費用は、いま話題になっている道路特定財源を利用すべきであると考える。医療のない地域の住民はそこを去っていく[1]。医療を充実させれば過疎地の住民が残る。住民が残って初めて道路が必要になる。住民のいない地域に道路は必要でない。

　理想を実現することは難しい。しかし、多くの国民が人の命を救う救命を一つの目的として協力していけば、理想が実現する。

【参考文献】
　1）小濱啓次：救急医からみた救急医療をめぐる諸問題とその対策．救急医療ジャーナル，15(3)25〜33，2007

（川崎医科大学名誉教授、川崎医療福祉大学教授　小濱　啓次）

第2章　都道府県を中心とした救急医療体制の現状とあり方

はじめに

　救急医療のみならず、昨今は医療そのものの崩壊が日本全国で既に起こり始めている。救急医療体制として現在の初期、二次、三次に機能分担された制度が導入されたのは1977（昭和52）年であり、30年を迎えた今日まで三次救急医療施設としての救命救急センターは、当初の人口100万人単位から最近では50万人程度までの補充がなされ、二次医療圏での救急医療の完結を図れる体制の構築がなされた。

　しかしながら、昨今、これら基幹病院たる二次、三次救急医療機関に救急患者が集中し、受け入れベッドが満床状態となり、救急隊からの依頼を断らざるを得ない事態、よって救急車のたらい回し、立ち往生、多忙のための燃え尽き症候群を来す医療スタッフの出現、あるいは立ち去り型サボタージュなどが稀ならず生じることとなったし、そのため、これら基幹病院の診療継続が困難となる事態が起きている。その原因は多岐にわたり、かつそれらが複合的に作用していると考えられる。まずは高齢化社会に伴った、救急患者の絶対数の増加を挙げなければならない。それに伴う救急医療を担う医師数は確保できているかの問題である。産科医については救急担当医の減少が挙げられる。その他の救急医に関しても決して患者数に応じた増加には追従していないし、内科医、外科医の関与も従来ほどの積極的関与ではないと思われる。それに加えて、医療事故に対する責任追及的な社会的風潮による医療人への批判、勤務医と開業医との格差感の存在、そして何よりも過重労働が原因として挙げられ、これにより救急医療の実質的担い手を二次救急医療機関や救命救急センターから追いやっていることも1つの原因と考える。特に初期救急医療を担うべき医師数の減少により、二次救急医療機関への患者のシフトが起こった。その結果は二次救急医療機関の救急医療の担い手の中堅医師の立ち去りを招いているし、また

三次救急医療機関への二次救急患者の流入を来すに至っている。

　これらに対する対応策としては医学生、看護学生の定員増や非就業の女性医師の就業促進のための施策が必要であることは自明のことである。しかし、その効果には年月を要すると思われる。それだけで解決するとは到底考えられない。

　現時点で行うべきは、従来の初期、二次、三次救急医療体制を再構築することを前提に、それらを担う医療人を確保する方策をいかに立てるかである。

　欧米と比較して圧倒的に差があるのは、実働医師の不足とそれに対しての医療機関の多さである。二次医療圏完結を図るには欧米との比較をするまでもなく、医師数の不足である。医療施設はあってもそこで働く医療スタッフが不足しているのが現状である。また、いわゆる専門分化したうえでの専門医の不足でもある。医療スタッフの地域偏在、診療科医師の偏在なども生じており、そこで先の二次医療圏完結を越えた新しい救急医療体制を構築する必要がある。そのためには医療施設間での役割分担、連携、集約化を図ることがその解決策と考える。そのためには従来の二次医療圏を越えた都道府県を中心とした救急医療体制を構築することで先の医療施設、そこで働く医療スタッフの役割分担を明確にすることで負担の軽減を図ることができる。そのために都道府県単位の医療情報センターを設置し、かつ消防司令室との情報の共有が必須となる。30年前に当時の厚生省が各県1か所の救急医療情報センターの設置を今こそ施行し、現在一部地域で行われているような救急相談的な情報提供に止まらないところの収容医療機関の選定、救急救命士へのメディカルコンロールの機能を備えた情報センターの構築である。この都道府県を中心とした機能は、現在全国14か所で施行されているドクターヘリの運行地域ではほぼ行われている。これをドクターヘリのみならず、ドクターカー、医師の同乗しない従来の救急車の運行時にも即応的に搬送医療施設の指示を行えるような医療施設の情報を獲得できるものとして構築する。受け入れ医療機関の情報を迅速に提供するべく機能するのが情報センターの本来の役目である。

　まずは救急医療情報センターの再構築若しくは新たな構築を急がねばならないと考える。

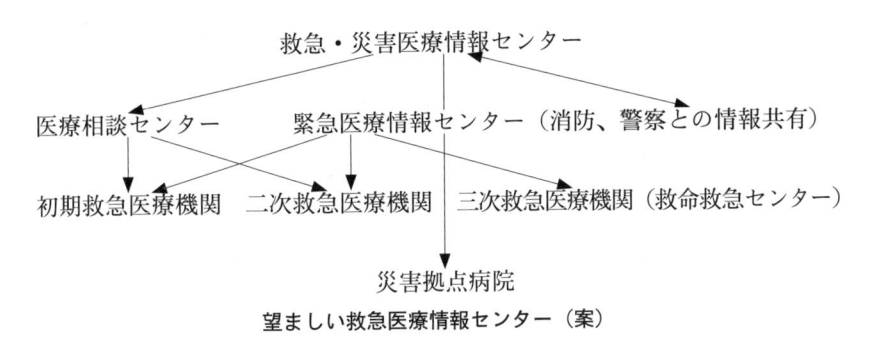

第2章　都道府県を中心とした救急医療体制の現状とあり方　　25

```
          救急・災害医療情報センター
         ↙         ↓         ↘
医療相談センター  緊急医療情報センター（消防、警察との情報共有）
    ↓    ↘   ↓    ↓        ↘
初期救急医療機関  二次救急医療機関  三次救急医療機関（救命救急センター）
                    ↓
               災害拠点病院
```

望ましい救急医療情報センター（案）

（愛知医科大学高度救命救急センター教授　野口　宏）

I 東京都の場合

1 はじめに

　東京都の救急医療制度は「突発不測の傷病者がいつでも、どこでも、だれでもその症状に応じ、必要かつ適切な医療を受けられる救急体制の整備」を基本方針として、整備が進められている。
　しかし東京都の場合、医師数は他の自治体に比して不足はないが、救急に携わる医師が多いとは思えない。最近は、たらい回し事件等も少なからず報道されている。救急医療制度の慢性的な疲労が氷山の一角として現れたに過ぎないと、強く危惧を抱く。また慢性の交通渋滞で、救急車がサイレンを鳴らしても時速は平均18km以下である。ADACのドクターヘリで有名なミュンヘン市で、救急車に同乗していたとき救急事例に遭遇したが、時速100kmで市内を走れることに驚いた。東京では救急車の利用が18人に1人という膨大な要請数であり、単に救急隊を増やす対応では限界を超えている。結果として、重症例にも診療までの時間がかかりすぎる。是正には不必要な搬送を適正化することと重症例にドクターヘリを積極的に活用することである。

2 東京都の救急の現状

(1) 病院前救急医療体制

　　東京都は夜間人口約1,200万人、昼間人口約1,480万人を抱える。東京消防庁は、特別区（23区）の救急活動体制を8つの方面に分け、受託地区（稲城市と東久留米市を除く多摩地区）は2つの方面に分けている（図2－1）。GPS等ですべての救急車の活動状況を把握し、現場に最も早く到着可能な救急隊に対し、23区では大手町の指令室、多摩地区では立川指令室が出動指令を出す。いずれの指令室にも救急隊指導医が常駐し、メディカルコントロールをしている。病院選定は救急患者の症状や重症度によるが、必要な救急処置を行い患者・家族の同意により、救急隊長若しくは指令室の指示で原則、直近の医療機関に搬送する。

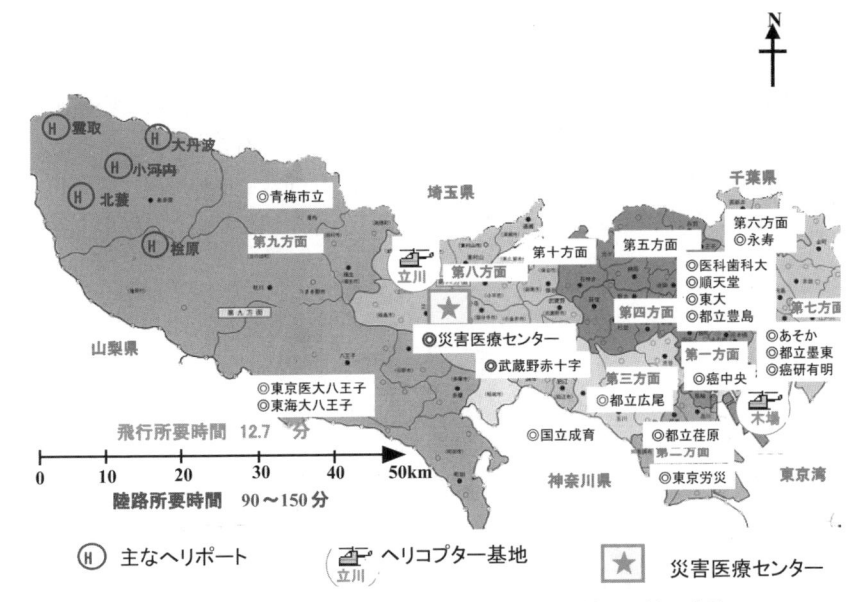

第2章　都道府県を中心とした救急医療体制の現状とあり方　　27

図2-1　消防方面、ヘリコプター基地臨時発着場を持つ病院

　救急医療情報システムを利用し、診察可能な診療科、入院可能な診療科と空きベッド、手術可能の有無が病院側の入力により指令室、救急車の車載端末に送られる。これにより病院の状況を把握することができ、効率をあげている。重症の場合は指令室が対応可能な救命救急センターに収容要請し、中等症、軽症と判断した症例は救急隊が病院を選定する。転院は転送先病院と転院もとの医師同士の連絡により決められる。

　出動してから現場に到着する時間は2006年では平均6分10秒と年々増加している。このため、緊急処置が必要な傷病者には、救急隊員が相手電話番号に車載PHSで口頭指示する場合がある。

(2)　救急出場件数

　救急隊227隊（全隊高規格救急車であり、他に3台の特別車：スーパーアンビュランスを配置）、救急隊員2,055人（救急救命士有資格者1,605人）により平成18年度は1日平均1,882件、年間686,801件の救急出場件数があり、都民18人に1人が救急搬送されている。そのほかに消防ヘリ6機と総務省ヘリ1機によるヘリ搬送は、2006年度に多摩地区で73件、島しょ地区213件、都内・都外6件の計292人が搬送されている[2]。

　出場件数は、救急業務が法制化された1963（昭和38）年の年間102,600

件から2006（平成18年）の687,000件になり、6.7倍増である。救急隊は同じく69隊から227隊と3.3倍に増加したが、1隊の年間平均出場件数は1,500件から3,100件へと増加している。また高齢化による搬送件数の増加が見られる。65歳以上の高齢者の割合は全年齢層の約20％を占めるが、搬送される割合は37.5％と高い（図2－2）。都民の年間救急車利用率は都民46人に1人（昭和38年）であったが、18人に1人（平成18年）と61％の上昇となっている。

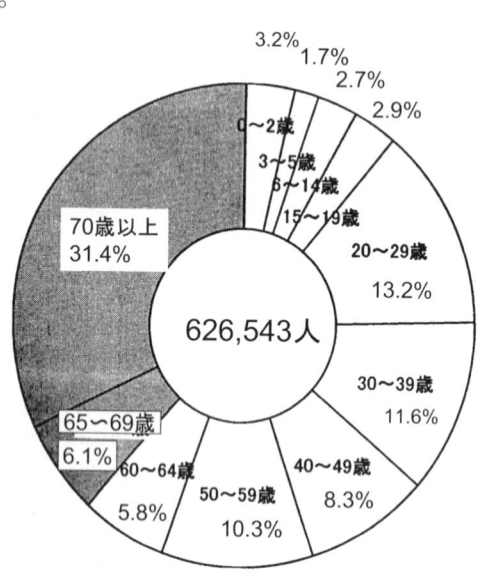

図2－2　年齢層別搬送人員

ア　疾病別重症度と搬送人員

急病61.6％、一般負傷15.2％、交通事故11.6％、その他11.1％である。疾病別重症度と搬送人員を表2－1に示す。軽症例の搬送が多い。

イ　救護例と不救護例

重症以上が7.8％、中等症が31.8％、軽症が60.3％である。救護例は搬送した例で626,543人、不救護例は救急車が出動したが搬送しなかった例で年間66,734例あり、救急車出動の10％近くあることも問題である。内容は、症状改善による搬送辞退・拒否、誤報、救急車到着時に立ち去り、死亡、途中引き上げ、傷者なし、酩酊、その他である（図2－3）。

第2章 都道府県を中心とした救急医療体制の現状とあり方

表2-1 疾病別重症度と搬送人員【人】

区 分	搬送人員	重症以上	中等症	軽 症
総 数	626,543 100%	49,174 7.8%	199,529 31.8%	377,840 60.3%
急 病	389,151 100%	34,019 8.7%	139,367 35.8%	215,765 55.4%
交 通	81,081 100%	1,611 2.0%	7,630 9.4%	71,840 88.6%
一 般	96,452 100%	2,613 2.7%	24,591 25.5%	69,248 71.8%
その他	59,859 100%	10,931 18.3%	27,941 46.7%	20,987 35.1%

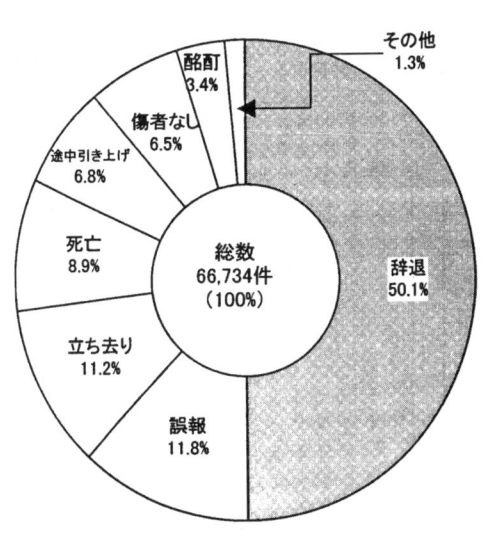

図2-3 不救護例の内訳と頻度

総数 66,734件（100%）
- 辞退 50.1%
- 誤報 11.8%
- 立ち去り 11.2%
- 死亡 8.9%
- 途中引き上げ 6.8%
- 傷者なし 6.5%
- 酩酊 3.4%
- その他 1.3%

ウ　心肺停止事例

　心肺停止事例は11,234人で、目撃者なし7,441人（66.2%）、目撃者あり3,793人（33.8%）である。目撃者なしの収容前心拍再開率は1.8%、1か月生存率は1.2%、目撃者ありのうち市民による目撃例では収容前心拍再開率7.9%、1か月生存率5.2%、隊員による目撃では収容前心拍再開率14.3%、1か月生存率8.3%である。

　by standerによるCPRありは2,137人（20.3%）、CPRなしは8,371人（79.7%）である。このうち、目撃がありCPRありでは収容前心拍再開率11.3%、1か月生存率8.3%、CPRなしはそれぞれ6.4%、3.9%である。

　市民が目撃し、応急手当を施行した908例のうち75.1%は3分以内であるが、心拍再開率は12.8%、1か月生存率は9.4%である。救急隊覚知から現着までの平均時間は、10分36秒である。目撃者がありby standerによる除細動が行われた38例では、収容前心拍再開率44.7%、1か月生存率36.8%であり、高比率になっている。一方、by standerが除細動をしないで救急隊員が施行したものでは、それぞれ19.2%、15.8%であり、1/2以下である。

　これはby standerによる除細動までが平均4分32秒であるのに対し、救急隊の除細動までは平均9分49秒と2倍の時間がかかっていることが原因である。技術の巧拙ではなく、いかに早く除細動するか否かによる。

(3)　活動時間・距離

　救急隊が出動してから帰署までは平均78分45秒で平均走行距離は11.2kmであり、走行時間は34分47秒である（図2－4）。

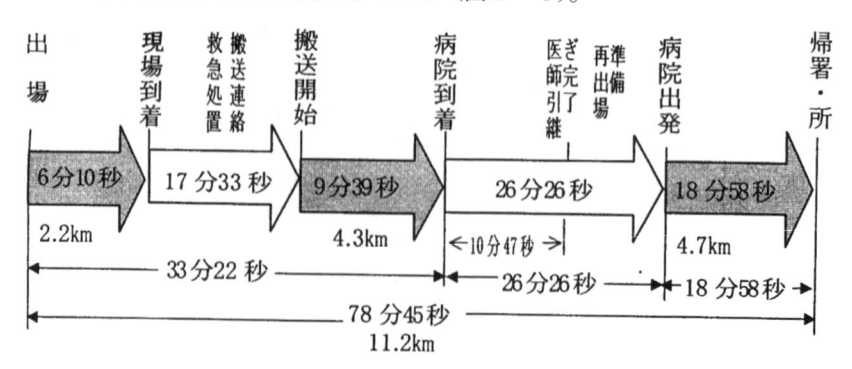

図2－4　救急活動時間と走行距離

(4) 膨大な出動要請に対する対応

ア　PA連携（ポンプ車と救急車の連携）

　都民の救急者利用の割合が救急車数の増加を上回り、救急要請があっても救急車が既に出払っていることがある。特に救命処置が必要な状況で、別の救急車を回すよりも消防のポンプ車を出動させる方が現場まで早い場合は、ポンプ車を救出・救助に出動させる。高層建物、狭く急な階段や傷害事件、繁華街など、処置をしながらの搬出が困難で人手を必要とする場合も適応となる。全救急隊出動件数686,404件中でPA連携は117,049件（17％）になる。内容は71％が救命処置である。

イ　救急業務連絡協議会

　23区では行政区単位、多摩地区は市単位で消防が事務局となり、地域の救急医療機関との連携を円滑にするために進められている。

ウ　東京消防庁救急業務委員会

　消防総監の諮問機関として、各救命救急センター長、東京都医師会、法律家等を委員として東京消防庁の救急業務の充実、発展に関する諮問に対して答申している。

エ　東京都メディカルコントロール協議会

　東京都総務局、福祉保健局、東京消防庁の共同管理で救急隊員の質の向上、医学的な技術と質の保証を目的として救急専門医が事後検証、指示指導助言、処置基準策定、教育・研修を行っている。

オ　東京DMATとの連携

　東京都は福祉保健局、東京都医師会、DMAT指定病院、東京消防庁によりDMAT連絡運営委員会を設置し、出動は都知事代行として指令室が行う。多数傷病者が発生し迅速な救出救助が損なわれる状況では、消防の連携隊がDMAT指定医療機関に出向き、DMATを現場に搬送して円滑に活動できるように支援している。

カ　救急相談センターによる相談受付と医療機関案内

　救急車を呼ぶか否かの判断に迷うときの電話相談である。看護師が相談を受け、対応が困難なときは医師が代わって相談を受ける。救急隊経験者は病院選定のアドバイスをする。緊急性が高いときは、指令室に連絡し救急車を出動させる。緊急性が認められなければ受診の必要性、応急手当等のアドバイスと医療機関を案内し、交通手段を希望すれば東京民間救急コールセンターを案内する。

救急車の有効利用に寄与するものと期待されている。
　　受付番号　携帯・プッシュホーン　＃7119
　　　　　　　ダイヤル　23区　03(3212)2323　多摩地区　042(521)2323
(5) 救急医療施設
　ア　初期診療：入院を要さない急病患者対応
　　(ア)　休日診療：内科・小児科（輪番制）休日昼間　125施設
　　(イ)　休日診療：耳鼻咽喉科（輪番制）休日昼間　6施設
　　(ウ)　休日診療：眼科（輪番制）休日昼間　1から4施設
　　(エ)　休日診療：歯科（輪番制・一部固定制）休日昼間　63施設
　　(オ)　準夜診療：内科・小児科（輪番制）休日準夜　40施設
　　(カ)　休日夜間急患センター：（固定制）土曜の準夜、休日の昼間、準夜
　　　　（一部自治体では平日夜間も実施）65施設
　イ　二次診療：入院を要する中・重症患者対応
　　(ア)　休日・全夜間診療：内科系、外科系、一部で小児科（固定制）休日・
　　　　全夜間　265施設
　　(イ)　休日診療：耳鼻咽喉科（輪番制）休日昼間（区部）、土曜夜間と休
　　　　日（多摩）　2施設
　　(ウ)　休日診療：眼科（輪番制）休日昼間　1施設
　　(エ)　特殊救急：熱傷（輪番制）土曜夜間、休日　1から2施設
　　(オ)　特殊救急：精神（固定制）土曜夜間、休日及び全夜間　4施設
　ウ　三次診療：生命危機が切迫している重症・重篤患者対応
　　救命救急センター：（固定制）全日24時間　22施設
　　事業主体となる区市町村、東京都福祉保険局、東京消防庁の努力で、上記のような救急医療体制を施行している。

3　東京消防庁の消防ヘリによる救急搬送

(1) ヘリコプター基地
　　東京都は木場の東京ヘリポートに2機と立川広域防災基地の消防庁ヘリポートに4機と総務省ヘリ1機を有している。いずれの基地からも島しょ（伊豆七島（大島120kmから八丈島300km））を除いて50km以内であり、離着陸場は196か所、そのうち医療機関は13か所である。多摩地区は離着陸場が116か所で、そのうち医療機関は4か所である（図2－1）。

(2) 消防ヘリの要請

ア 多摩地区で傷病者が発生した場合、通報を受けた指令室が現場直近の消防署に救急車・ポンプ車の出場指令を出す。現場に到着した救急隊がヘリ搬送が必要と判断した場合、指令室にヘリ搬送を要請する。指令室は航空隊基地にヘリ出動指令を出す。消防ヘリは夜明けから、帰投時が日没前までが活動時間である。情報から必要に応じて医師をピックアップし、現場に近い臨時着陸場若しくはホイストにより患者を収容する。搬送中は同乗した医師が診療を続行し、病院屋上まで運ぶ。天候、時間帯によってはヘリポート基地まで運び、救急車で病院に運ぶ（図2－5）。

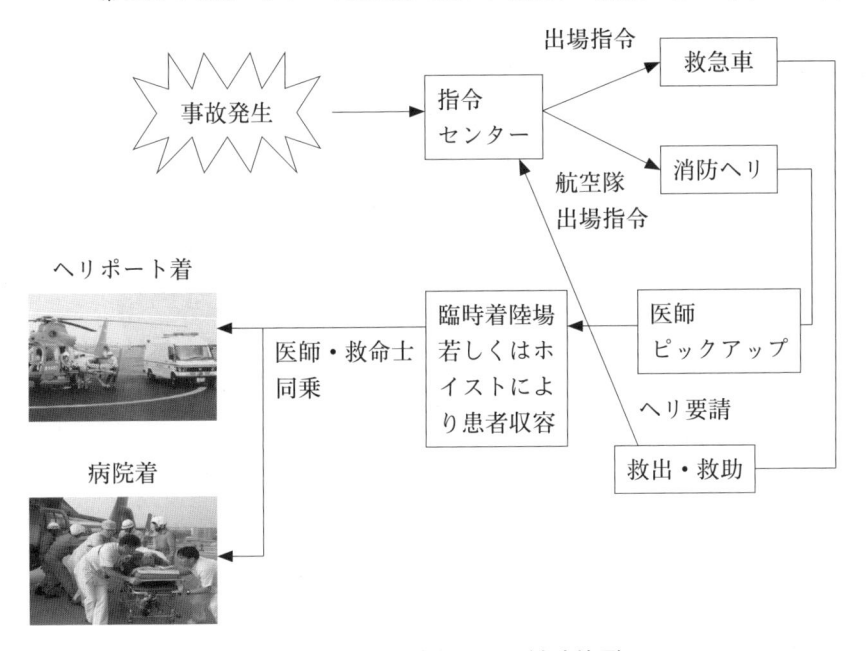

図2－5　ヘリ搬送システム（多摩地区）

イ 島しょで傷病者が発生した場合、島しょ診療所医師は町村長、支庁経由で消防庁指令室にヘリ搬送を要請、指令室は福祉保険局に収容先病院と医師の添乗を要請する。福祉保険局は島しょの拠点病院となっている都立広尾病院に収容と医師派遣の要請をする。広尾病院の医師派遣が不可能であれば他のヘリポートを持つ6病院に医師派遣を要請する（東京型ドクターヘリ）。承諾が得られたら、要請と逆の順序で島しょ診療所医師に回答する。救急車が病院に向かい、医師を同乗させ、木場の東京

ヘリポートに向かう。医師がヘリに添乗し、島しょに向かう。患者をヘリに収容し、ヘリポートまで搬送する。緊急性のある場合は、直接に収容先医療機関の屋上ヘリポートに搬送する。緊急性がない場合は、救急車に乗り換え、収容先病院まで搬送する。

(3) 年度別搬送件数

島しょが年間150件から250件、多摩地区28件から79件であり、島しょは転院搬送、多摩地区は現場搬送である。多摩地区からの搬送は当院が半数から2/3を占めるが、搬送件数の増加は少ない。

(4) 当院救命救急センターへのヘリ搬送171症例（図2－6）

病院間搬送11例、現場直接搬送160例である。現場搬送が主体であり、外因性疾患が多い。

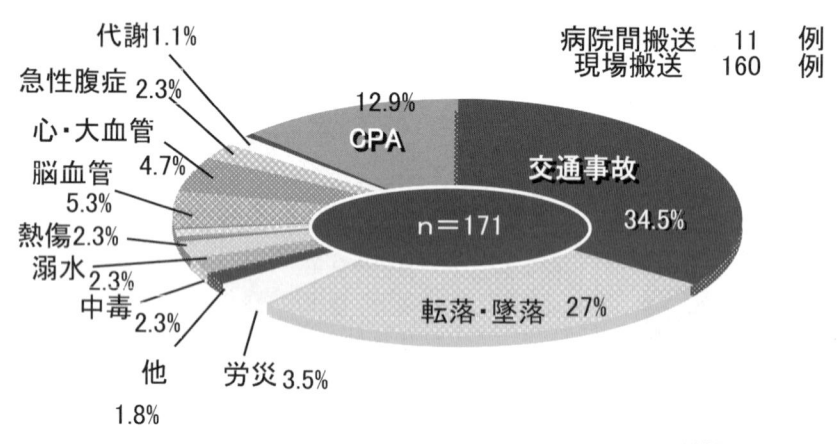

代謝 1.1%
急性腹症 2.3%
心・大血管 4.7%
脳血管 5.3%
熱傷 2.3%
溺水 2.3%
中毒 2.3%
他 1.8%
労災 3.5%
CPA 12.9%
交通事故 34.5%
転落・墜落 27%
n＝171
病院間搬送　11例
現場搬送　160例

1995～2005.

図2－6　ヘリコプター搬送症例

(5) 搬送例の評価（図2－7）

ヘリ搬送であったため現場から病院までの搬送時間が短縮でき救命できて社会復帰までできた例（著効16例）、搬送時間の短縮によりショックに陥らず臓器温存手術が施行でき機能が温存できるなど明らかに予後改善した例（47例）、従来は手術に至らなかった重篤例が生存の可能性が出たもの、開放骨折などが早期に処置できたもの等の有効例74例、一方、ヘリ搬送が予後に影響がなかったCPAOA例、脳死例他33例である。

軽症を除くヘリで搬送された107例の現場から病院までの平均搬送時間は12.8分であった。この例を救急車で搬送すると、中等症6例が重症化す

第2章 都道府県を中心とした救急医療体制の現状とあり方

る。また、ヘリで運んで直ちに治療しても15例は死亡した。陸上なら29例と推定される。ヘリにより障害を残すものは12例減少し、一方軽快は20例増加する画期的な結果である（図2－8）。

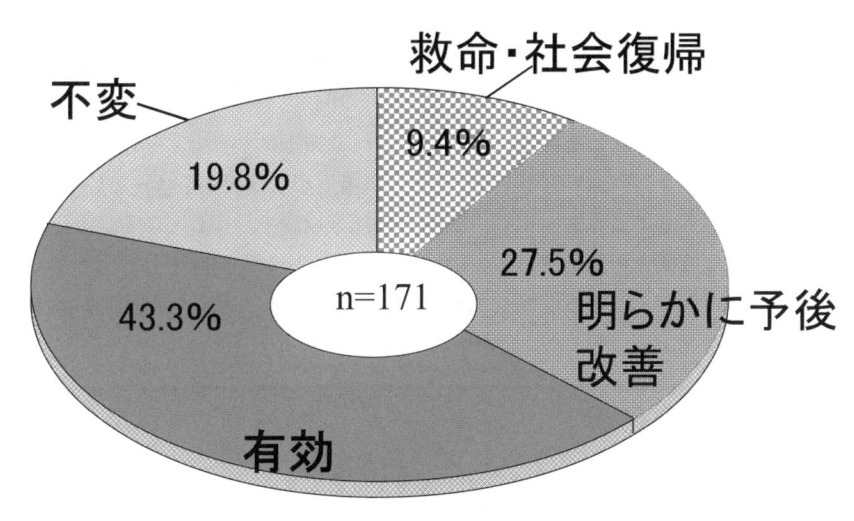

図2－7 搬送例の評価

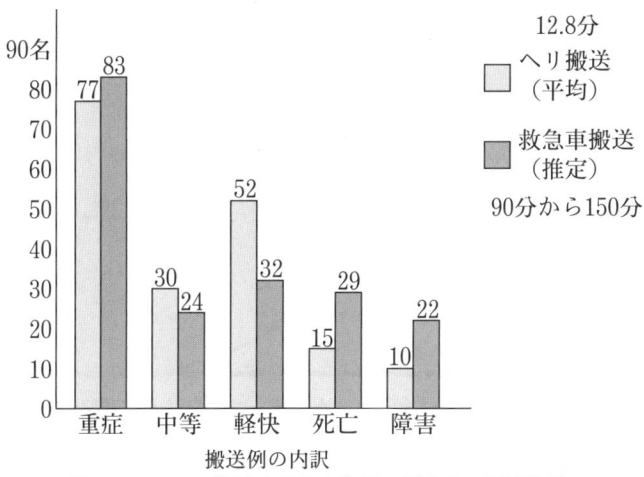

図2－8 ヘリ搬送と救急車搬送の重症度・予後比較

(6) 災害医療センターの救命救急センターまでの陸路とヘリ搬送による搬送時間

現場から災害医療センターまでの救急車による搬送は平成11年8月まで

の20か月に2,957例あり、その平均時間は14.6±SD 12.1分であったが、91例（3％）は30分以上であった。一方、消防ヘリによる搬送は85例あったが、14.0±SD 5.6分であり、いずれも30分未満である。搬送地点と災害医療センターまでの距離10kmまでを近距離、20kmまでを中距離、20km以上を長距離とした場合、重症で災害医療センターの救命救急センターに搬送するのに、陸路では渋滞のため、近距離でも30分以上の例が見られる。中距離以上では明らかにその数を増す。一方ヘリ搬送はすべて30分以内であった（図2-9）。これらの時間は覚知→出場→現着→現発を含んでいない。ドクターヘリでは覚知→出場→処置まで15分以内を目指している。重症例の予後は時間との勝負である。消防ヘリでも、医師が同乗すれば現場から治療が可能である。臨着場を利用して、積極的なヘリ搬送が開始されることを望む。

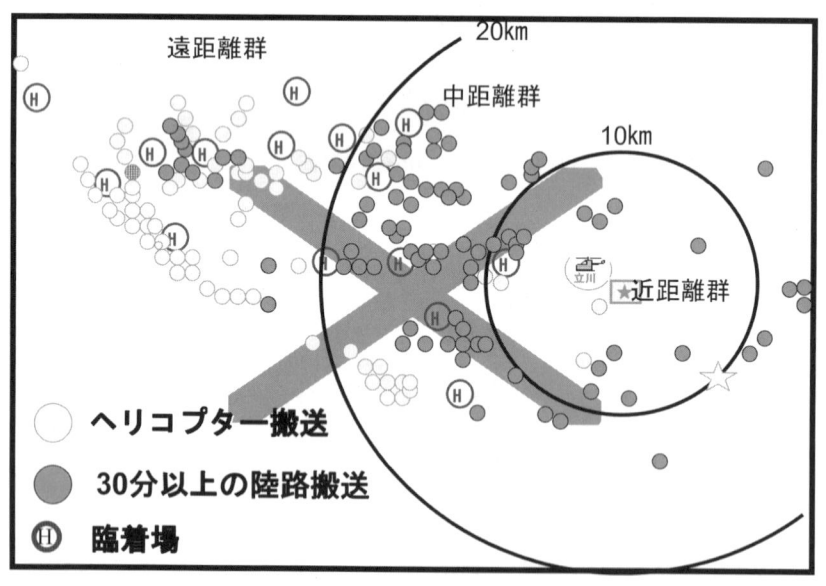

図2-9　災害医療センターの救命救急センターまで陸路及び空路による搬送時間

5　東京都の救急医療体制の改善に向けて

(1)　救急車要請件数

病院前の問題として、68万件に及ぶ膨大な搬送要請件数がある。このう

ち搬送した60%は軽症例であり、これは救急車による搬送は不必要である。また、救急車が現場に到着したものの、10%は搬送しなかった不救護例である。これらはなんとしても減少させねばならない。

　救急相談センターによる電話相談は期待される。受けたい診療科が開いている病院の所在が不明というだけの理由で救急車を呼ぶ人は減少するだろう。看護師や医師が症状から緊急性がないと判断すれば、他の搬送手段を紹介する。これにより、指令が軽症であると判断し、救急車の要請を拒めば多くの苦情が殺到して、公務員として対応が困難になることから回避されるであろう。

(2) **市民教育**

　心肺停止例で目撃者がありながらも by stander CPR の施行例や AED 施行例が極端に少ない。救急隊員の現場到着が時間がかかることなどから、徹底した救急に対する市民教育や中学・高校からの教育が必要である。

　救急システムの高度化や高規格車などにより、早期に適切な処置がなされれば重症例や心肺停止例には有効である。しかしそれには当然コストがかかり、平均すれば1回の救急車出場で8万円から10万円を必要とする。コストについても市民に透明にすべきである。また、救急車が不必要な症例には、受益者負担を求めるべきである。

(3) **交通渋滞**

　抜本的な解決法は、道路を始めとしたインフラの整備である。常時、高速道路や一般道でも渋滞箇所があり、交通事故に出合うと現場を通過するのに時知らずの状態になる。外傷では、事故が起きてから15分以内に応急処置開始できれば理想である。しかし、次善の策として1時間以内に根治的治療が開始できれば良いとすれば、病院前の搬送に与えられる時間は30分であり、病院側も診断・状態の安定化と術前準備に使える時間は30分である。インフラの整備は進めてほしいが、巨額の費用と年月が必要である。

(4) **ヘリコプター搬送**

　ヘリにより道路の渋滞を回避し医師が同乗すれば、短時間で現場近くから応急処置を開始できる。当院の救命救急センターに搬送されたわずか170例だけでもその有用性が確立されている。しかし7機のヘリを有しながら島しょが200例前後で多摩地区も年間80例未満であり、合計しても年間300例以下の搬送では、いくら消防ヘリが多用途であろうともドクター

ヘリ1機よりもはるかに劣る搬送件数である。搬送件数が少ない他の要因として、覚知→出場→現着までの時間が制度あるいは機体が適さず長時間であることと、現場で刻々と変化する傷病者の状態に救急隊員が待てないという点がある。東京では年間搬送件数の3.6％（22,836件）の患者が22施設の救命救急センターに搬送される（表2－2）。当院の救命救急センターにおいても、救急車で現発から病院着だけでも30分以上かかった症例が3％あり、搬送途中で容態の変化が起きた例もある。

表2－2　医療施設別搬送人員

区　分	搬送人員	構　成
計	626,543	100.0%
救命救急センター	22,832	3.6%
心臓循環器救急医療施設	2,319	0.4%
熱傷救急医療施設	41	0.0%
周産期救急医療施設	107	0.0%
精神科夜間休日救急医療施設	11	0.0%
特殊診療科施設	1,112	0.2%
その他の医療施設	600,121	95.8%

注　特殊診療科施設とは、歯科、眼科、耳鼻咽喉科を指す。

(5) 救急に携わる医師の確保

　救急を担当するには広い視野を持ち、重症の初期対応に優れた救急専門医が救命救急センターに必須である。救急は24時間365日をカバーする必要がある。この時間は平日でも3倍、休祭日を加えると7倍ある。人数が少なければバーンアウトしかねない。ERは患者にとって都合がよい。しかしERを救急専門医に任せきりにするのは誤りである。特に三次救急患者を平均4名以上収容する施設では、ERから独立すべきである。ERを病院で行うなら、病院の医師全体で行う必要がある。なぜなら救急専門医は、重症救急患者の診療に興味があるからである。救急専門医にとってリフレッシュする時間、十分な休養、適切な報酬、自己研鑽の機会、アメニティ、救急専門診療科の設定等は必須と思える。これが不可能であれば、数施設を統合して一つのセンターにすべきである。

6　おわりに

　東京都の救急医療体制を考えると、慢性交通渋滞に対する診療の遅れはインフラ全体を改善させなければ追いつかない。それを補うドクターヘリに対し、積極性が見られない。しかし、医療側にも大きな問題がある。医療が細分化し、専門性が重視されている。いつでも専門科を受診できる体制は経済的にも、また医師数からも維持はできない。しかし、一般市民は可能であると錯覚していること、また過去40年間にわたる卒後研修は卒後直ちに専門診療科に進んだ結果、極めて狭い範囲の疾患しか診療できない医師を作ってしまったこと、診療経験の少ない疾病に対する自信の欠如、また医療過誤により巨額の賠償費を要求されるおそれがあることなどである。

　労働基準局によれば、宿直は既に入院している患者の変化に対応する制度であり、新たな救急患者を診てはならないとしているが、厳密に制度を適用すれば対応できる病院は皆無に等しく、日本の救急医療は一夜で消滅しかねない。

　懸命に準夜、深夜を働いている一般勤務医にとっても努力が報われる報酬額ではなく、時間給で比較すればファーストフードの店員さん並のことも珍しくはない。勤務医から開業医に移行する医師が増加する現象もうなずける。

　広い診療領域をカバーできる救急専門医の存在は貴重である。救急専門医はまた重症、重篤な救急患者の初期対応に優れている。しかし、担当しなければならない時間帯は24時間365日であり、通常の勤務時間の実に7倍はある。十分にリフレッシュする時間、報酬、そして自己研鑽の機会やアメニティはあるのか。また救急専門医としての地位は確立されているのであろうか。その答えは明白である。新たな研修医制度が発足し、初期2年の研修を修了した約8,000人の研修医の中で、救急専門医を志望した医師はわずか50名台で、全診療科の医師の中で最も少ない。これでは全国に200施設ある救命救急センターが疲弊するだけでなく、日本の救急医療のレベルが低下してくる。研修医に救急について尋ねると、「救急の研修は厳しい、しかし緊急の事態に自らが遭遇した時の対処は必要と考えている。救急専門医になるにはまさに命がけである。報酬は寝当直ですむ診療科と変わらない。」と言う。指導者が「医師は官僚のキャリアと同じ受験戦争の勝ち組である。その能力を自己だけのものではなく、社会に還元すべきものである。」と説いても、振り返ってくれる若手医師は少ない。

　東京の多摩地区には400万の人口に対して8つの救命救急センターがある。

当院の救命救急センターは開院した12年前は、年間1,500から1,700名の三次救急患者を受け、三次要請に対し97％の受諾率であった。現在三次の受諾率は73％まで低下してきている。しかし、受け入れている三次救急患者数は二次医療圏を超え2,500名を凌駕し、病床も満床数455床を20床近くまで超えることがある。このことは、多摩地区全体の三次救急のキャパシティが低下しているものと考える。

　DPCを控えその経済効果を調査するソフト「ヒラウス」で、当院の救命救急センターで救命のために懸命に診療を行ったが、2日目に亡くなった患者の経営成績を見ると、大幅な赤字である（図2－10）。救急専門医が心血を注い

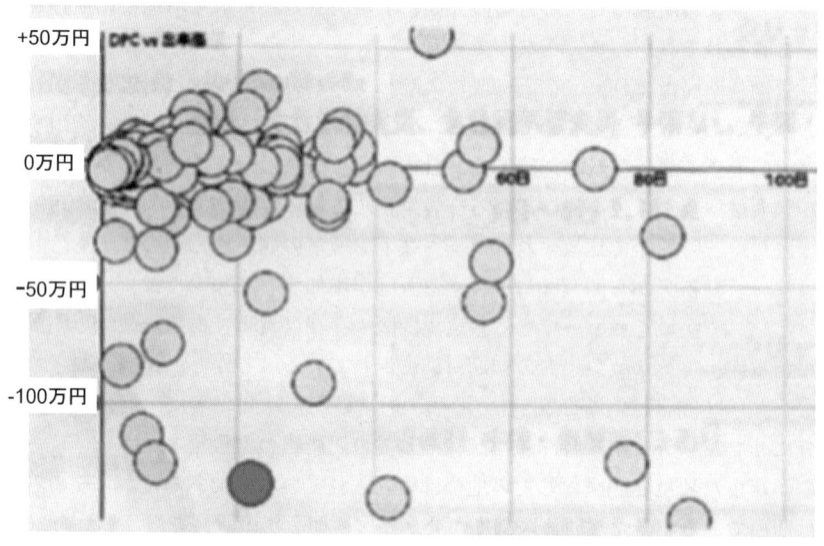

図2－10　救急医学科　症例別　ヒラウス分析（2007.7-10）

だ結果が「ハイリスク・ノーリターン」では救急専門医のアメニティの改善は困難であり、地方財政再建促進特別措置法の適用もされない国立病院機構では医療資器材の更新もままならない。救急専門医が高いモチベーションとアメニティを持ち、国民にとって安心安全な救急医療を提供できるのは、待ったなしの限られた時間であることを社会が十分に理解すべきである。

【参考文献】
　1）東京都福祉保険局：東京都の救急医療体制　東京都福祉保険局　医療政策部　救急災害医療課

救急医療係：http://www.fukusihokennn.metro.tokyo.jp.iryou.jp/iryou/kyuukyuu/
2）東京消防庁：救急活動の現状　平成18年度　2007年9月東京消防庁　救急部発行
3）小濱啓次：都会でも救急医療の過疎化が起こっている．日臨救医誌，200710：509－16

(独立行政法人国立病院機構災害医療センター名誉院長　辺見　弘)

II 愛知県の場合

1 消防広域化推進計画と救急医療体制の連携

　平成18年6月に消防組織法が一部改正され、自主的な市町村消防の広域化の推進に関する規定が盛り込まれ、同年7月には消防庁から市町村の消防広域化に関する基本指針が告知された。これに従い愛知県で人口10万人未満の消防本部が50％以上あることから、今後の消防需要の増大に対応するために人員配置、消防体制の基盤強化、現場到着時間の短縮などを目的にその広域化を図る検討がなされている。

　現在37消防本部が存在する愛知県では、救急救命士、救急隊員、消防隊への連携に関してその広域化は日常の救急医療のみならず、大規模災害、特殊災害などの救急業務や司令システムの高度化のためにはより機能的になると考えられ、その促進が期待されるところである。総務省が進めるこの消防広域化は、救急医療が崩壊の危機にある今、また厚生労働省が進める平成20年から始まる4疾患5事業（ガン、糖尿病、急性心筋梗塞、脳卒中、救急医療、小児、周産期、へき地、災害）の多くが救急医療体制、とりわけ、病院前救急医療との連携なくしてはその充実は図れない。そのためには、さらに警察行政並の県消防になることが医療との連携には望ましいと考えている。今後救急医療の観点からも、消防行政の改革のなかでの広域化への動きに対して大いに注目していく必要がある。

2 愛知県における救急医療体制

(1) 初期、二次、三次救急医療体制

　　愛知県は1977年に始まる救急医療体制のシステム化が図られ、同時に県下をカバーする救急医療情報センターが設立された。

　　現在愛知県は、総面積5,161㎢、人口735万人に対しての救急医療体制としては初期救急医療を担う施設として40か所が開設し、二次救急医療機関は15の救急医療圏に113施設が担当している。三次救急医療施設としては

救命救急センターは現在11施設が活動しており、近々更に1か所が認定されることになっている。これで、当初県が計画した二次医療圏あたり1か所の救命救急センターの指定配置は、尾張北西部を残すだけとなった。救命救急センターの設置が地域の医療関係者からの発議でその認定が検討されるという、現時点では理解し難い、住民不在の極めて政治的？思惟が働いているとさえ思われる不可解な設置方法と思われてならない。それはさておき、現在まで30年余にわたって構築されてきた、当初極めて有効であろうと考えられたこの救急医療体制は、我が国の一部地域を除いて同様の危機的状態が生じている。すなわち、二次救急医療機関の医療スタッフの減少による受け入れ医療機関が縮小あるいは閉鎖の状態となり、そのために三次救急医療機関である救命救急センターに二次救急患者がまさに殺到しているのが現状である。また、二次救急医療機関も従来からの比較においてその医療機関の減少分が、活動中の二次救急医療機関スタッフを疲弊させることにつながっている。また、三次救急医療機関へのその影響も強く出ており、本来の三次救急患者の受け入れに支障を来すこととなっている。これらの極めて複合的な要因が絡み合って生じたこの救急医療体制の崩壊を立て直すためには、広域的救急医療体制の構築、すなわち県単位を中心として更に隣県あるいは遠隔搬送をも加味した救急医療システムの構築で対処すべきである。

(2) 救急医療情報センター

1977年、当時の厚生省が各県1か所の設置を呼びかけたことに従い、愛知県では1978年、全国に先駆けて開設されたものと理解している。愛知県下全医療施設を網羅し、住民からの電話要請で直近の医療施設を紹介する、極めて画期的なものであり、現在でも年間10万件を超す利用がなされている。またその情報の特殊リソースとして、救命救急、急性心筋梗塞、脳卒中、新生児、高気圧酸素治療、切断指肢緊急システム等の情報も保持し、紹介している。消防司令室もこの情報を共有している。しかしながら、二次、三次救急医療での近年時々刻々変化する救急医療機関からの受け入れ状況を把握することが困難となり、十分にその機能を発揮できていないのが現状である。それでもいまだに県単位の救急医療情報センターを持たない県が多数存在することは、昨今の救急患者の医療施設への搬入の遅れをもたらしている一因であると思われる。しかしながら、前述のように愛知県においてはこの情報センター30年の運行の中で、すでに機能低下を来し

ており、今後は消防、警察、あるいは民間救急搬送業務に関与する機関等との情報をも共有した情報機関を構築すべきである。

(3) **愛知県ドクターヘリ事業**

2002年1月1日から愛知県ドクターヘリの運行を開始した。基地病院として、愛知県尾張東部医療圏に属する愛知県長久手町にある、愛知医科大学病院高度救命救急センターが指定された。ドクターヘリ担当医師7名（救急医歴5年以上）、看護師8名（救急看護師歴3年以上）が担当し、運行時間は8時30分〜17時00分若しくは日没までとした。ヘリポートは病院敷地内の中庭とし、消防司令室から要請後3分以内に離陸できている。

2006年までの5年で2,126件の要請を受けた。年500件前後の出動件数である。そのうち外因性疾患が70％を占めている。またそのうち、交通外傷が43％、労災関係が28％であった。搬送先は、基地病院へは30％であり、70％が他施設であった。

2006年1年間での運行不能期間は47日であり、そのうちで終日不能であったのは8日、残りの39日は数時間であった。そのほとんどが、天候によるものであった。本稿では詳しいデータは割愛するが、2005年に185日間開催された万博の期間中も、会場から15回の出動要請を受け、貢献した。

2005年ごろからの三河北東部地域での医師数減少により、同地域からの依頼が2004年当時の2〜3倍の要請回数となっている。医療過疎地域での、いわゆるへき地医療対策としてもドクターヘリの有用性が認識されるに至った。

ドクターヘリ事業は愛知県下360の全消防本部との連携により、それぞれの消防本部から愛知医科大学病院高度救命救急センターにある通信室への無線による要請により出動している。出動基準はあらかじめ運行調整会議で決められ、それに則り原則として消防司令室でドクターヘリを要請する。ヘリ着陸のための仮設ヘリポートとしてグランド、公園、学校グランドなどの使用の協力を得ている。

受け入れ医療機関の選定は現場出動した医師が、患者の診察・処置後行うか、司令室との連絡で決定する。ここで受け入れ医療施設の可否の情報を迅速に得なければならない。これらの調整等についてはドクターヘリ運行調整会議で協議されるが、この会議には医師会、全消防本部、教育委員会、保健所、警察本部、福祉課、消防防災課などの行政も参加している。

これらの活動は、言い換えれば県単位の救急医療の実践と言える。

(4) 病院前救急医療体制の整備

1977年に現在の我が国における救急医療システム構築がなされたことは前述したが、その際救急医療情報センターの構築も図られようとした。愛知県においてもその構築がなされた。これは受け入れ医療機関の情報を市民、救急隊へ提供できるものであった。来院した患者を受け入れた後から医療が開始されるためのシステムであった。しかし一部地域ではドクターカー、救急車を医療機関に出向させてのワークステーション方式などでの活動した地域も存在した。

1990年にアメリカパラメディクに倣った医療行為が許可された救急隊員、すなわち救急救命士が誕生したが、パラメディクと違い実効の上がる医療行為は許可されないままであった。この後2004年救急救命士の業務拡大を前提にし、救急業務高度化推進協議会を都道府県単位で設置し、そのもとでメディカルコントロール体制により、救急救命士の医療行為に対して指示、検証、教育を行うこととなった。

ア 愛知県における病院前救急医療体制の充実

愛知県救急業務高度化推進協議会を設置し、そこにプロトコールの作成、検証、教育等を行う下部組織を作り、そのもとで県統一のプロトコールを作成し、救急救命士の医療行為の教育・検証を行うこととした。これを県下に4つの地域メディカルコントロール協議会を設置し、各地域

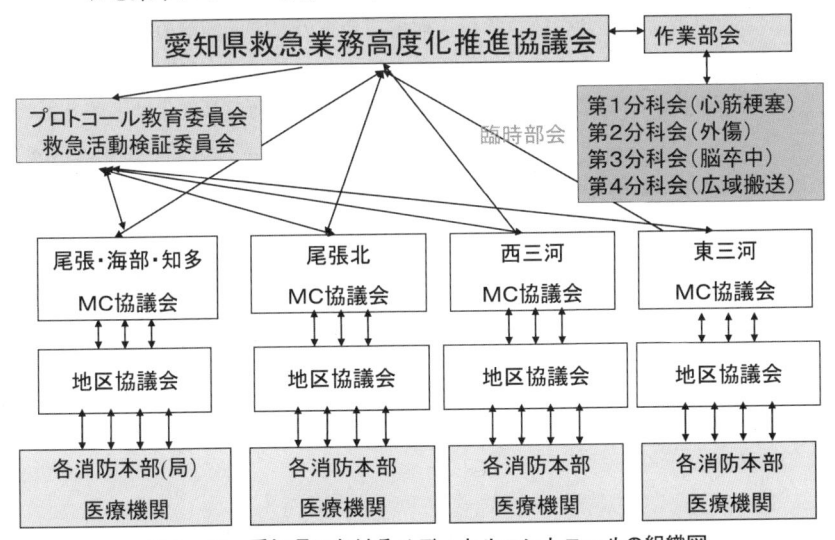

図2-11 愛知県におけるメディカルコントロールの組織図

の消防本部と医療機関との連携のための契約を行うものとした（図2－11）。
　これにより、現在まで行われてきた主なものを以下に示す。
- (ア) 業務高度化に関するMC教育
    - a　包括指示におけるAED教育
    - b　気管挿管教育
    - c　薬剤投与教育
- (イ) 消防本部総点検事業
- (ウ) 消防と救急医療連携の委員会（大災害における連携）
- (エ) 作業部会特別部会：脳卒中、急性心筋梗塞、多発外傷、広域搬送

イ　愛知県における病院前救急医療におけるその結果
- (ア) ウツタインに基づく心肺停止者に対する蘇生状況（2006年）
　　ウツタイン様式に基づく社会復帰率は18.5％で、前年と比較して5.8ポイントの上昇をみた。
- (イ) PAD（Public Access Defibrillation）
　　AEDを用いた一般人によって蘇生された9例中4名が救命され、社会復帰率は9件中4件の44.4％であり、プール、空港、体育館に設置されたAEDを用いて行われた。

ウ　今後の展望
　救急救命士を含む救急隊員、通信司令室の医学的知識の修得のための教育を充実させる。特に救急救命士の更なる業務拡大に向けての教育体制の整備が必要であり、それなくして、救急業務の高度化は困難と思われる。特にアメリカでは、トレーニングセンターとしてのCenter for prehospital careの名称で各ERに併設されている。
　また、我が国ではまだまだ各医療施設での治療成績がオープンに出されることが少ないと思われるが、とりわけ病院前救護からのデータは出にくいと思われる。そのためにこの分野の更なる充実を図るためには、消防行政と医療行政の密接な連携の元にこれらのデータの公表がなされ、それに基づく検討がなされなければならない。それにより初めて、病院前救護から病院前救急医療となる。

（愛知医科大学高度救命救急センター教授　野口　宏）

第2章　都道府県を中心とした救急医療体制の現状とあり方　　47

Ⅲ　和歌山県の場合

1　はじめに

　我が国における救急医療体制は昭和52年「救急医療対策事業実施要項」により初期から三次救急医療体制が制定、施行されてきた。人口100万人に1か所の救命救急センターの設置の制度は、人口数百万人の大都市では数か所の救命救急センターが設置でき有用な制度であるが、人口100万人前後で面積の広い都道府県では救命救急センターは1か所にしか認定されず、救命救急センターから距離が遠い住民は三次救急医療を受けることができなかった。人口100万人の和歌山県では和歌山市周辺に人口の6割が集中し、救命救急センターは和歌山市内にある和歌山日赤医療センター（昭和60年）、和歌山県立医科大学附属病院（平成12年）が設置された。しかしながら、和歌山市は県西北端にあり、和歌山市から陸路100kmから200kmの紀南地域の三次救急患者は和歌山市内の救命救急センターへ搬送されることはほとんどなかった。平成15年1月から和歌山県に導入されたドクターヘリは、広域の医療過疎地が存在する和歌山県の救急医療体制を大きく改変し、さらに平成18年紀南地域における新型救命救急センターの設置は和歌山県全域での三次救急医療体制を確立した。
　広域の医療過疎地が存在する和歌山県での三次救急医療体制に対する取り組みと今後の展望について述べる。

2　和歌山県の救急医療体制

　和歌山県は紀伊半島の西に位置し、北は和泉山脈、東は紀伊山地で大阪府、奈良県、三重県と接し、南西は海に囲まれており、陸の孤島となっている（図2-12）。また、人口は100万人であり、多くの県民は紀ノ川沿いあるいは海岸線に住んでおり、特に和歌山市周辺に60万人が集中しており、広大な県の中央部は人口過疎地となっている。二次医療圏基幹病院は住民の多い紀ノ川沿い及び海岸の都市部に偏在しており、内陸部は医療過疎地になっている（図2-12）。また、救命救急センターは平成17年までは和歌山市に2か所あるのみであり、

二次医療圏の基幹病院から救命救急センターまでは紀南地域では陸路100kmから200km離れていた（図2－12）。

和歌山日赤医療センター
（昭和60年設立）
和歌山県立医科大学附属病院
（平成12年設立）

○救命救急センター
●主な二次救急病院

南和歌山医療センター
（平成18年設立）

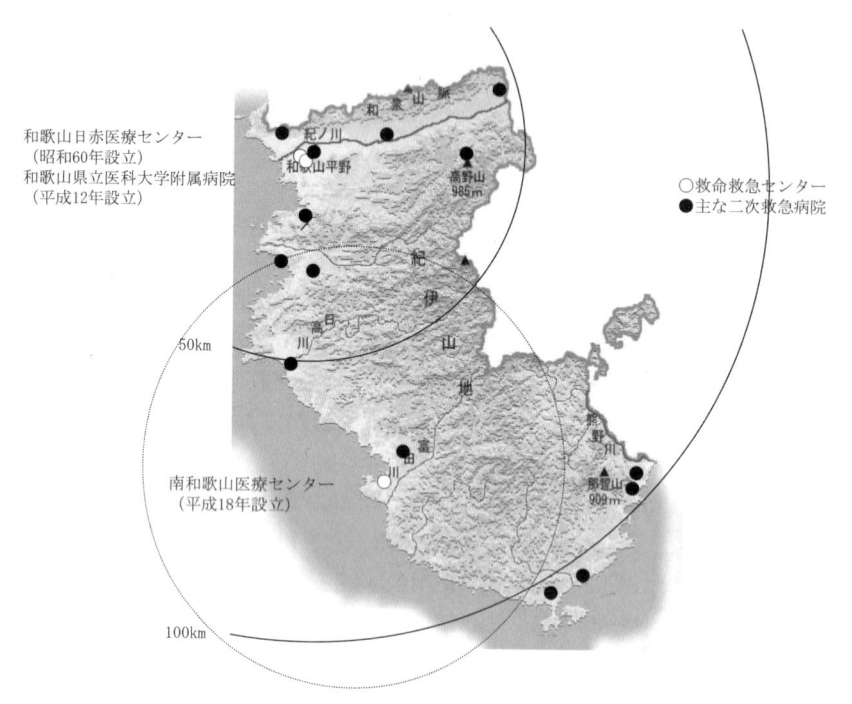

図2－12　和歌山県における二次、三次医療センターと半径50kmと半径100kmの地域

平成15年1月からドクターヘリが和歌山県に配置され、和歌山市内にある和歌山県立医科大学附属病院救命救急センターが基地病院となり、和歌山県全域、奈良県南部、三重県南部の半径100kmで運航が開始された。現在、年間約360の搬送症例があり、紀中、紀南からのドクターヘリ搬送が約半数であった（図2－13）。

和歌山県におけるドクターヘリ導入により、救命救急センターから陸路100km以上離れた紀中・紀南の年間160症例以上の重症患者が救命救急センターへ収容されたことは、広域の医療過疎地を有する地域でのドクターヘリの有効性を実証した。

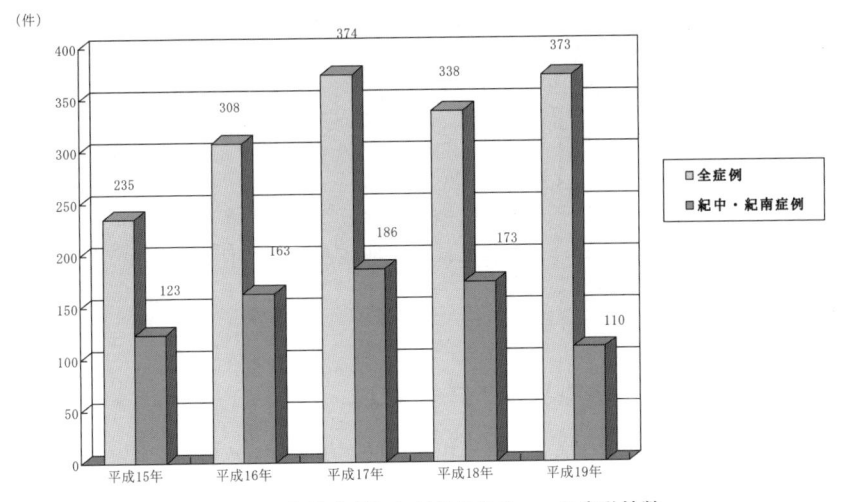

図2-13　和歌山県におけるドクターヘリ出動件数

3　人口100万人ではなく半径50kmに1か所の救命救急センター設置について

　平成15年から整備が始まった人口30万人に1か所の新型救命救急センターの設置が認められるようになった。和歌山県では平成18年4月紀南の南和歌山医療センターに救命救急センターが設置された（図2-12）。この設置により、和歌山県全域が救命救急センターから半径50km範囲に含まれることになった。南和歌山医療センターの救命救急センターへの入院患者は平成18年では150症例、平成19年は300症例と増加し、一方紀南・紀中からのドクターヘリによる患者数は平成17年では186症例、平成18年は173症例、平成19年は110症例と平成19年では大きく減少した（図2-13）。この減少は紀南地域の重症患者が救急車で救命救急センターへ搬送されたことによる影響が最も大きいと考えられる。また、ドクターヘリによる南和歌山医療センター救命救急センターへの搬送件数は平成17年までは0症例であったが、平成18年では21症例、平成19年では27症例と増加した。南和歌山医療センターに設置された救命救急センターは紀南地域の重症患者を受け入れ、三次救急医療機関としてその役割を十分に果たしている。

　ドイツではドクターヘリ基地が半径50kmに1か所設置され、ドイツ全域で15分以内にヘリコプターによる救急医療を享受できる。現在、和歌山県のドクター

ヘリは半径100kmをカバーしており、和歌山市から直線で100km離れている紀南の新宮市や串本町まではヘリ飛行時間は30分、往復の飛行時間は60分を要するために外傷初療のゴールデンアワーを消費してしまう。この搬送時間の短縮のためにはドイツのように半径50kmごとにドクターヘリの設置が必要である。

和歌山県で半径50kmに1か所以上の救命救急センターが設置されたことにより、和歌山県民が平等に三次救急医療を受けることができることになった。重症患者が早期の治療を受けるためには紀北地域と同様に南和歌山医療センターにもドクターヘリの配置が望まれる。

4　新生児・産科救急とドクターヘリ

若人の都市集中化による過疎地の出産の低下は産科医及び小児科医の減少となり、我が国における地域の産科小児科救急医療体制は崩壊へと加速している。

和歌山県では本学に平成11年、周産期病棟が設立され、ドクターヘリ導入とともに周産期搬送を開始した（図2－14）。ドクターヘリにより搬送された周産期患者は主に紀南地域の病院からの依頼であり、新生児は年間6症例から9症例、妊婦は2症例から7症例であった（図2－14）。妊婦は切迫早産が66％

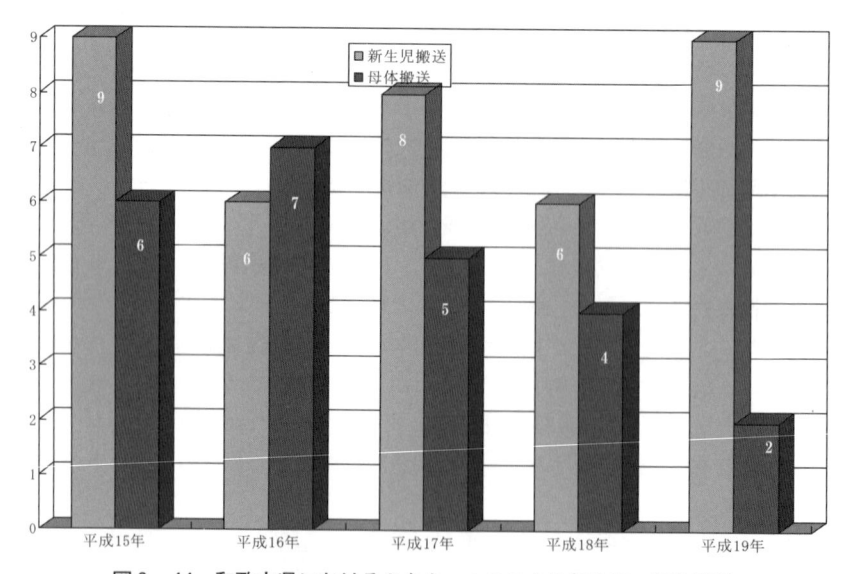

(件数)

図2－14　和歌山県におけるドクターヘリによる新生児・母体搬送

と最も多く、妊娠中毒17%、早期破水17%であった。また、新生児は先天性心疾患が41%と最も多く、新生児仮死30%、超低体重児8%、新生児黄疸7%などであった。

　地域における周産期医療は多くの課題を抱えているが、ドクターヘリによる周産期患者搬送は地域の周産期医療に携わっている産科及び小児科医の後方からの支援となり、医療過疎地からの小児科医及び産婦人科医の減少に対する抑止効果になると考えられる。

5　今後の対策と要望

　平成18年4月、南紀にある南和歌山医療センターに救命救急センターが設置されたことにより、半径50kmに1か所の救命救急センターが設置され（図2－12）、救急医療に地域格差が少なくなったことは大きな進歩である。国民が平等の救急医療を受けられるためには、ドクターヘリはドイツと同様に半径50km

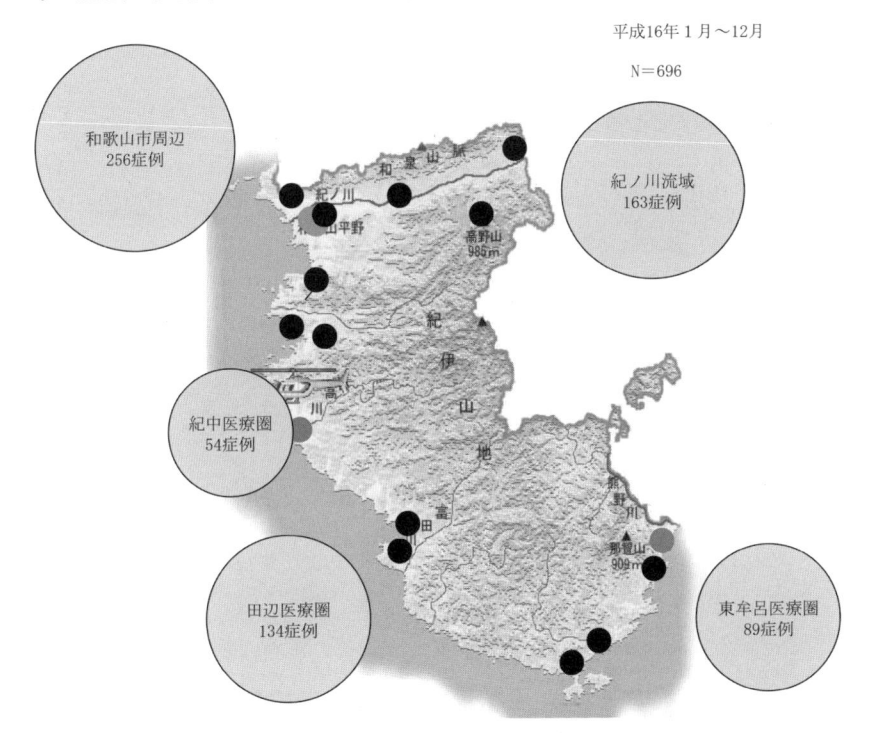

図2－15　地域別夜間の三次救急予測年間症例数

に1機の配置が必要であり、将来は和歌山県でもドクターヘリを南和歌山医療センターに配置すべきであろう。

　現在ドクターヘリ運航は昼間のみである。救命救急センターがある和歌山市医療圏及び田辺医療圏以外は三次救急医療が必要な重症患者はドクターヘリの適応となる。平成16年の調査による和歌山県の夜間のドクターヘリ適応症例は696症例であり、救命救急センターがある和歌山市医療圏及び田辺医療圏を除くとその適応症例は306症例であった（図2－15）。夜間のドクターヘリは安全性、経費、騒音などの問題はあるが、ドクターヘリ運航を病院間搬送に限れば安全性は増し、多くの夜間の重症救急患者の救命に貢献できるものと考えられる。

（和歌山県立医科大学救急集中治療部教授　篠崎　正博）

第2章　都道府県を中心とした救急医療体制の現状とあり方　　53

Ⅳ　高知県の場合

1　地域特異性

　高知県は、広大な面積で、東西（190km）、南北（160km）に長く、しかも山間部が84％を占める。高速道路（高知道）は中央部の南北に走る76kmのみで、他は国道、県道しかない。県南の中心部にある高知市内には、県人口の41％が一極集中しており、県の高齢化率も25.7％と高い。県土木部道路計画課によると、県全体を256の小地区に分けると、三次医療施設まで40分を超える小地区が169（66％）も存在する。

　実際、高知県においては、高知市外の消防本部からの管轄外救急搬送の占める割合は、53.5％と、全国平均の16.1％に比べ異常に高い。また、覚知から現着まで10分以上要した割合が高知市、香南市、土佐市以外では全国平均の13.9％と比べ高く、なかでも嶺北地域は52.1％であった。医療機関に収容されるまで60分以上要した割合の全国平均は4.1％であるが、高知県内消防管轄の約半数は10％以上であった。なお、医療機関に収容されるまでの全国平均約30分に比べ、高知県の中山間地域では平均52.7分であった（図2－16）。

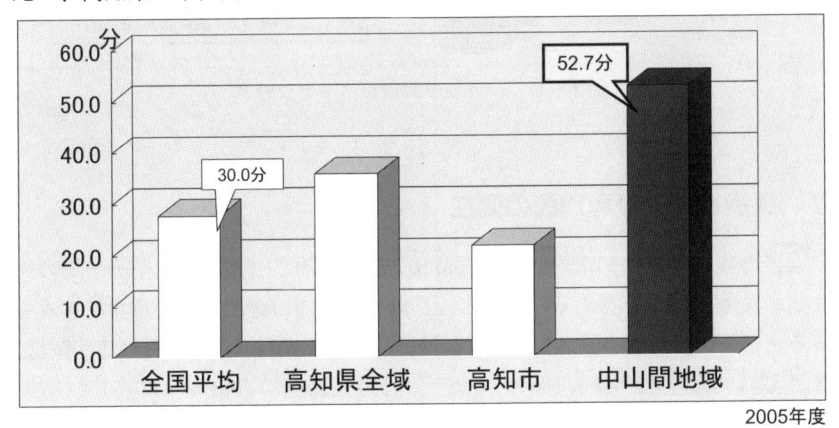

図2－16　医療機関収容までに要した時間

高知県の医療事情としては、中央医療圏に医療機関及び医師の約80％が存在し、医療の偏在化が顕著である。また、高知県には、48か所の無医地区と7か所のへき地医療拠点病院がある。これらの病院はすべて地域の救急医療機関でもある。一方、へき地医療拠点病院とへき地診療所との間には、広域のイントラネットとしてブロードバンド化されており、2007年12月現在、高知医療センターを含めた県内にある5か所のへき地医療拠点病院と10か所のへき地診療所、合わせて15か所がへき地医療情報ネットワークとして結ばれており、ファイヤーウォールで個人情報も保護されている（図2－17）。

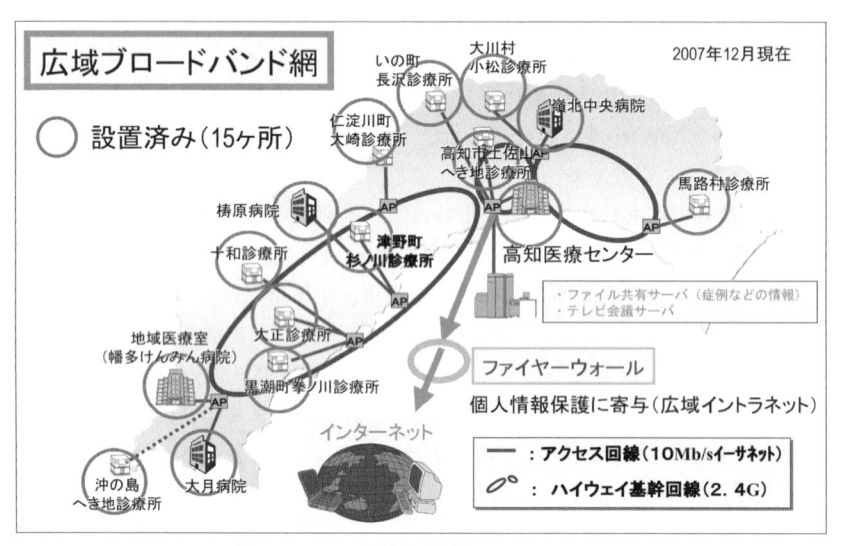

図2－17　へき地医療情報ネットワーク

2　医療機関及び専門医の偏在

　人口の集中する高知市内には、人口10万人あたり22.1施設と、全国平均の約3倍の医療機関が存在する。2006年12月現在、県内の専門医の分布状況をみてみると、循環器科、心臓血管外科、脳神経外科、小児科、産婦人科の専門医は、それぞれ90％（36/40）、100％（8/8）、81％（35/43）、81％（66/81）、87％（50/57）が中央医療圏に存在しており、中央以外の医療圏においては、専門医の存在する医療機関はごく少数しかない。なお、人工呼吸器を用いた呼吸管理や、血液浄化装置を用いた集中治療が可能な施設も中央医療圏に偏在している。

3 基幹病院である高知医療センター救命救急センターへの救急搬送患者

　高知県立中央病院と高知市民病院が統合された、PFI事業による自治体病院である高知医療センターへの救急搬送患者の状況をみてみると、搬送患者は2005年3月の開院から2006年12月までに6,813人、うち高知市外からの搬送は3,398人（49.9％）であった。うち二次救急医療機関等からの紹介搬送患者は2,157人（31.7％）で、中央以外の医療圏からの搬送が多かった。開院から2007年12月までの、消防防災ヘリ等によるヘリ搬送患者は504人であった（表2－3）。このうち、現場搬送（127人）を除く、病院間搬送（377人）は、中央医療圏北部の嶺北地域並びに安芸、高幡、幡多医療圏など遠隔な地域（高知医療センターから半径40km圏外：ヘリで15分以内に現着可）からの搬送患者であった。

　また、開院から2007年12月までの救急搬送患者のうち、三次の救急患者（救命救急加算対象患者）は3,415人で、うち高知市外からは2,215人（64.8％）で、意識障害、心不全、呼吸不全、外傷・破傷風で重篤な患者、重篤な代謝障害など、いずれの病態を呈した患者においても、県下全域から搬送されていた。おそらく、中央医療圏に存在する他の総合医療機関においても、高知医療センターと同様、高知市外からの救急搬送患者がかなり多いものと推測される。

表2－3　開院後のヘリ搬送件数

・消防防災ヘリ	436
高知県消防防災ヘリ	394
愛媛県消防防災ヘリ	21
香川県防災ヘリ	13
徳島県防災ヘリ	7
神戸市消防防災ヘリ	1
・県警ヘリ	58
・海上保安庁ヘリ	4
搬送患者総数	498件 / 504例〔後方搬送7例を含む〕

（2005年3月～2007年12月現在）

4 高知市外からの救急搬送患者の集約化[1)、2)]

　高知市外の地域、特にへき地・過疎地域からの救急搬送患者の集約化は、県消防防災ヘリの搬送年次推移にも現れている。消防防災航空隊によると、2004年における搬送件数は90件であり、うち旧高知県立中央病院と旧高知市民病院（統合し高知医療センター）への搬送は25件（27.8%）であったが、統合後の2005年には116件中89件（76.7%）、2006年には203件中178件（87.7%）、2007年には189件中160件（84.6%）であった。救命救急センター及び基幹災害医療センターであり、かつへき地医療拠点病院でもある高知医療センターへの搬送件数の増加が顕著であった（図2－18）。これは、ハード面の充実として高知県で唯一、屋上ヘリポート（24時間使用できる非公共用ヘリポート）が設置されたことと、高知医療センターと14か所のへき地医療機関とが連携できる情報ネットワークの利用が集約化に大いに関係しているものと思われる。

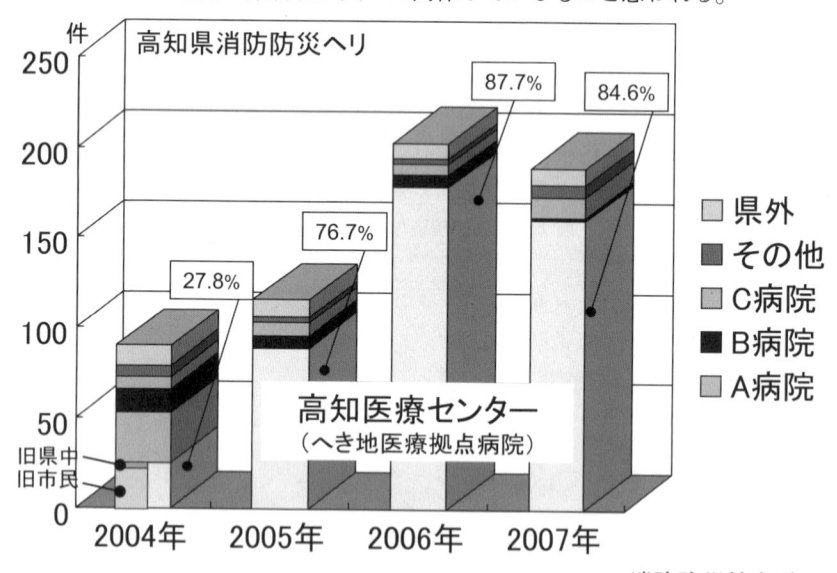

図2－18　搬送先別年次推移

　また、救急搬送患者のうち、救命救急加算対象患者を分析してみると、高知医療センターから半径40km圏外（15分以内）の地域から、通常ならヘリ搬送される可能性が高いと思われる患者が、おおむね時間内（AM 8：30～PM 5：00）で年間100人、時間外（PM 5：00～AM 8：30）で200人存在し、これらの患

者はヘリ搬送の潜在需要患者であると推測している。

5 救急医療やへき地医療等に関する新聞記事

　高知県の9割近くの所帯が購読している高知新聞の記事を対象に、2005年3月の高知医療センターの開院から、2006年12月までの21か月に掲載された、救急医療やへき地医療等に関する記事について整理した。その結果、この期間の該当記事は56件あり、主に救急医療に関する記事は27件（48％）、主にへき地医療に関する記事は29件（52％）あり、両者重複件数は17件（30％）であった。また、医師不足に関する内容が23件（46％）、高度医療に関する内容が12件（21％）、救急搬送に関する内容が9件（16％）であった。これらのなかで、高知市外の郡部名称が明らかにされた記事は23件（46％）もあった。

　以上のことからも、高知県においては、専門医を含めた医師不足が深刻であり、医師不足と深く関連性があると理解される二次医療圏を含めた救急医療体制の崩壊が、現実的に大きな問題であることが新聞記事からも明らかである。

6 まとめ

　高知県においては、継続的な医師の確保が困難であり、かつ医療機関及び専門医の偏在化が顕著である。このため、高知市外においては救急車による管轄外搬送が日常化しており、消防機関がおのおの二次医療圏における救急医療機関と連携するのも難しいという状況が生じてきており、地域におけるメディカルコントロール体制の構築が困難であるとともに、従来の救急医療体制の崩壊が懸念される。地方のへき地・離島のある自治体においては、高知県と同様、救命救急センターを併設したへき地医療拠点病院が、自治体における基幹病院として十分な医師数を確保できるようにし、救急専門医や指導医がへき地医療支援機構の専任担当官と協調して、救急医療体制の充実だけでなく、へき地医療支援という観点で、広域救急搬送体制を考慮し、新たな救急医療体制を構築していくことが求められる（図2−19）。すなわち、今までの体制と違い、ヘリ搬送を利用した、市町村単位ではない、都道府県単位の広域救急搬送体制の構築（同時にメディカルコントロール体制の構築）ということである。このことにより、必然的に救急搬送患者が集約化され、この集約化を予測したより効率のよい（患者の分散を含めた）体制の構築が求められる。このように、高知

県においては、救急医療とへき地医療の連携が必要であり、これを実践的なものにしていくためには、ヘリ搬送を含めた広域救急搬送体制の構築が不可欠である。

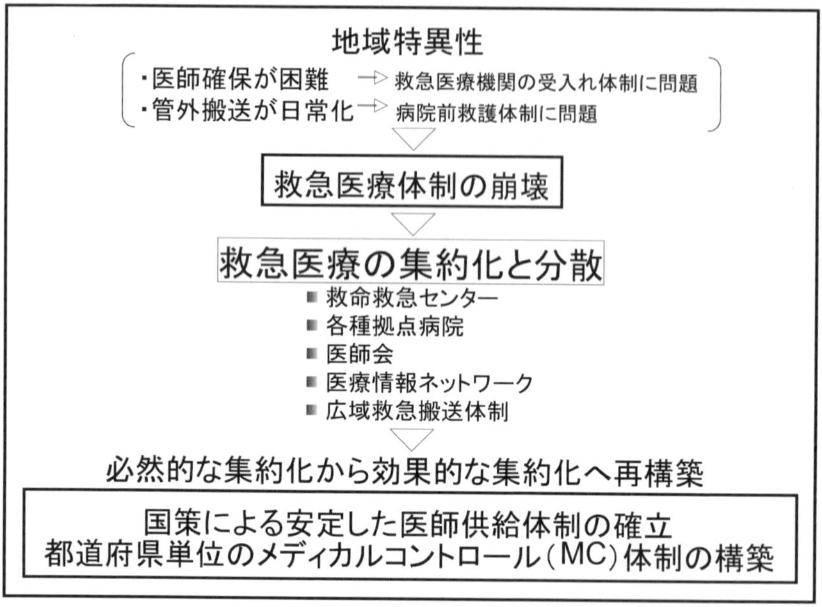

```
                         地域特異性
        ・医師確保が困難    → 救急医療機関の受入れ体制に問題
        ・管外搬送が日常化  → 病院前救護体制に問題
                            ▽
                    救急医療体制の崩壊
                            ▽
                   救急医療の集約化と分散
                     ■ 救命救急センター
                     ■ 各種拠点病院
                     ■ 医師会
                     ■ 医療情報ネットワーク
                     ■ 広域救急搬送体制
            必然的な集約化から効果的な集約化へ再構築
         ┌────────────────────────────────────┐
         │ 国策による安定した医師供給体制の確立       │
         │ 都道府県単位のメディカルコントロール(MC)体制の構築 │
         └────────────────────────────────────┘
```

図2-19　へき地・離島のある自治体における救急医療体制の再構築

【参考文献】
1) 熊田恵介, 福田充宏, 他:消防防災ヘリコプターによる救急搬送―高知医療センターにおける広域救急搬送体制の構築への取り組み―. 日本航空医療学会誌 7(1):22-28, 2006.
2) 熊田恵介, 福田充宏, 他:消防防災ヘリを利用した救急搬送―消防防災ヘリの今後の展望―. 日本航空医療学会誌 8(1):15-19, 2007.

（前高知医療センター救命救急センター長　福田　充宏、
　前高知医療センター救命救急科長　熊田　恵介）

第2章　編者のまとめ

　辺見氏の論文（第2章Ⅰ）は、東京都という、医療機関も消防機関も潤沢な状況にあっても、た・ら・い・回・し・や搬送時間の遅れ、また救急車の出動回数の増加もみられることから、東京都でもドクターヘリが必要でないかとしている。また、他県と同様に二次医療機関の対応不備がみられ、救命救急センターが重症傷病者に対応できない状況が東京都でもみられる。辺見氏は東京都においても救急医の減少と過酷な労働条件を嘆いている。

　野口氏の論文（第2章Ⅱ）は、愛知県における広域情報システムとドクターヘリの運営により、県単位の救急医療体制の構築に努力している姿がみえる。また、特徴として救急隊員の質の向上が救急医療体制の充実に必要であることも強く訴えている。

　篠崎氏の論文（第2章Ⅲ）は、東西に長い医療圏が救命救急センターの設置とドクターヘリの導入によって大きく改善され、県として全体の救急医療体制ができたことを述べている。また、ドクターヘリを半径50kmを目標に設置することによって、医療過疎の改善がより一層進むとしている。

　福田氏の論文（第2章Ⅳ）は、過疎地の医師不足から二次医療機関が崩壊しており、これを消防防災ヘリコプターのドクターヘリ的運用を救命救急センターが中心になって行い、県単位の視点で問題を解決している。

　いずれにしても、二次医療機関の崩壊が救命救急センターの負担を増加させており、二次救急医療体制の立て直しと医療過疎とへき地医療の改善にドクターヘリが大きな役割を果たしていることがうかがえた。

第3章　へき地・離島のある都道府県の救急医療体制の現状とあり方

はじめに

　筆者は、医師になって30年の間に、大学病院、国立病院、自治体病院、民間病院で、主に救急医療に従事してきた。へき地・離島における救急医療に関しては、十数年前からペーパープランの作成にも関わり、多くのへき地・離島の医療現場を見てきた。その中で、へき地・離島において、救急医療に関しては、おのおの地域特異性が大きく影響していること、へき地・離島の医療支援に関しては、医師をはじめとした医療従事者確保の継続性が困難であること、搬送方法を含めた救急医療体制の整備が十分でないこと、研修を含めた救急医療・救急医学教育に対する支援が重要であることを認識し、問題提起してきた。つまり、へき地・離島における医療支援に求められるものとしては、安定した医師の供給体制、広域救急搬送体制、実践的なプライマリ・ケア及び救急医療の卒前・卒後臨床研修の3点の構築・整備に尽きると感じてきた。

　これら、へき地・離島における救急医療体制構築のあり方に関わってきた経験から、2005年3月に開院された高知医療センター救命救急センターでは、救急医療とへき地・離島医療が連携した形の体制構築を目指した取り組みを計画し、実践してきた。もともと、へき地・離島医療と救急医療は、共に実学であり疾患に偏りがないという共通点を持っている。医師にとって、へき地・離島医療機関では総合診療及びコミュニティ医学を学べ、救命救急センターでは救急医療の最後の砦として、すべての救急疾患に関わり、対応できるように救急医療・救急医学を学べ、共に貴重な卒前・卒後の医師教育現場となる。このことから、初期臨床研修又は後期研修（専攻科研修）において、両者を併せて研修することにより、初期救急から三次救急まで一通りの救急医療を見通すことができ、医師として患者を紹介する立場と紹介患者を受け入れる立場の両方を経験できる。これからは、スペシャリスト（いわゆる専門医）を養成してきた従

来の医学教育から、すべての救急医療を幅広く見通すことのできる「へき地・離島医療と救急医療を連携させた型の医学教育体制の構築」が求められる。

　ここでは、へき地・離島のある都道府県の救急医療体制のあり方について、おのおの地域特異性がある自治体を選び、それらに対して何らかのモデル的対策を講じている基幹的な救急医療施設からの視点で、へき地・離島における救急医療体制のあり方についてまとめ、考察する。

（前高知医療センター救命救急センター長　福田　充宏）

第3章 へき地・離島のある都道府県の救急医療体制の現状とあり方　　63

I　北海道の場合

1　はじめに

　医療崩壊とは、「健康なとき、普段は気づかなくても、いざ自分や家族、大切な人が病気やけがで本当に困ったときに適切な医療にアクセスできない状態」を意味する。北海道においての医療崩壊は、札幌市に代表される都市とへき地・離島との医療格差で、それは広がる一方で現在の医療行政では改善の気配はない。へき地・離島の住民も都市の住民と同様に、高度救命医療を受ける権利を有しており、声高に医療の不公平を叫んでよい。
　現在医療現場では、厚生労働省による新しい臨床研修制度の導入により、全国的な傾向として、大学病院で研修を行う医師は年々減少し、その結果、大学からへき地・離島への医師派遣が困難な状況となっている。医師の確保は、救急医療だけでなく地域医療の維持にとっても極めて大きな問題である。各地域で医師の引き揚げや開業による欠員で、地域の通常の医療体制は崩壊寸前である。現在、北海道では医療対策協議会がこの問題に取り組んでいる。具体的には、開業医による一次医療分担の明確化、急性期病院勤務医の環境改善、医療需給の適正化、病院の重点化・集約化・機能分担、病院医師・開業医・ケアマネージャーの連携強化などが挙げられている。
　このような状況の中での、北海道における救急医療体制のあり方について報告し、展望を述べる。

2　北海道の救急医療

　北海道の救急医療の特殊性は、①日本の約1/5（九州、四国、中国地方の一部に匹敵）を占める広大な面積を有し、②563万人の人口のうち、札幌市が189万以上を占める一極集中で、③ブリザードを含む冬期間の降積雪、④そして利尻島、礼文島、奥尻島、天売島、焼尻島の5つの離島を有し、無医地区が138か所で、無医地区に準ずる地区が40か所と、全国で最も多くのへき地を有していることなどに集約される。また交通事故死が多いのも特徴で、2005年度に北

海道は14年間ぶりに、交通事故死日本一を返上した。

　救命救急センターは第三次保健医療福祉圏単位に設定されているため、現在8か所ある救命救急センター（札幌3か所、旭川、北見、釧路、帯広、函館各1か所）と2か所の新型救命救急センター（札幌と室蘭）と数は少ないが、消防本部数は72本部あり、全国最多である。北海道の救急救命士は1992年から2006年までに、専任407名、兼任849名、その他64名の、計1,320名が誕生し、年々その数は増えている。

　このような地域特殊性のもと、質の担保の観点から、三次医療圏を中心に存在する救命救急センターを中核とした全道6地域、合計10ブロックに分け、メディカルコントロール（MC）体制が構築されている（札幌市のある道央圏を4ブロックに分けた）。2002年に北海道救急業務高度化推進協議会が発足し、同時に実務的検討のため中核医療機関の医師と代表消防機関の救急救命士などからなるワーキンググループ（WG）が設置された。事後検証については検証医が個人で行っている地域がほとんどであり、WG委員が検証に参画することで質を担保しているものの、検証医同士や検証医と消防本部との意見交換の場は限られているのが現状であった。このためWGにおいて事後検証体制の強化方策について協議し、各地域MC単位に「地域検証部会」を発足させることとした。各部会は当該地域の複数の検証医師、各消防本部のMC担当救急救命士により構成され、座長はWG委員となる医師が務める。二次検証を行った事例のうち、各消防本部や検証医師から提出された参考事例について議論を行う。活動プロトコール再検討の必要性などが生じた場合、WGで開催する道検証部会にてさらに討議を行い、回答又は道MC協議会への照会を行い、結果を各地域検証部会にフィードバックする。北海道では前述した地域特性のため全症例の集団的検証は不可能であるが、本システムにより三次検証機能を付加し、検証医同士の連携と共通認識を深め、消防本部側からの意見も加え、検証業務全体の質の担保及びレベルアップが期待されている。札幌医科大学は道央圏MC石狩後志ブロックの9消防本部を管轄するとともに、他地域の補完を行うMC統括医療機関に指定されている。このように北海道のMC体制は、中核医療機関である救命救急センターの守備範囲は広域で、担当の消防本部数が多いのが特徴といえる。

　一方地方中核病院の医師不足は、救急救命士の質の担保を行うメディカルコントロール医師の負担を重くし、重大な問題となっている。今後とも我々はすべての地域で平等に医療が受けられるように弛まぬ努力を続けねばならないが、

第3章　へき地・離島のある都道府県の救急医療体制の現状とあり方　　65

国の先を見据えた血の通った政策が望まれる。

3　北海道における救急患者ヘリ搬送

　北海道における救急患者のヘリ搬送の歴史は、1980年以来のへき地・離島からの搬送に始まり、現在まで27年の歴史があり、札幌医科大学附属病院もそれとともに歩んできた。そのため1983年に病院が新築された際は、国公立大学で初めて屋上にヘリポートが設置された。北海道の航空搬送は、札幌市の丘珠空港にある北海道防災航空室にて、北海道の「はまなす2号」(ベル412 EP)、札幌市の「さっぽろ」(ベル412 SP)、道警の「大雪（1、2、3号）」、さらに陸上自衛隊、海上保安庁などの出動が決められている（図3－1・3－2）。

　札幌医科大学高度救命救急センターは全道全域からの患者を受け入れているが、離島からの患者搬送の場合、離島の医療確保を図るため、受け入れ医療機関の医師が同乗するようなシステムが望まれる。離島にある利尻島国保中央病院や奥尻国保病院では、これまでの「疑い診断」をなくし、少しでも診断治療精度を向上させようと、画像伝送システムが導入された時期もあったが、いま

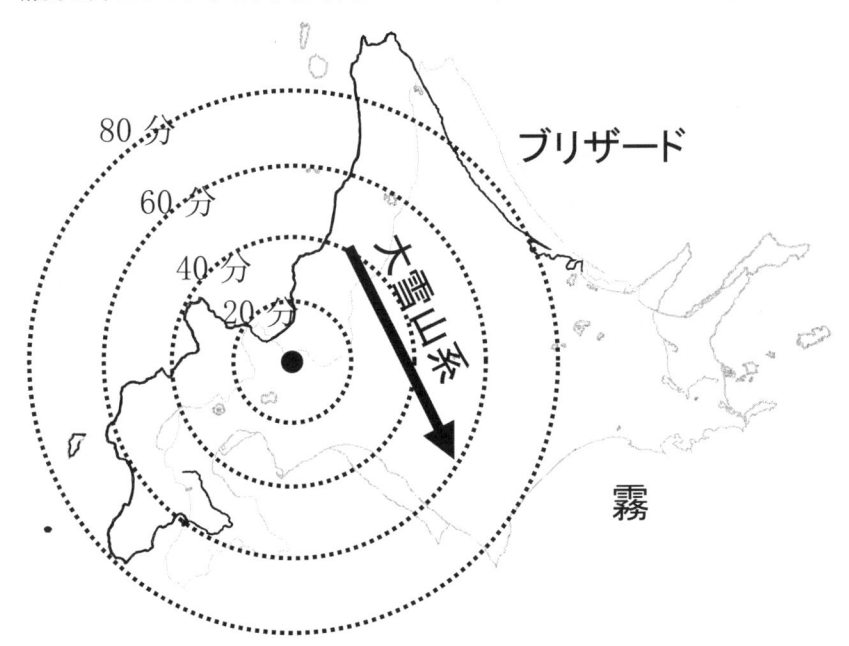

図3－1　札幌市を起点としたヘリコプターの片道所要時間

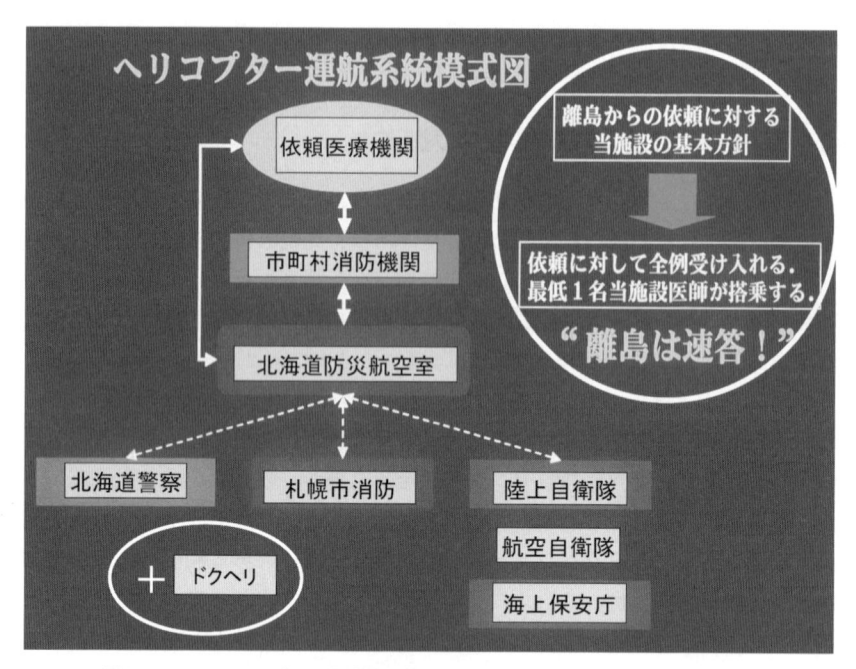

図3－2　ヘリコプター運航行系統模式図（丘珠・北海道防災航空室）

だ未完成である。

　北海道内の長距離救急患者搬送には丘珠空港にある北海道防災航空室がキーとなって、北海道、北海道警察、札幌市消防、海上保安庁、自衛隊などのヘリコプターが運用されている。札幌市・丘珠空港に設置した北海道防災航空室では、消防防災ヘリコプター、救急有資格スタッフを常駐させ道内ヘリコプター運用の総括的役割を担っている。要請手続きの簡略化により要請から離陸までの時間が大幅に短縮された。札幌市消防局は1990年から航空隊を組織し、札幌市だけでなく近隣消防との応援協力による患者搬送を開始し、また1999年からは救急救命士を同乗運行し活発に活動している。札幌市消防局の救急ヘリコプター出動基準は、指令情報センター又は救急隊長が①救急車による搬送が困難、②現場到着時間又は医療機関への搬送時間を短縮でき傷病者の救命効果に大きな影響を与える、③早期に医師を救急現場に搬送することにより救命効果が期待できると判断したときである。

　2005年4月から北海道ドクターヘリが手稲渓仁会病院を基地病院として正式運航を開始され、その救急搬送は急増している。今後はドクターヘリを加えた、北海道全体を考えた医療システムの構築が求められている（図3－3）。医師

不足に悩む東北海道地区においても、「釧路ドクターヘリ運航調整研究会」が2007年3月に開催され、北海道での2か所目のドクターヘリ事業の機運が盛り上がっている。

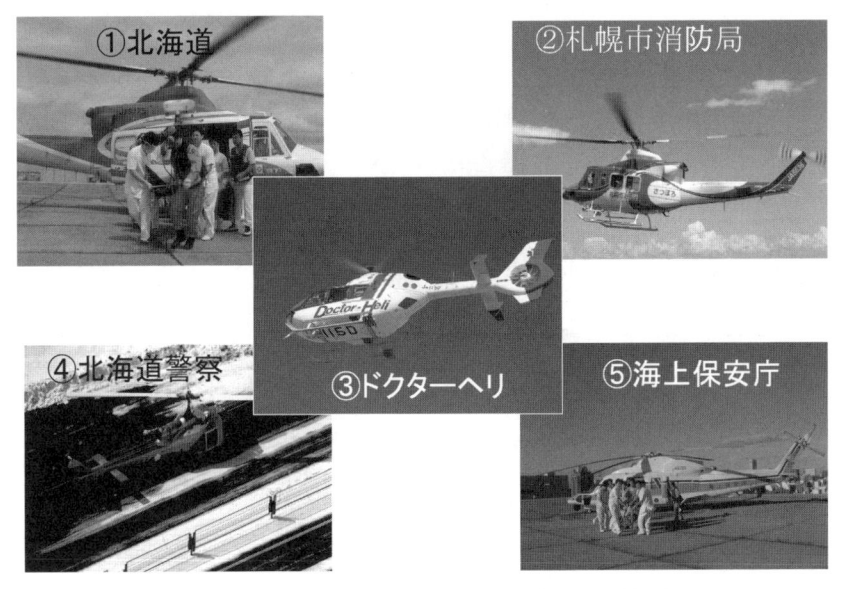

図3-3 当施設に航空機搬送される運航系統（機関）

4 長距離患者搬送

　広大な土地や冬期の風雪といった特殊性のため、救急医療システムの中で長距離患者搬送も重要な課題の一つである。北海道は国土の1/5を占める広大な面積を有し、中央には大雪山系や日高山系があり、ヘリコプターでも海岸沿いに飛行しなければならないため時間がかかる。こうした地域でのへき地・離島における救急医療には、欧米のようなヘリコプターを含む固定翼による搬送が必須である（図3-4）。北海道は他都府県に比べて広大ではあるが、北海道各地に自衛隊の駐屯地があるので、夜間や気象状況が悪い場合は、自衛隊のヘリコプターや固定翼が活躍している。長距離搬送では、道内に多数点在する空港以外の臨時離着陸場（農道飛行場等）を有効活用し、悪天候にも強く、短時間で搬送が完結できる固定翼機を使用した広域救急搬送の実現に向け、シミュレーションを過去3回実施した。これはドクターヘリとの連携＝厚生労働省が

進めるドクターヘリ事業では、北海道全域をカバーできないことから、飛行機とヘリコプターとの併用構想が浮上、北海道航空や地元消防機関の協力を得て実施したもので、これまでも紋別空港、稚内空港などからの搬送訓練を実施した。

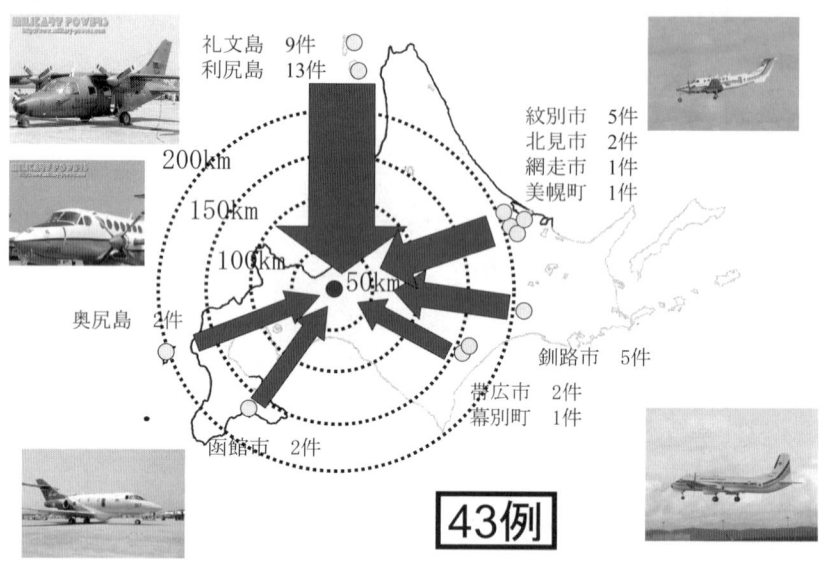

図3－4　自衛隊などによる固定翼機搬送件数（1996年4月～2006年4月）

　固定翼機の利点として、①天候に左右されにくく、計器飛行方式で運航できるので定時制が保てる、②飛行速度が速いため、医師や患者の移動が早い、③客室与圧装置があるため、医療機器に障害が発生しにくく、医師、患者に負担が掛からない、④現地天候とレーダーエコー図等だけで出動の可否が決定できるため、要請に短時間で出動できる、⑤航続距離が長いため、燃料補給の回数が少ないなどが挙げられる。固定翼機の欠点として、①滑走路が必要で、降雪時に除雪の必要がある、②速度0（ホバリング）で、飛行することができないため、吊り上げ救助はできないなどがある。

　実際に北見紋別の27歳・心肺停止でPCPSにより蘇生し、PCPS循環維持下に海上保安庁のYS11にて当センターに運んで救命し、最後に除細動器を植え込んだ救命例や、92歳の下行大動脈破裂例を同じく固定翼機で運んで血管内ステント挿入術での救命例がある。

5 考　案

　1997年12月11日に厚生省健康政策局発表の救急医療体制基本問題検討会報告書では、「救急医療は"医"の原点であり、かつ、すべての国民が生命保持の最終的な拠り所としている根源的医療と位置づけられる」と述べられている。救急医療は一種の危機管理システムであり、「健康的で文化的な」生活に欠かすことができない社会基盤である。国民が「いつでも、どこでも、だれでも」適切な救急医療を受けられることを望むのは当然であり、すぐれた救急医療サービスを実現するうえで、枠組みづくりにおける行政の役割と責任は大きいが、すべての医療従事者にもそれぞれ応分の役割を果たす義務がある。

　初期救急の多くは基本的な医学知識と初歩的な手技で対応でき、初期救急は初歩的でたやすい医療と誤解されやすい。しかし、実は、初期救急は最も医療訴訟が起こりやすい領域であり、訴訟の多くは、一見軽症に見える初期症状に隠されている重篤な病態の見落としに起因する。広い症候学的知識と十分な臨床経験を有する救急専門医の指導のもとで、初期救急の臨床研修は行われるべきであり、本学高度救命救急センターでは日本救急医学会指導医5名、専門医8名、日本集中治療医学会専門医5名で医学生、臨床研修医、後期臨床研修医の教育にあたっている。また、新たな救急科専門医、指導医の育成にも力を入れ、将来更に必要性が増す救急医療を充実させるべく卒業後教育にも努力している。

　自治体病院は、民間の医療機関では取り組みにくいへき地医療、救急、精神、リハビリテーション医療など不採算部門といわれる分野を担ってきた歴史を持つ。2007年3月20日の読売新聞の緊急自治体アンケートでは、全国の「緊急告示医療施設（救急病院）」の総数が過去5年間で「医師不足」などを理由に1割近く減って、減少傾向に歯止めがかかっておらず、いざというときに患者の受け入れ病院がなかなか見つからないなど、救急体制の危機が深刻化している実態が報告されている。現在北海道においては、地方医療体制が大きく崩れている。中核病院からの医師の流出が激しく、へき地・離島における重症患者の治療に重大な影響が出ている。特に脳外科医、産科医、小児科医の中核病院での不足は深刻な事態である。

　2007年に入って北海道においても、地方での医療体制の崩壊が多数、報じられている。以下例を示す。

(1) 2007年2月7日：無医地区が全国で最も多い北海道内のへき地の医療態勢を助けるため、北海道が指定した「拠点病院」19のうち、半数近い8病院が現在、その任務である医師派遣などの支援活動を休止している。慢性的な医師不足や大学医学部による医師引き揚げなどにより、「自分の病院をまかなうだけで手一杯。へき地医療にまで手が回らない」のが原因である。

(2) 2007年3月6日：自治体病院が運営の主体を民間医療法人に移す「民営化」の動きが広がっている。財政難や市町村合併で赤字病院を支えきれなくなる自治体が増えているためである。再建計画が決まった北海道夕張市の市立総合病院を含め、少なくとも5病院が4月から民間として再スタートを切ろうとしている。

(3) 2007年3月6日：北海道は3月5日、7つの道立病院の運営体制を、民営化を視野に抜本的に見直す方針を決めた。7病院の累積赤字が約600億円に膨らんでおり、今後も収支の好転を望めないことから、北海道による直営も見直さざるを得ないと判断した。赤字運営を理由に全国の県立病院などで広がっている民営化を、北海道が道立病院で具体的に検討するのは初めてである。外部の有識者で作る「北海道病院事業に関する次期計画検討協議会」では、7病院の人件費は収益の97.7％に達し、全国自治体病院の平均である55.2％を大きく上回っているなど、「道立病院の運営体制は、公務員体質など構造的な欠陥を有している」と指摘された。

(4) 市立根室病院では派遣元の旭川医科大学が医師の派遣の撤退を始め、その病院運営が危機的状況になっている（根室から釧路まで車で約2時間）。根釧地区は、もともと北海道内の医療機関の医師支援がなく、東京医大から医師派遣がなされていた過去がある。現在、旭川医科大学の市立根室病院からの引き揚げがあり、その医師の補充のために焼尻町立病院の外科系医師の市立根室病院への移動、そして焼尻町立病院の医師補充がつかないため、北海道保健福祉部のトップの技官の焼尻町立病院への赴任と、医療行政の難しさがマスコミなどでも話題となった。そして現在、東北海道地区における救急医療の地域格差を是正し、質の確保と均一化を図るためのドクターヘリ導入に向け、「釧路ドクターヘリ運航調整研究会」が2007年3月10日から、釧路市で総会を開催し、その後2008年3月までに計4回の研究会が開かれ、根室市などの救急患者をヘリで釧路市に搬送するドクターヘリ実現への期待は高まっている（図3－5）。

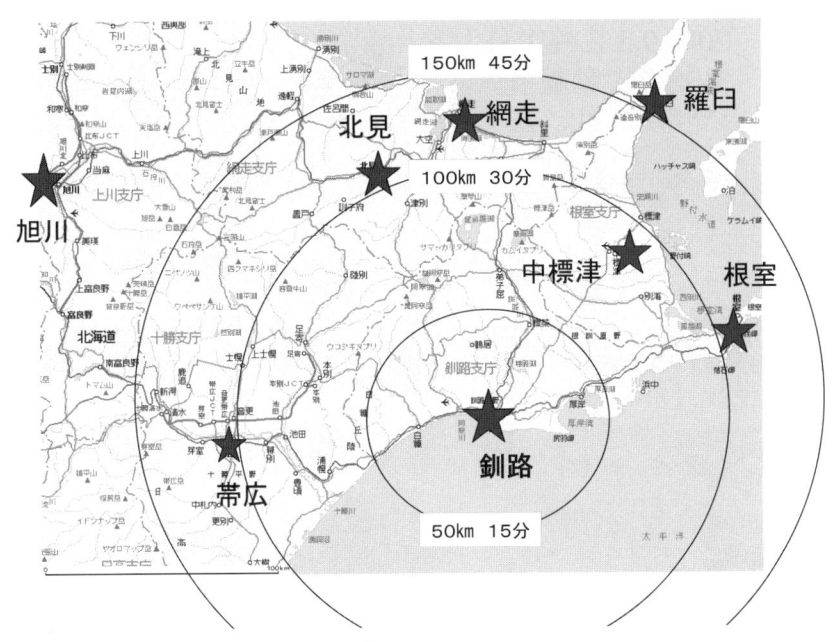

第3章 へき地・離島のある都道府県の救急医療体制の現状とあり方　71

図3-5　釧路を中心とするドクターヘリ運行圏

(5) 日鋼記念病院では、2007年からの脳外科医、循環器医、整形外科医の引き揚げにて、新型救命救急センターの役割を十分に果たせなくなり、2007年12月18日に室蘭の地域保健医療福祉推進協議会の救急部会で日鋼記念病院から廃止届けが出され、2008年3月末に知事から廃止要請があり、廃止された。このような事例は過去になく、地域医療がいかに危機に瀕しているかが理解できる。

(6) 2007年に、天売島の妊婦が早期胎盤剥離で、フェリー、救急車の連携で2か所の病院を経て、結局ドクターヘリにより札幌医科大学附属病院に搬送され、不幸にして死産に終わったが、幸い産婦はかろうじて救命され、新聞に報道された。

　また2007年9月5日には、八戸市民病院から外傷性大動脈損傷の患者がステント内挿術の目的で、青森県の防災ヘリコプター「陸奥」で初めて津軽海峡を越えて、札幌医科大学高度救命救急センターに搬送され、無事手術を終了した（図3-6）。このように将来は都道府県の枠を越えた、適切な患者を、適切な時に、適切な場所に運ぶことも必要である。

2007.9.5.札幌医科大学高度救命救急センターに、外傷性大動脈損傷に対するステント治療目的の依頼があり、同日青森県防災ヘリで搬入された。

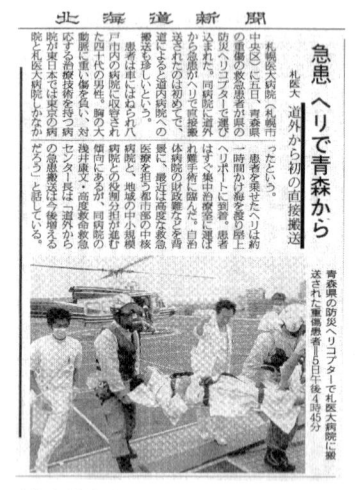

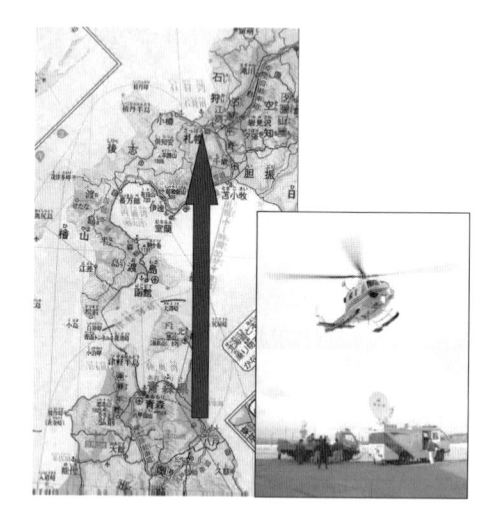

北海道新聞

急患 ヘリで青森から

札医大 道外から初の直接搬送

札幌医大病院（札幌市中央区）に五日、青森県の重傷の救急患者が県の防災ヘリコプターで運び込まれた。同病院に道外から急患がヘリで直接搬送されたのは初めてで、道によると道内病院への搬送も珍しいという。

患者は車にはねられ八戸市内の病院に収容された四十代の男性。胸の大動脈に重い傷を負い、対応する治療技術を持つ病院が東日本では東京の病院と札医大病院しかなかったという。

患者を乗せたヘリは約一時間かけ海を渡り屋上ヘリポートに到着。患者はすぐ集中治療室に運ばれ難手術に臨んだ。自治体病院の財政難などを背景に、最近は高度な救急医療を担う都市部の中核病院と、地域の中小規模病院との役割分担が進む傾向にあるが、同病院の浅井康文・高度救命救急センター長は「道外からの急患搬送は今後増えるだろう」と話している。

青森県の防災ヘリコプターで札医大病院に搬送された重傷患者＝5日午後4時45分

（北海道新聞2007年９月６日掲載）

図３－６　八戸市から、初めて津軽海峡を越えた重症外傷搬送例

航空機搬送の展望としては、①航空機を使用し、都市に集中した医師、研修医を定期的に地方病院へ派遣する巡回診療により、医師不足の解消を目指す、②救急患者の救命救急センターへの搬送、③救命救急センターの病床確保、地方病院の療養型による経営安定を目的とした下り搬送など、④総合的で機能的な医師不足解消、防災を含め、救急体制の構築を目指した、固定翼機の導入があり、オール北海道として、更なる危機管理体制の構築を目指す必要がある。ヘリコプター事業を行うにあたって、患者を運べばいいというものではなく、運びこまれた病院がいかに適切な治療ができるかが、大切である。運ぶだけでなく、地域でも高度の治療ができる中核病院の整備や医師確保を図らねば、地方の医療水準はますます低下する一方であり、中核病院が荒廃してくる危険がある。

さらに北海道は、地震や火山噴火などの自然災害も多く、広域搬送も求められている。ドクターヘリ事業構築の契機となったのが、1995年の阪神・淡路大震災である。当時の関西地区においては、ヘリによる救急患者搬送

システムが平時の救急医療体制の中に存在しなかった。そのために、大規模災害に対する初動の時点から、医師が救急現場に行って救急救助活動をすることができなかった。今後ドクターヘリ事業が全国に広がり、そのシステムが地域の病院前救護体制の一部として根付けば、その地域に大規模災害が発生した際、日常の救急活動の延長線上として直ちに対応することが可能となる。

6 結　語

　このように、北海道のへき地・離島医療、救急医療が危機に瀕しているのはなぜであろうか。一つには国の卒後研修制度の改定での後期研修医の都会への流出、社会の医師に対する訴訟の増加、医師の過労などで、特に忙しく、問題の起こりやすい救急医療を長年にわたって志す医師が不十分なことである。また医学会、世間において、救急医療は医の原点と言われているが、まだまだその重要性を認識しているとは思えない。これはまだ救急医療の歴史が、他の学問と比較して浅いからであろうか？　過去には人の命はお金では代えられないと言われたが、医療行政の赤字解消との国の方針で、特に戦後苦労し、日本の復興を支えた老人と言われる世代にしわ寄せがきているのは、悲しいことである。困窮しているこの現状を打破し健全な病院経営が成り立つには、国の財政的支援の確保が前提となる。この地方での救急医療の崩壊において、患者を搬送する、ドクターヘリを含む航空搬送の重要性が増している。北海道は6つの医療圏があり、高次医療機関の大部分は札幌市に集中しており、高度の救急治療を要する場合は、ヘリコプターや固定翼による航空機搬送が今後も重要である。

　この広大な北海道に、第2、第3のドクターヘリの導入、さらにヘリに乗る医師・看護師の確保、受け入れ病院のレベルアップが必要であり、これが医療界及び住民の声の連携によって達せられることを望む。

【参考文献】
1）札幌市救急業務検討委員会報告書，2007
2）目黒順一：救急医療部，北海道医報，2007：第1062号，10－11
3）浅井康文：北海道のメディカルコントロール体制，2006年度厚生労働省

班研究・山本保博

4) 武山佳洋, 浅井康文, 他：医師による事後検証の現状, 救急医学, 2006; 30：426－9

(札幌医科大学医学部救急集中治療医学講座　浅井　康文、丹野　克俊、奈良　理、森　和久)

II 岐阜県の場合

1 はじめに

　岐阜県においては、平成16年から全県で一つのプロトコール及び検証票を用い、統一された救急現場活動を行っている。プロトコールの改定及びそれを教育し、徹底することも県全体で行っており、想定できる最良に近い体制にあると思われる。全県統一プロトコールや検証票のもう一つの効用として、地域間の格差を明確に浮かび上がらせるということが挙げられる。近年、地域医療崩壊の影響の下での医療の地域格差が明確になってきており、どのようにその格差を是正するかということも今後のメディカルコントロールの重要な課題といえよう。

　地域医療とは、地域に必要とされる医療行為を指すと考えられている。近年、山間部の市町村やへき地の自治体病院や診療所が累積赤字のために閉鎖され、閉鎖に至らなくても極端な赤字経営で先行きが疑問視されたり、あるいは特定の診療科が医師不在で閉鎖されたり、受診のたびに他の市町村に出かけなくてはならなかったりといった事態も起きている。

2 地域医療と救急医療の関連性

　地域医療がなぜ必要になるかということを考えると、その本質が時間との戦いという一点に帰結することが分かる。例えば、ある患者が腹痛を訴えたとしよう。この腹痛が、3日後に治療を開始してもいいということが明らかであれば、その地域に医師がいる必要性は必ずしも高くない。アクセスを確保して時間的な猶予のあるその2日間に、病院のある町まで行ってそこで検査治療を受ければよいのである。つまり重症度が高いから地域医療を必要とするわけではなく、緊急度が高いからそこに医師の駐在する地域医療を考える必要があるのである。緊急度から地域医療を考えれば、対応は明快になる。地域の医療機関は、そこにいる患者の重症度と緊急度を判断し、緊急度の高い疾患、外傷は地域で応急処置をした後に、重症度と緊急度の高い患者を後方の高次医療機関へ

搬送する必要がある。しかしながら、現状で地域にいる医師がその能力を備えているかどうかは疑問がある。

3 岐阜県の救急医療の特徴

岐阜県は、その県土の81％（全国2位）が山間部面積である。

これまでは岐阜、東濃、中濃、西濃、飛騨と、岐阜県に5か所設定されている二次医療圏で完結しようとする医療政策が行われてきたが、比較的病院の豊富な医療圏とそうでない医療圏では差が出る。このことは圏域ごとの人口10万人あたりの医師数を表した図3－7を見れば明らかである。岐阜医療圏の227.2人から最低の中濃医療圏の124.2人と2倍に近い医師数の差がある。図3－8に示すように、単純な医師数のみならず、救急医療を担う専門医師の分布にお

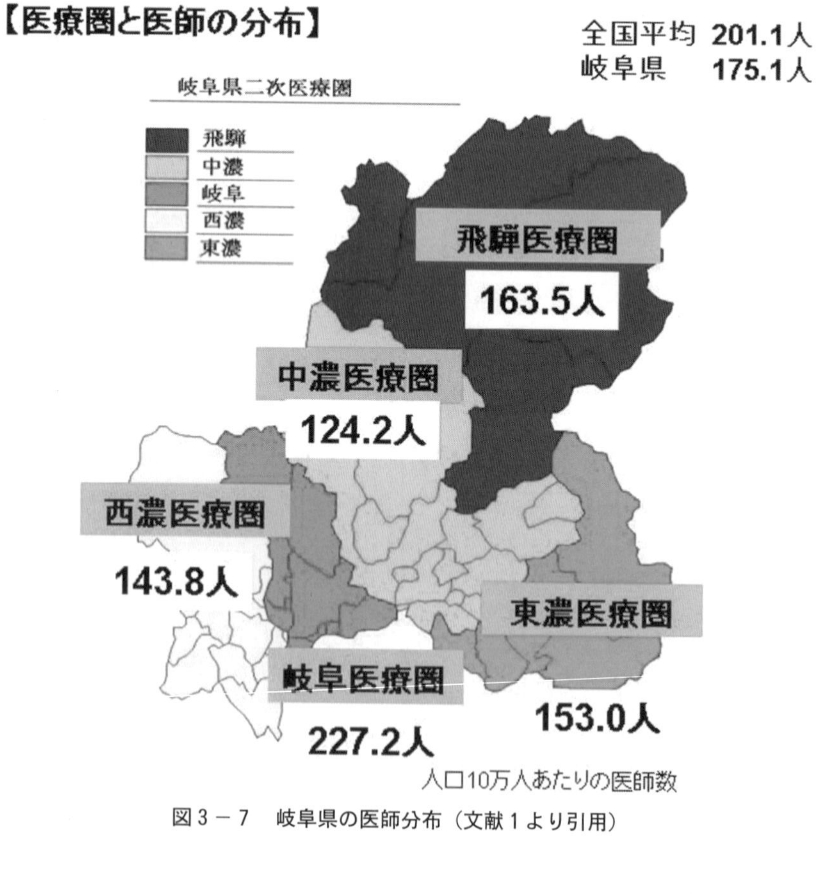

【医療圏と医師の分布】

全国平均 201.1人
岐阜県　 175.1人

岐阜県二次医療圏
- 飛騨
- 中濃
- 岐阜
- 西濃
- 東濃

飛騨医療圏 163.5人
中濃医療圏 124.2人
西濃医療圏 143.8人
岐阜医療圏 227.2人
東濃医療圏 153.0人

人口10万人あたりの医師数

図3－7　岐阜県の医師分布（文献1より引用）

第3章　へき地・離島のある都道府県の救急医療体制の現状とあり方　　77

【脳神経外科医師の分布】　　【麻酔科医師の分布】

【心臓外科医師の分布】　　【救急専門医師の分布】

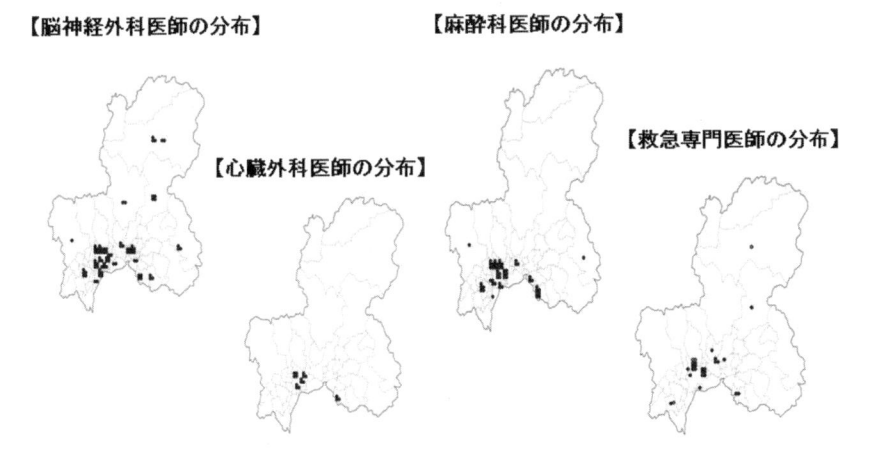

脳神経外科・心臓外科・麻酔科・救急専門医師の分布を示す。
救急医療に関わる医師の約90％以上が県南に集中している。　（平成19年9月現在）

図3－8　救急医療に携わる医師の分布（文献1より引用）

【医療機関収容までの平均所要時間】　　【管轄外搬送の割合】

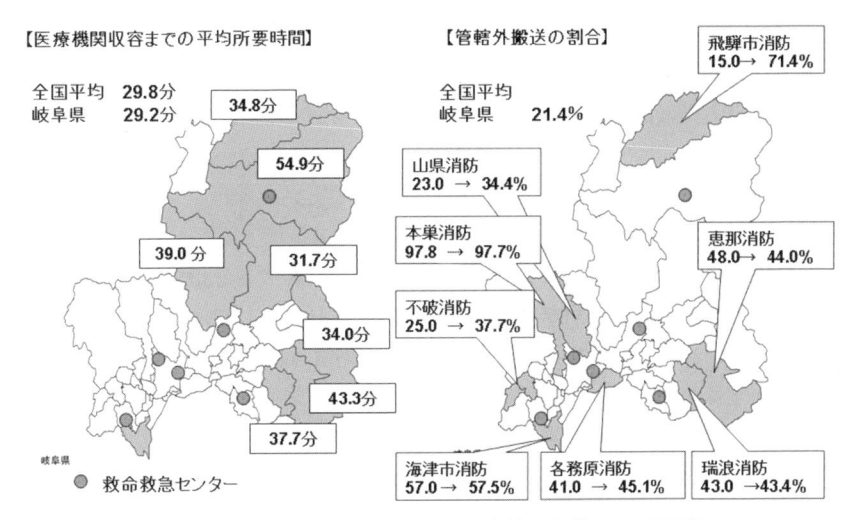

全国平均　29.8分　　　　　　　　　　　　飛騨市消防
岐阜県　　29.2分　　　34.8分　　　　　　15.0→71.4％

　　　　　　　　　　　54.9分　　　全国平均
　　　　　　　　　　　　　　　　　岐阜県　21.4％

　　　　　　　　　　　　　　　　山県消防
　　　　　　　　　39.0分　31.7分　23.0→34.4％　　恵那消防
　　　　　　　　　　　　　　　　本巣消防　　　　　48.0→44.0％
　　　　　　　　　　　　34.0分　97.8→97.7％

　　　　　　　　　　　　　　　　不破消防
　　　　　　　　　　　　43.3分　25.0→37.7％

　　　　　　　　　37.7分
　　　　　　　　　　　　　　海津市消防　各務原消防　瑞浪消防
岐阜県　● 救命救急センター　57.0→57.5％　41.0→45.1％　43.0→43.4％

図3－9　岐阜県における救急搬送事情（文献1より引用）

いてはより顕著な差があることが明らかである。重症救急医療において中心的な役割を果たす専門医集団の90％以上が県南部に集中している。そのために医療機関収容までの時間を医療圏ごとに示すと、図3－9にあるように山間地域では搬送に長時間を要し、病院収容までの時間も長い。管轄外搬送の割合は平成15年度では平均18.0％であったが、平成18年度には21.4％となっており、特

に山間部では高い割合となっている。

　ゴールデンアワーという言葉があるように、救急医療においても最も時間との戦いが顕著であるのは外傷治療である。岐阜県警察統計によると、外傷治療の結果である交通事故死亡率は、農山村で高くなっている。

　岐阜県の地域医療は、これまで主として大学の医局派遣医師によって成立してきた。しかし、平成16年から始まった新医師研修制度によって大学医局からの医師派遣は崩壊し、小さな病院に一人ずつばら撒くような医師派遣は不可能となっている。我々が先日経験した例では、約2時間かけて飛騨地方から医師を求めて自家用車で徐々に南下して、ようやく大学病院で医師にめぐり合えたという症例があった。これは極端な例であるが、これまで篤志家の医師が犠牲になって何となくうまくいっていた医療の枠組みが、その志だけに期待しては困難な状況が明らかになってきている。

4　岐阜型救急ヘリ

　平成16年から、岐阜県では、決定的な治療を行うことが可能な最終医療機関として岐阜大学に高度救命救急センターを設置し、そこに多数の救急専門医を集中させて、岐阜型救急ヘリ、ドクターカーによりセンターから出動した医師が現場若しくは現地の病医院から治療を開始するという現行のシステムが開始された。

　岐阜大学高次救命治療センターは平成19年12月現在で救急指導医3名、救急専門医9名を含む医師26名が専従している。平成16年6月に開設され、同年11月に救命救急センターとなり、平成18年2月に高度救命救急センターとなった。我々の理念は岐阜大学医学部附属病院の急性期重症患者の治療に当たる中央部門であり、病院内外で発生する重症患者、他の医療機関・救急救命センターで対処できない高度な治療を必要とする患者に対して、24時間体制で総合的、集学的な高度な診断・治療を行う岐阜県救急医療の最後の砦としての役割を果たしている。

　このセンターでは、消防防災ヘリを用いた岐阜型救急ヘリ活動を行っている。岐阜県は県防災ヘリコプターを2機保有している。このヘリを利用して医師ピックアップ型の救急ヘリとして活動しているのが岐阜型救急ヘリである。平成16年6月1日に岐阜県と岐阜大学医学部附属病院との間に協定が結ばれ、救急ヘリコプター運航基準に沿って運行されている。岐阜型救急ヘリとは、出動した

医師が現場から治療を開始し、高度救急医療機関へ搬送するため医療を派遣するシステムであり、現場へ救急専門医を迅速に輸送することができる。患者を運ぶのではなく、医師を運ぶ、という発想は患者にとって重要な視点である。

平成16年6月1日から平成19年9月30日までのヘリ搬送件数は207件であった。搬送先からの時間は主として南飛騨及び中濃地域からの搬送にあてはまる11〜20分の間が最も多かった。ドクターヘリと異なるのは30分以上かかる地域からの搬送が見られたということであり、地域の病院からの転院搬送が多いことがその理由となっている。さらにその転院症例のうち、およそ20％にあたる48例が県内の救命救急センターから搬送されていた。このことは非常に特徴的なことであり、ヘリコプターを利用している国内の医療施設の中でも珍しいことだと思われる。主要疾患は、重症外傷を筆頭に、心血管病変、脳血管病変といったものが多く、全例が入院した。搬送時間の短縮という効果もさることながら、専門医の治療開始までの時間短縮という効果が大きいと考える。図3－10は救急指導医によるピアレビューによって、ヘリの効果を見たものだが、ヘリを使用しなかったら、約10％の患者が死亡し、約30％の患者が障害を残したであろう重症患者が、わずかに5％の障害を残したにとどまったことを示し、岐阜型救急ヘリが実績の上でも特に死亡率の高い地方の患者に対する大きな福音となっていることが明らかである。図3－11にヘリ搬送の行われた主要な地域（搬送元）を示すが、岐阜県の地理的条件からヘリコプターが有用であることが理解しやすいとともに、飛行時間10分以内の近距離ではほとんど使用されておらず、空白地帯がある。

岐阜県の救急医療体制の現状をまとめると
① 医師の絶対的不足
② 山間地域では医療機関収容までの時間を要している
③ 管轄外搬送の増加と搬送時間の延長
④ 救命治療センターを中心に医師が集約化しているが、県南に偏在している
⑤ 救命治療センターからの転院もあり、病院ごとの役割分化が明確になりつつある

になる。その現状認識に対し岐阜県における理想的な救急医療体制を提言したい。

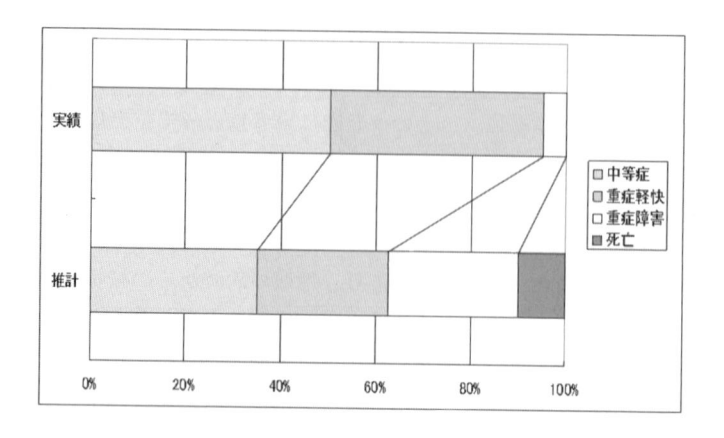

岐阜県内の5カ所の救命救急センターから一年間に27症例の転送

図3-10　岐阜型救急ヘリ実績

50km圏内

図3-11　岐阜大学へ搬送となったヘリ搬送症例の分布（文献1より引用）

5 提　言

(1) 動的な人材確保

　地方における救急医療体制を充実させるために、これまで地域に人口あたり一定数の救急専門医を置く方法がとられてきた。この方法は、人口密度の低い地域においては、同程度の医療水準をすべての医療機関で維持するために多数の救急専門医が必要となるが、それに見合うだけの救急件数が発生せず、需要と供給のアンバランスが生じやすい。救急専門医を増やせれば良いが、なかなか困難であり、需要と供給のバランスがとれない。救急専門医が都会に偏在している理由の一つに、地方においては病院単位の症例数が少なく、自らの技能を研鑽する場面が少ないことが挙げられる。その結果、施設によって医療水準に格差が生じ、さらに生涯教育の機会提供も困難であり、医療水準の低下が生じることが懸念されている。この従来の考え方を静的な医師確保と考えると、例えば地域の病院が5病院あって、そこにそれぞれ2名ずつの医師を派遣すると合計10名の医師が必要となる。その医師配置モデルでは病院相互間の医師の流動的な活動が困難である。2名であれば手術中にそれ以外の患者を受けることも困難になるし、手術施行さえ危ぶまれる。一方、動的なモデルとして5病院にそれぞれ1名ずつ常時勤務していて、中心的な施設に6名いれば合計数は10名で変わらないが、必要な施設に直ちに医師を派遣できる。これを実現化するには後述の情報とアクセスが鍵になるが、従来のように個々の病院で医療が完結できないほど社会の要求が厳しくなっている時代では必須であろう。

　より質の高い救急医療を病院前から行うには、病院前救急医療における救急専門医の参加が必要になる。病院前救急医療のキーワードとして我々が提唱しているのは、「情報とアクセス」である。現場における最適な情報を元に、最適なアクセス手段を用いて医療を現場で開始する。このことによってより質の高い病院前救急医療が展開できるのである。

(2) 情報とアクセス

ア　情報伝達（GEMSIS[2],[3]；Gifu Emergency Medical Supporting Intelligent System）

　　救急医療は時間との戦いであり、限界時間内に知り得た知見で決断し、治療を開始しなければならないにもかかわらず、救急患者に関わる情報は、各症例ごとに孤立（隔離）し連携されていない。病院搬送の手配は

各救急隊に委ねられているが、病院の中の情報は救急隊の手元には届いていない。したがって適切な処置をしながら、搬送病院を決定する作業は困難を極める。単独の救急患者ですら困難なこの作業は、災害時のようにもし負傷者が複数、複数箇所で発生したら、搬送先手配の負荷は極めて大きいものになる。よく、大きな災害のときにある病院には患者が多数運ばれて大忙しだったのに、同じレベルの別の病院にはほとんど患者が運ばれなかったということが報道されているが、現在の環境では誰も責めることができないのである。

医療施設側からこの状況をみると、十分以上に医療資源があり助けをさしのべたいと思っていても、問い合わせが来ないと、助けを申し出ることができないことになる。また、病院や診療所からの転院搬送においても、受け入れ側病院の状況は送る側からは見えないために、様々な不都合が生じることになる。

そもそも、これまでの医療は一つの病院で完結することを目標として整備されてきた。IT化においても、病院同士の連携、医師同士の連携等様々な連携についてはさほど必要性がなかったためか、あまり考慮されてこなかった。したがって、病院情報システムもシステム間の連携についてはほとんど考慮されずに単体のシステムとして進歩してきた。

しかし、救急医療という医療の原点といわれる医療の分野では、病院同士の連携、医師同士の連携の重要性が高い。一次医療機関から二次医療機関、二次医療機関から三次医療機関といったように病院間の連携を前提とした医療体制になっているのみならず、前述のように病院前から患者情報の重要性が高いからである。にもかかわらず現行の病院情報システムは、単体における性能のいかんに関わらず、考慮されていないのが現状である。最適な治療の行える施設へ最短時間で患者を送ることが、救命率を上げるための最大の要素と考えると、できるだけ正確な有用情報をすべての関係者が共有することが重要なことが分かる。つまり、限りある救命リソースを有効に活用するためには情報を共有連携して最適な施設に搬送することである。

これまでそのような発想で地域全体の病院前から病院間に至る情報を共有できるといったシステムは世の中になかった。したがって我々は、自らの手で救急医療情報共有支援システム（GEMSIS）を開発中である。GEMSISは、各病院の事情や設備に左右されずに、医療連携が行

第3章 へき地・離島のある都道府県の救急医療体制の現状とあり方　83

える救急医療連携支援システムである。図3－12にあるように、GEMSISは人工知能を搭載しており、迅速で正確な情報共有、判断のサポート、リソースの最適化を実現する。プログラムの構造は図3－13に示すように3層構造であり、上位層に当たる各病院では、受入可能数や現在の専門医リスト、判断履歴などをサーバーに格納している。病院サーバーはハイブリッドピアツーピアの専用ネットワークで接続され、負荷分散、障害リスクの分散、データの共有を行っている。中位層ではこれらの病院の情報を取りまとめるために、ディレクトリサーバーが設置されている。このサーバーは、どの病院にどのようなリソースがあるかを把握しており、このサーバーにアクセスすることで、エリア内の病院情報を一覧することができる。同時多発的な災害が発生した場合には、搬送する病院を、隣接するエリアにまで拡大することが想定される。ディレクトリサーバーは、上位のサーバーを介して隣接するエリアと接続されており、大規模災害時にエリアをまたぐ搬送にも対応することが可能である。また病院前の救急現場や災害現場には、無線 LAN を使用した Ad Hoc

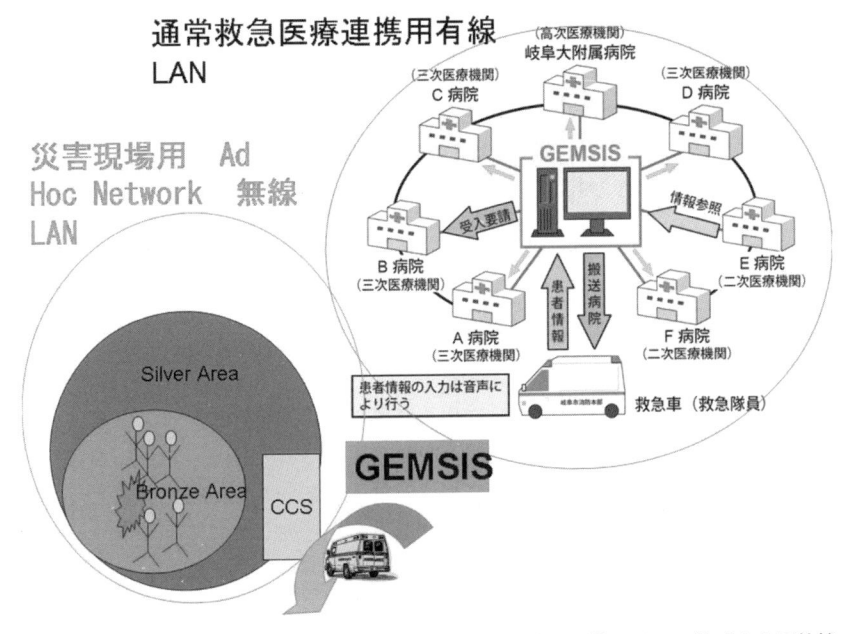

図3－12　GEMSIS とは救急地域連携を可能とした、協調分散モデルに基づく多目的情報支援システム

ネットワークが下位層として働く。現場の責任者の下にあるモバイルサーバーを中心としたシステムであり、可搬送性に富んでおり、インターネット環境にない現場でも自由に下位層を設置することができる。

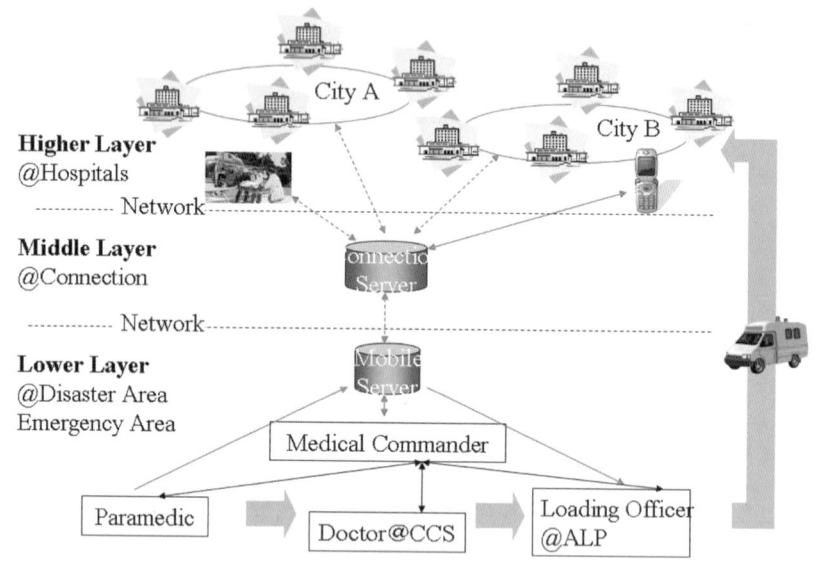

図3－13　GEMSISの構造

このシステムによって救急災害医療の要件である情報を確保することができ、それによって、地域で安心して受けられる救急医療体制を確保できる。GEMSISというインフラストラクチャーの装備された地域では、その地域の病院群は自動的に取得された救急患者受入可能数や現在の専門医リスト、診療メモ、ノウハウ、判断履歴などをサーバーに格納している。病院サーバーは専用ネットワークで接続され、ネットワークの負荷分散、障害リスクの分散、データの共有を行っている。これらの病院の情報を取りまとめるために、ディレクトリサーバーが設置され、どの病院にどのようなリソースがあるかを把握しており、このサーバーにアクセスすることで、エリア内の病院情報を一覧することができる。すなわち救急隊員は、患者情報を音声認識によってハンズフリーでサーバーに伝えるだけで、最適な病院が指示されるのである。たらい回しは起こらない。同時多発的な災害が発生した場合には、搬送する病院とし

第3章　へき地・離島のある都道府県の救急医療体制の現状とあり方

て、隣接するエリアにまで拡大することが想定される。ディレクトリサーバーは、上位のディレクトリサーバーを介して隣接するエリアと接続されており、大規模災害時にエリアをまたぐ搬送でも、各医療機関が連携して対応することが可能になる。

　このシステムを用いるとどういう流れで救急医療が行われるかを例示したい。「3人の重症のけが人が出た事故に3台の救急車が出動する。隊員がそれぞれの患者を観察し処置をしながら、観察内容や状態を口頭でマイクに吹き込む。マイクから得られた音声信号は隊員の腰に付けたPDAで文字に変換してGEMSISサーバーに送られる。情報が送られるとその情報によって、重症な患者であれば三次救急医療機関にいるその日の担当医師にアラームが鳴る。その医師がサーバーをチェックして、現在その患者がいる場所やその周辺の医療機関を検討する。搬送先病院はある程度自動的に判断されてその病院に向かうのであるが、先にチェックした担当医師が、もし異なった判断をした場合には、より適切な病院に搬送させる。この過程はある一定の資格を持つ関係者が共有できるために、別の病院から手助けを申し出る可能性もある。このように搬送されてある病院で治療が始まると、その病院の受け入れ能力はやや低下するので、次の患者発生時にはそれは考慮される。受け入れ能力は医師数、病床数など様々な要素から成り立っている。このようなシステムがGEMSISであり、この普及によってその地域における救急対応能力の限界まで救命率を向上させることが可能になる。

　さて、はじめに救急医療は医療の原点であると述べたが、GEMSISというシステムが存在する地域で何が生じるのであろうか？緊急事態の医療情報の連携ができる地域では、一般医療での情報の受け渡しはもっと容易になり、地域における様々なリソースを共有連携することが可能になる。リソースには人的リソース（医療従事者のみならずいろいろな協力者が参加するコミュニティ）、知見リソース（例えばセカンドオピニオンが容易に得られる環境やこれまでの症例の蓄積）及びいろいろな医療に必要な資材などを示すが、これらが共有できることでその地域における医療の能力が全体として向上し、さらに医療従事者の教育にも役立てる教育的な観点からのシナジー効果が期待される結果、地域医療能力が向上する。

　まとめると、GEMSISの目指すところは、地域医療リソース（人、

もの、情報、知見、金）を有効に共有し、活用することで、地域の医療におけるソリューション力を活性化し、医療品質の維持向上と均等化を進めることにある。

イ　アクセス：防災ヘリとドクターヘリの共生

　GEMSISによって正確な情報を入手できたとしても、患者のいる場所にどうやって医療を届けるのかが次の課題になる。現在使用中の岐阜型救急ヘリの問題点として、上述のように医師が乗り込むまでの時間ロスが大きいことがある。医師が乗り込むまでおよそ20分のロスがあるのである。ここがドクターヘリとの大きな違いである。だから、岐阜型救急ヘリのシステムでは現地に医師が到達するまでの平均時間が30分を超えており、本来であれば必要としている患者の中で、ヘリコプター医療の恩恵にもあずかれない患者が実はまだまだいるのである。ちなみに隣県の愛知県や静岡県ではドクターヘリが病院の敷地から飛び立つために患者の元に達するまでの時間が大きく短縮されており、1年間の飛行実績が約600件であり、岐阜型ヘリの10倍以上の回数の飛行がある。

　結果として、現在の岐阜型救急ヘリでは、現場からの救急搬送の割合が10％程度でしかなく、ドクターヘリが最も有用であるとされる50km圏内への飛行が、図3-11のようにほとんど見られない。今後、ドクターヘリを導入することによって基地病院（岐阜大学医学部附属病院を想定している）から50km圏内における現場救急での患者数が増加することが想定できる。もちろん、これまでと同様に50kmを超える距離からの患者搬送についてはドクターヘリが現場に行く時間を加味すると、これまでと同様に現地での二次医療機関若しくは三次医療機関にいったん搬送し、救急処置を行いつつ防災ヘリに医師を同乗させて転院搬送を行うことが必要になる。つまり、ドクターヘリと防災ヘリの共生が地域全体に可能な限り高度な救急医療を確保する最高の方法となると思われる。

　政府の打ち出した方針、つまり『救急患者への救命医療を救急現場から直ちに行い、救急医療施設へ一刻も早く搬送し、交通事故等で負傷した患者の救命率の向上や後遺症を軽減させるため、医師等が同乗し救命医療を行いながら搬送できるドクターヘリを配備し、全国展開を図る。』のみならず、それと同時に地域の病院の医師の教育を進めて応急処置ができるようにする必要があろう。

　先日、海外出張においてノルウェーで我々が参考とすべきシステムを

見た。すなわち三次救急医療を必要とする患者は、ドクターヘリ若しくはドクターカーで出場した医師と救命救急士のペアが現地で最初に診察し、その後やってきた救急車とランデブーし、患者を救急車に乗せ、医師が付いて病院に行くというシステムである。ドクターヘリは24時間365日飛行し、最も条件の厳しい冬場ですら飛行可能率が92%に達するという。ヘリが飛べない時間や地理的にドクターカーが有利と判断すれば、ドクターカーがその穴を埋めるわけである。そのシステムは国土の98%以上をカバーしており、国民は常に高度かつ迅速な救急医療を受けることができる。

　我が国においてもぜひ、このようなシステムが成立し国民がいつでもどこでも必要な救急医療にきちんと接するようになることが、救急専門医たる私達の理想であろう。こうなる日を夢見てこの稿を終える。

【参考文献】
1) 熊田恵介：地方における救急医療体制の現状と問題点. へき地離島救急医療研究会誌　投稿中
2) Takamatsu K, Ogura S et al. GEMSIS-An introduction of Intelligent Information Support System for Emergency and Disaster Medicine, Journal of Health Technology and Application,Volume5, Number2 June,12-17page, 2007, 査読有
3) 高松邦彦，小倉真治，田村哲嗣，速水悟，救急災害領域における情報支援システム，医科器械学，77巻，141〜147頁，2007

　　　　　　（岐阜大学大学院医学系研究科救急・災害医学分野教授　小倉　真治）

Ⅲ　高知県の場合

1　はじめに

　高知県においては、自治体病院である高知県立中央病院と高知市立市民病院を統合し、新たに高知医療センターとして救命救急センターを併設するに至ったが、今後、この自治体病院が救命救急センターとして、また、へき地医療拠点病院として、管理型臨床研修病院として、救急医療とへき地・離島医療をどのように連携させていけばよいのかについて考えてみたい。

2　地域特異性

　高知県は東西（190km）南北（160km）に長く、面積は広い（7,103km²：全国第18位）。山間部が84％を占め、人口密度が低い（114.3人/km²）という地勢的特徴を持つ。高知県は48か所の無医地区（全国第3位）をはじめ、多くの過疎地域を抱えており、平成17年度国勢調査によると、65歳以上の高齢者比率は27.1％で、全国第2位の高齢県である。医療事情としては、県内医師の80％が高知市を中心とする中央医療圏に一極集中しており、50％が高知市内に勤務又は開業しているという状況で、県全体としては、医師及び医療機関の偏在及び医師不足が顕著である（図3－14）。高知県における救急医療機関とへき地医療拠点病院をみると、救命救急センターとしての高知医療センターを含め、県内7か所のへき地医療拠点病院はすべて救急医療機関でもあり、連携体制の構築は比較的容易である。
　高知県においてへき地・離島医療と救急医療をつなぐものとしては光ファイバーによるへき地医療情報ネットワーク、消防防災ヘリを利用したドクターヘリ的運用による広域救急搬送体制、医師の臨床研修が主たるものであり、これらについて述べる。

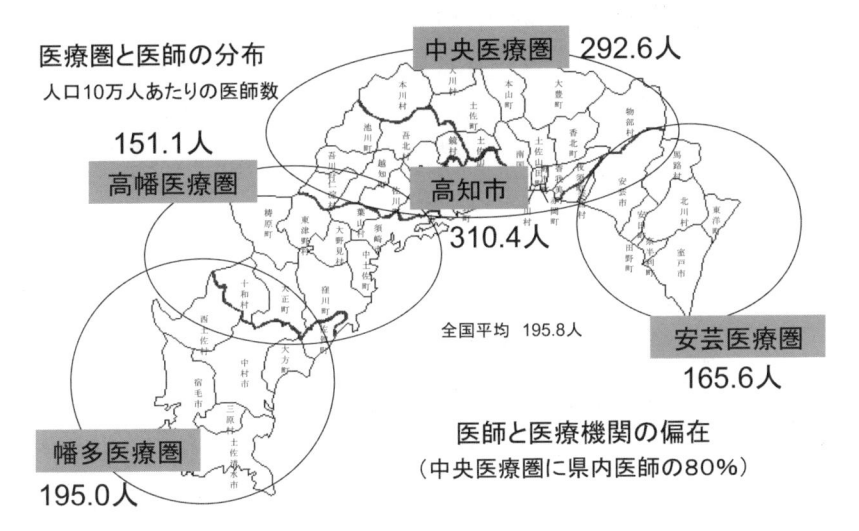

第3章 へき地・離島のある都道府県の救急医療体制の現状とあり方　89

医療圏と医師の分布
　人口10万人あたりの医師数

中央医療圏　292.6人
151.1人
高幡医療圏
高知市
310.4人
全国平均　195.8人
安芸医療圏
165.6人
幡多医療圏
195.0人

医師と医療機関の偏在
（中央医療圏に県内医師の80％）

地勢と人口
　高知県は東西（190km）南北（160km）に長く、面積は広い（7,103km²）
　山間部が84％を占める
　人口密度が低く（114.3人/km²）、高齢化率が高い（27.1％）

図3－14　高知県における医療事情

3　へき地医療体制

　高知県におけるへき地医療情報ネットワークシステムは全国的にみても比較的整備されている。すなわち、へき地医療機関のブロードバンド化は広域のイントラネットとして、2007年12月現在では、へき地診療所10か所、へき地医療拠点病院5か所、合わせて15か所が結ばれるまでになっているが、将来的には県内の公的医療機関を中心に、全てのへき地診療所や福祉保健所などをネットワーク化できればよいと考えられている。幸い、このネットワークは広域のイントラネットという環境にあり、個人情報保護の観点やセキュリティ面でも多くのメリットがある。
　実際、このネットワークシステムを使って多地点遠隔Web会議による定期的な症例検討会を、毎週月曜日の夕方に、高知医療センター内にある、へき地医療支援室にて開催している。2005年5月～2007年9月の28か月の間に計169例について、専門医を交えて症例検討を行い（6～7例／月）、それぞれの症例

に対して、入院の適応や紹介患者の経過報告、診断や治療方針に関する助言・指導などを行っている。この他、月に1回定期開催される高知医療センター救命救急センター症例検討会においても、多地点遠隔 Web 会議を利用することによって、高知市内の医療機関、消防機関関係者だけでなく、へき地・離島の医療機関、消防機関関係者が参加でき、かつ生涯教育の一環として活用できるようになっている。一方、この遠隔 Web 会議を利用して、直接画像を目にし、へき地医療機関の医師と、医療センターの医師が直接対面しながらヘリ搬送の適応についての決定なども行っている（図3－15）。

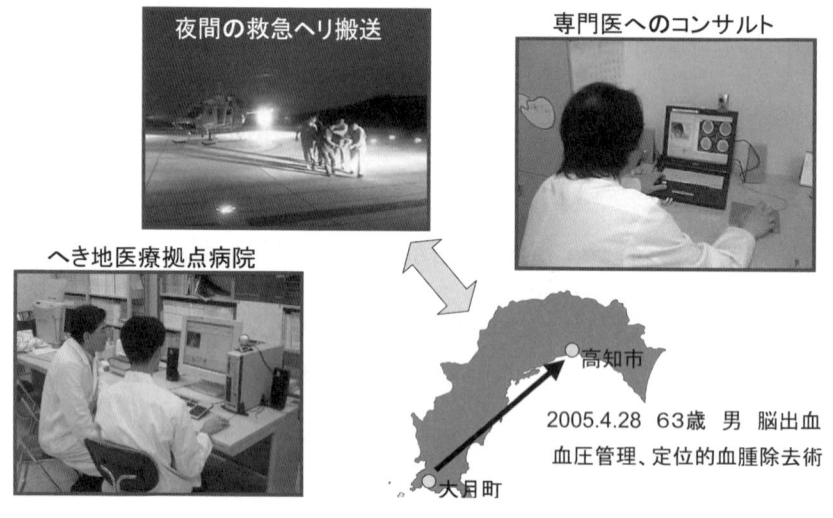

図3－15　遠隔 Web 会議による救急患者のヘリ搬送の決定

4　救急医療体制

　高知県の中山間地域における救急搬送の特徴は、医療機関に収容されるまでの搬送時間が長いことであり、この中に多くの重症者が含まれていることが推測される。事実、高知市外の消防本部の管轄外搬送が50％以上となっており、現場着まで10分以上、医療機関に収容されるまで60分以上を要している地域がかなり多く存在している。そこで、高知医療センター救命救急センターにおいては、開院当初から、消防防災ヘリを利用した広域救急搬送体制の構築を目指した。すなわち、ヘリ出動要請が消防防災航空隊か医療センターに入れば、互いに連携し、消防防災ヘリが空港の基地から医療センター屋上ヘリポートまで

5分で飛来し、ここで医師をピックアップし、救急現場や要請医療機関へ向かい、重症患者を医療センターに搬送してくるという消防防災ヘリを利用したドクターヘリ的運用である（図3－16）。消防防災ヘリは多目的で、ドクターヘリと違い医療専用ではないため、医薬品や医療資器材など必要なものは屋上ヘリポートのヘリ準備室に常備した。このような形でのドクターヘリ的運用では、高知医療センターからの所要時間は全県下を片道30分以内でカバーできる。高知医療センターにおける、このようなドクターヘリ的運用に関しては、2005年3月の開院日から2007年9月までの31か月間で436件（約14件／月：病院間搬送320件、現場搬送83件、その約90％が山間へき地からの搬送例）のヘリ搬送を行い、当院医師の同乗率は363例/436例（83％）で、緊急手術などは160例（40％）に施行された。ヘリ搬送の適応は、絶対的45％、相対的36％で、その他15％であった。その他の内容のうち、へき地対応が40％となっていた。

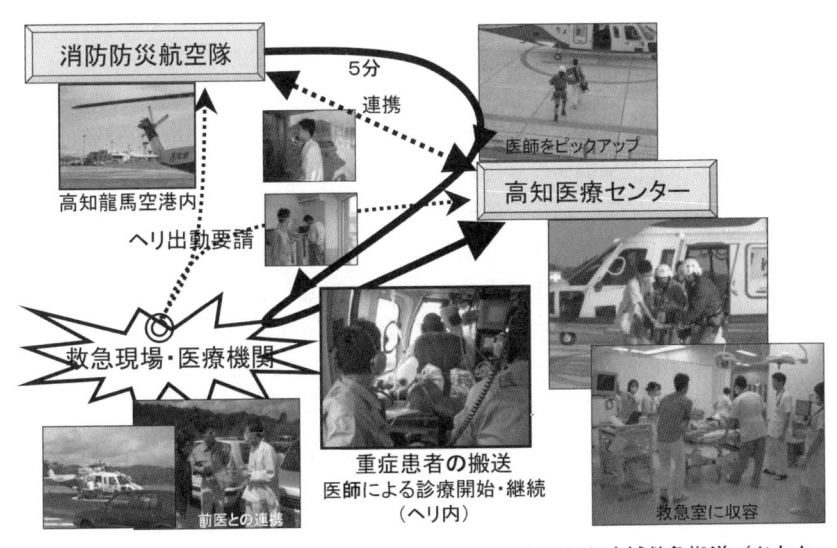

図3－16　高知医療センターにおける消防防災ヘリを利用した広域救急搬送（ドクターヘリ的運用）

へき地・離島医療を支援できる広域救急搬送体制は、重症救急患者の対応に際し、へき地医療機関の日常業務をストップし、その間へき地・離島の医師を不在にするという従来のへき地・離島における救急医療の弱点が、受け入れ医療機関の専門医をピックアップし迎えに来てくれるという体制を構築することによって克服できるのである。また、このような平時の高知県におけるヘリを

利用した広域救急搬送体制の構築は、大規模災害時の災害医療においても円滑な対応につながることが期待できる。一方、消防防災ヘリはドクターヘリと比べ、年間を通じて日々、同じ体制下での運航が不可能なこと、要請から離陸までに時間がかかるなど種々の問題点があるものの、他方では、消防防災ヘリの特徴として、着陸できない山間あるいは海などでの吊り上げ（実際、現場搬送の3分の1を占める）ができること、搬送に関わる連携が実質的な災害訓練にもつながっていることなども明確となった。

ドクターヘリ特別措置法（救急医療用ヘリコプターを用いた救急医療の確保に関する特別措置法）が2007年6月に成立したが、このことが、これからのへき地・離島における医療現場で、現状では不整備とされている部分を補い、救急搬送体制の改善に、より一層役立つよう、行政面からの強力な支援が求められる。

5　へき地・離島医療と救急医療の連携のあり方

消防防災ヘリを利用したドクターヘリ的運用を行っている中で、病院間搬送の約70%が要請元医療機関の救急外来からの直接転送例となっている。このことから、現状において、通常の地域救急医療体制の維持さえ困難な（受け皿がない）状況に陥っていることが明らかである。地方においては、高知県と同様、財政難の中で自治体合併、少子高齢化などが加速度的に進んでいるため、今後もさらなる医師不足と基幹病院への患者の集約化が進んでいくことが予測できる。このような従来の救急医療体制の崩壊と、へき地・離島医療体制の構築すら困難になっている事態に対して、ヘリの利用は救急医療だけでなく、へき地医療支援という視点からも必須の手段としてなり得るし、当然このことによって、地域の基幹病院が担う役割も今まで以上に大きくなることが予測される。

一方、教育・研修に関して、へき地・離島において学べるものとして、地域包括ケア、プライマリ・ケア、救急医療、在宅医療、介護保険制度、福祉・行政との連携、予防医学、保健分野、産業医活動、死体検案・死亡診断書作成、保健所研修などがあるが、これは、総合診療・コミュニティ医学であり、救急医療に関しても初期対応や後方搬送の適応などについても学ぶことができる。高知県において研修協力施設と認定されたへき地医療機関は嶺北中央病院、国保梼原病院、国保大月病院とその関連施設である。これら3グループのへき地医療機関に配置される指導医は、診療所、福祉保健所、へき地医療拠点病院を

合わせ26名いる。研修医派遣は、へき地医療拠点病院内と院外のへき地診療所、保健所に分け、年間切れ目なく派遣できるように派遣を受ける側と派遣する側が対等の立場で、へき地医療支援機構が主導して決める。へき地・離島医療と救急医療を併せて学ぶことの意義は、初期救急から三次救急まで広く見通し、医師として患者を受け入れる側と患者を紹介する側の立場を共に研修できることにある（図3－17）[1)～3)]。

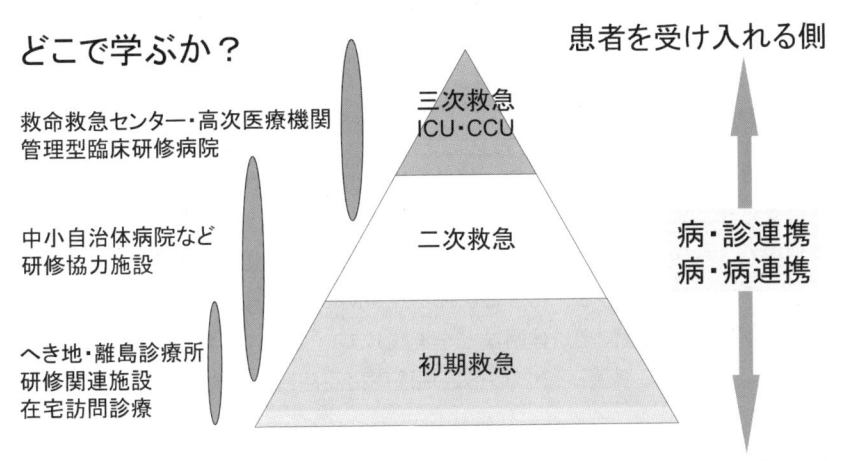

どこで学ぶか？

救命救急センター・高次医療機関
管理型臨床研修病院

中小自治体病院など
研修協力施設

へき地・離島診療所
研修関連施設
在宅訪問診療

三次救急
ICU・CCU

二次救急

初期救急

患者を受け入れる側

病・診連携
病・病連携

患者を紹介する側

※疾患に偏りなく、初期から三次まで広く見通す研修ができる

高知医療センターでは、研修医だけではなく全ての専修医に救急医療とへき地医療の研修を義務づけている

図3－17　へき地医療と救急医療を併せて学ぶことの意義

高知医療センター救命救急センターでは、24時間365日、常時8列の分野別診療群（管理・集中治療・循環器・救急担当・ER ①、ER ②・小児・産婦）による当直体制としており、その他オンコールとして18列の専門診療科によるバックアップ体制を敷いている。この救急患者受け入れ体制は、へき地・離島も含め全県下的な救急診療の受け皿としての機能を果たしており、前述の広域救急搬送体制と併せ、近い将来に想定される広域災害に向けて、基幹災害医療センターとしても求められるシステムであると考えられている。また、専修医は全て高知医療センターの救命救急センターに一定期間在籍することを義務づけており、このシステムは将来的にへき地医療支援機構主導のドクタープールの機能をも併せもつことになる。現在19名の医師がプールされており、へき地診療所の代診などを行っている。

このようなへき地・離島医療と救急医療を連携した今後の方向性については、

卒後臨床研修により疾患に偏りのない幅広い研修ができ、医師として基本となる医科学と人間哲学を身につけられるための研修になるので前向きである。また、へき地医療支援機構と連携した広域救急搬送体制、へき地医療情報ネットワーク、ドクタープール体制の構築は、へき地勤務医師を側面から支援するとともに研修医や専修医にとっても、よいロールモデルとの出会いにもつながり、へき地・離島医療や救急医療に対する医師としてのやりがいを実感できるような研修環境を作ることができる。

6 まとめ

　筆者は、十数年前からへき地・離島医療の改善のためのペーパープランを考えてきたが、理想的なシステムモデルとしては、地域特異性を含めた地域全体を把握し、権限を持ちつつ行動できるへき地医療支援機構が主導で、救命救急センターを併設している、へき地医療拠点病院の基幹病院と連携しながらへき地医療支援・広域救急搬送体制などを実践していくという形が求められる（図3-18）。しかし、実際、全国のへき地医療拠点病院で、救命救急センターを

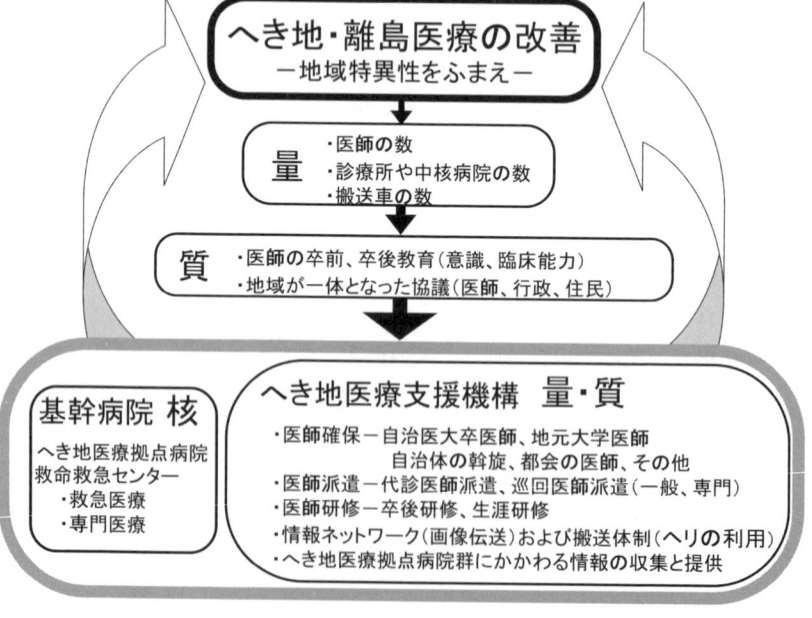

図3-18　システムモデル

併設している医療機関は半数以下である。
　このような救命救急センターを併設したへき地医療拠点病院が基幹病院として十分な医師の確保が継続できるようになれば、へき地医療支援機構と連携していくことができるとともに、市町村単位ではなく、都道府県単位のメディカルコントロール体制の構築にも役立ち、ヘリ搬送も更にすすめていくことが可能となる。また、ヘリ搬送は離島医療のみならず、へき地医療においても有用であることを強調したい。このことが、即戦力となる、へき地医療支援における実践的かつ有効な対策と私は思っている。へき地・離島医療は医師の原点として、また、救急医療は医療の原点として捉えておくことが、システム構築を進めていくための基本として重要である。両者を連携して学ぶことによって、医師にとって大切な医科学と人間哲学を身につけてもらいたいと願ってやまない。

【参考文献】
1）熊田恵介，澤田努，福田充宏：へき地を抱えた自治体における救命救急センターを中心とした卒後臨床研修および専攻研修．へき地・離島救急医療研究会誌：56-59, 2005.
2）澤田努，福田充宏，他：高知県における新医師臨床研修「地域保健・医療」2ケ月プログラムについて．へき地・離島救急医療研究会誌：100-106, 2005.
3）澤田努，福田充宏，他：へき地医療機関における臨床研修で学べるもの－中小自治体病院および離島診療所での臨床研修について－．日本醫事新報 No.4211：93-97, 2005.

（前高知医療センター救命救急センター長　福田　充宏、
　高知県へき地医療支援機構専任担当官　澤田　努）

Ⅳ　長崎県の場合

1　はじめに

　長崎県は全国一の島を有し、有人離島は55島ある。その離島には、現在約16万人の県民が居住している。また、海岸線の総延長も日本一であり、本土地区も多くの半島を有し、中核都市までの距離も長い地形である（図3－19）。

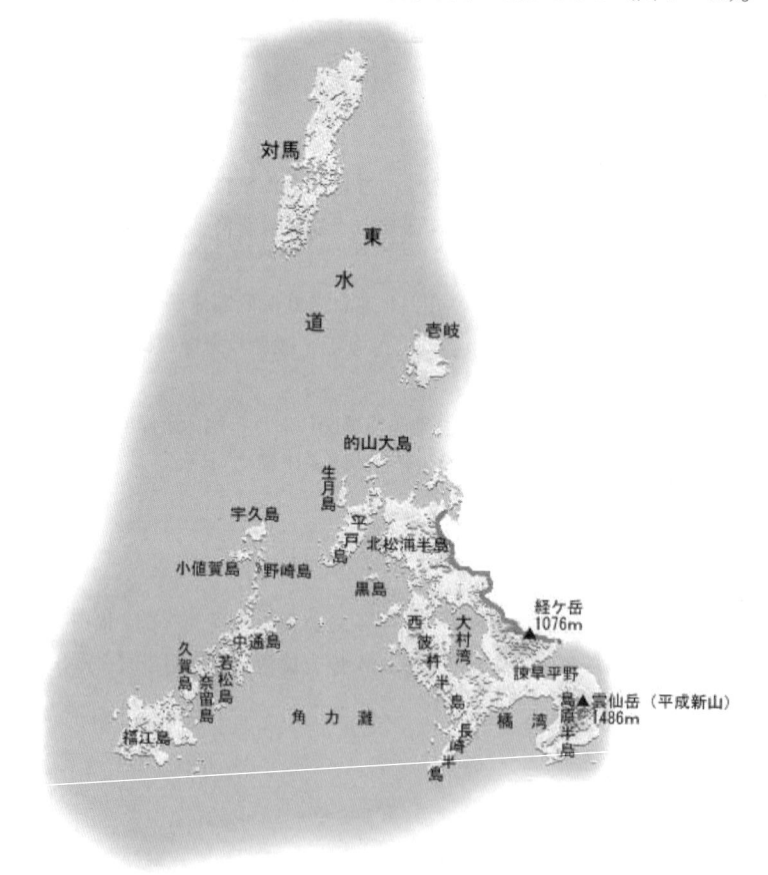

図3－19　長崎県の地勢

第3章　へき地・離島のある都道府県の救急医療体制の現状とあり方　97

このような地理的環境により、長崎県は、昭和20年代から、離島の巡回診療により医療支援を行ってきた。救急医療も含めて地域医療の充実のため、医学修学資金貸与制度や自治医科大学派遣制度、離島医療圏組合を設立して公的医療機関設置などを行ってきた。その後、離島の医療支援のため、昭和45年から離島急患ヘリコプター搬送や、平成3年から画像伝送システムによる診療支援などが行われている。平成18年12月から、長崎県ドクターヘリの運航開始により、へき地地域の救急医療体制も変わりつつある。

2　離島救急医療体制

長崎県は離島医療の充実を図るために、昭和43年に長崎県と離島自治体とで一部事務組合を設立して、対馬地域と五島地域に9つの組合病院を運営した。これらの医療機関で働く医師を養成するために、昭和45年に医学修学資金貸与制度を開始して、北里大学に要請を依頼した。その後、昭和47年に自治医科大学の設置に伴って自治医科大学派遣制度ができ、毎年2名から3名の学生派遣を行ってきた。養成医は、長崎県からの依頼にて、国立長崎中央病院（現、長崎医療センター）で2年間のローテーション研修を行い、基本的診療能力を学び、離島医療機関に派遣されてきた。離島にて、地域に根ざした医療を展開して、更に一次二次救急医療も担っており、少しずつ救急医療体制が整ってきた。

3　離島の高次救急体制

離島で発生した重症患者に関しては、昭和30年代は海上自衛隊のビーチクラフト機による搬送は時々行われていたが、離島での医療ニーズの高まりから、搬送システムが構築された。昭和45年に離島急患搬送に関して、長崎県、国立長崎中央病院、離島自治体、海上自衛隊が協議して、自衛隊の災害派遣法の運用として、長崎県離島急患ヘリコプター搬送システムができた。これにより、離島からの搬送がシステム化された。当初は、年間10件程度であったが、養成医数が増加するのに従い件数が増加した。平成8年から長崎県防災ヘリも参画して、現在は年間200件前後の搬送が行われている（図3-20）。

平成3年からは、診療の支援のため、離島の医療機関にて撮影したCT画像などを伝送して長崎中央病院の専門医が読影して、治療の支援や搬送決定を行うことができるようになった。初期の画像伝送システムは、NTT電話回線を

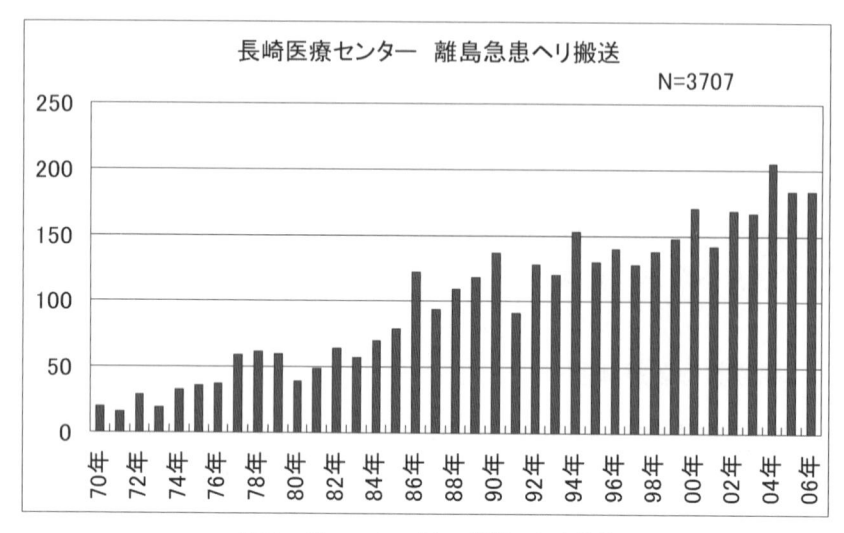

図3-20　ヘリコプター搬送の年次推移

利用してアナログ通信するフォトフォン™を使用していた。現在は NTT の ADSL を利用して画像伝送を行っている（図3-21）。年間500から600件の送受信が行われている（図3-22）。 設置医療機関は、離島の12施設と長崎医療

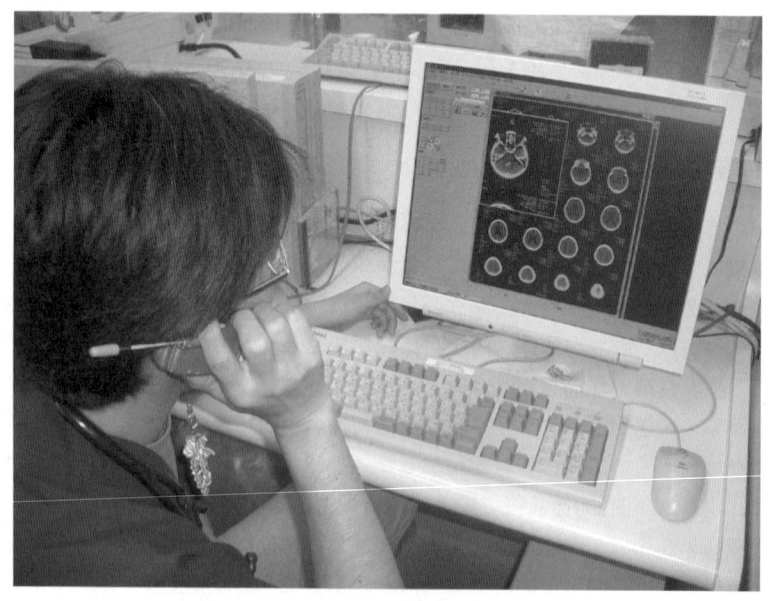

図3-21　長崎県離島医療情報システム

第3章 へき地・離島のある都道府県の救急医療体制の現状とあり方　99

センター、長崎大学に設置されている（図3-23）。

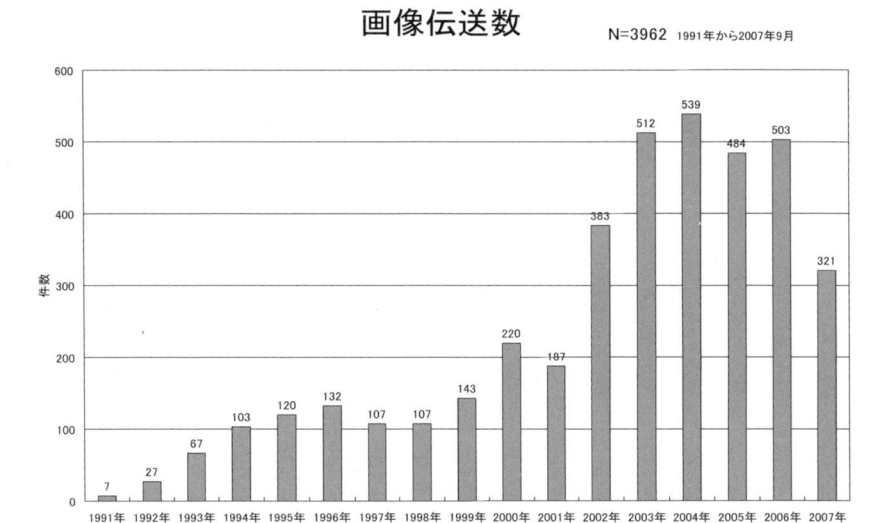

画像伝送数　N=3962　1991年から2007年9月

図3-22　画像伝送件数

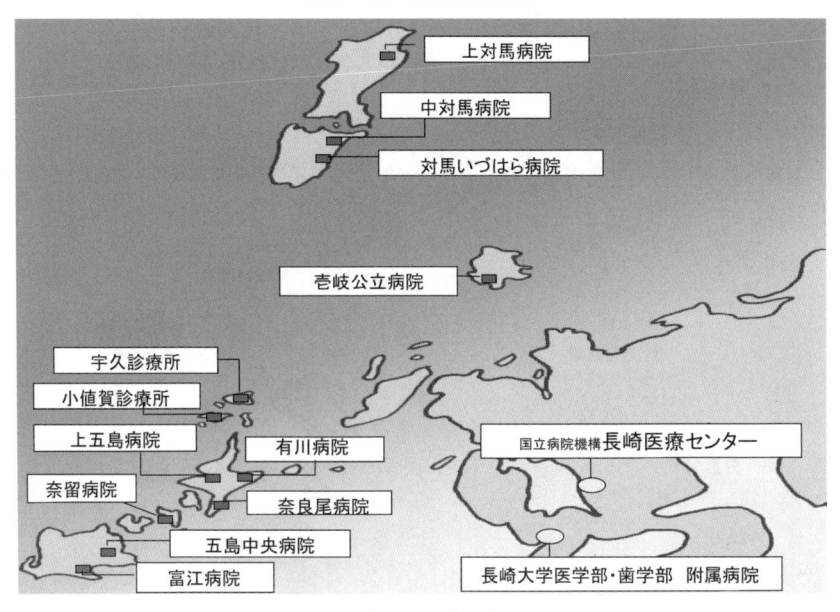

図3-23　長崎県医療情報ネットワーク

4　近年の医療環境

　平成15年6月から長崎医療センターに受け入れた救急車の搬送時間と予後を検討した結果、2,405台の中で、収容時間を検討できた2,244件の約10%が40分以上の搬送となっており、その中で、19例が長時間搬送により予後不良となったと推定された。ヘリコプター搬送により時間短縮ができれば、予後が改善できた可能性がある。さらに、平成16年度に長崎県全体で47,498件の搬送事例があり、30分以上かかって病院収容された件数は20,511件で全体の43.2%であったことにより、ドクターヘリの導入や防災ヘリの隊員常駐化などの検討が進められた。

　平成16年12月の長崎県内の地域別の人口10万人あたりの医師数をみると、離島地域は100人台で全国平均より低い状況である。さらに本土遠隔地も離島と同じか低い地域があった（図3-24）。本土地区の医師の偏在のため、救急患者を受け入れる医療機関が少なくなり、消防本部によっては、管轄外搬送の増加と長距離搬送が増加してきている。これらの問題を少しでも解消するために、長崎県ではドクターヘリの導入に踏み切った。

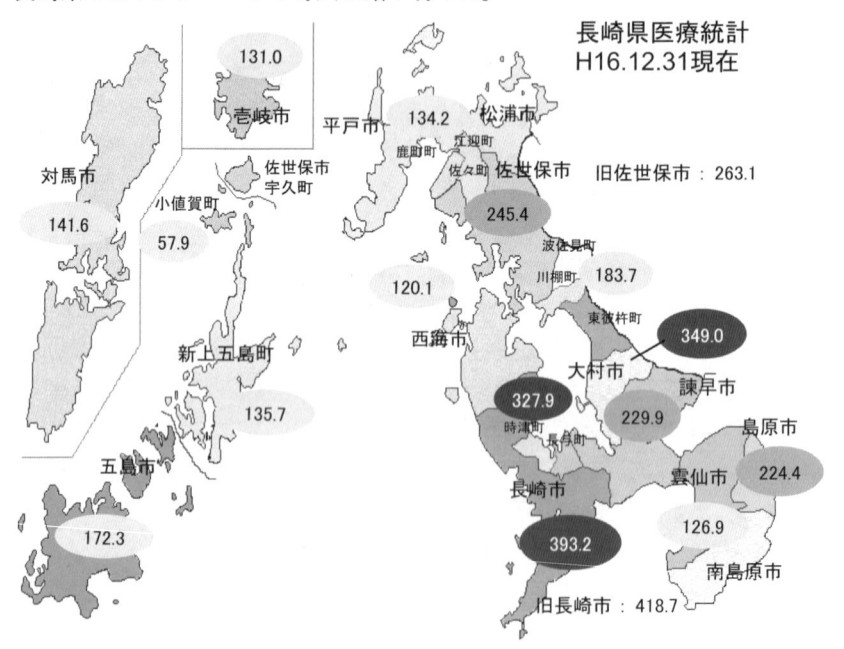

図3-24　長崎県の地域別人口10万人あたりの医師数

5 長崎県ドクターヘリ

　長崎県ドクターヘリは、長崎県が事業主体となり、基地病院は、救命救急センターを有する独立行政法人国立病院機構長崎医療センターとして運航を開始した。機種は、低騒音性と離島地域までカバーできるEC135を選定している。運航時間は、8：30から日没30分前までで、運航要員は、フライトドクター6名、フライトナース9名、パイロット2名、整備士2名、運行管理1名である。現場やヘリ機内での医療行為は、超音波検査、除細動、緊急カルディオバージョン、経皮的ペーシング、人工呼吸器管理、緊急気管切開などがある。

　要請基準としては、4項目あり、第一は生命の危機が疑われるときで急性冠症候群や虚血性脳卒中もターゲットにしている（表3－1）。要請方法としては、消防機関から通報段階、出動途上の段階、接触した段階及び病院間搬送の4つである（表3－2）。

表3－1　長崎県ドクターヘリ要請基準

1．生命の危機が疑われる時 　　意識の異常、呼吸の異常、循環の異常（冷感、冷汗）、胸痛や麻痺 2．重症患者で搬送に長時間要すると予想される時 3．特殊救急患者（重症熱傷、多発外傷、四肢切断等）で搬送時間の短縮が必要とされる時 4．救急現場で緊急診断処置に医師を必要とする時

表3－2　長崎県ドクターヘリ要請方法

1．消防への通報段階 　　119覚知段階から生命の危機が疑われる場合、指令課より要請を受ける。 2．救急隊が出動途上の段階 　　出動途上での現場情報で要請する。 3．救急隊が接触した段階 　　通報段階では予測できないが、救急隊が接触した段階で要請する。 4．病院間搬送 　　フライトドクターに医療機関より、重症患者の転院搬送の依頼あり、ヘリポートを有する医療機関もしくは消防本部が出動要請する。

6 長崎県ドクターヘリの運航状況

2006年12月から2007年8月までの9か月で、253件（月28件）であった。本土地区67.2%、離島地区32.8%で、外因性疾患130件、内因性疾患112件であった。疾患別分類としては、交通事故が58件、心大血管疾患37件、中枢神経疾患35件、転倒・転落事故33件であった。現場出動して転帰が確認できた132症例を、救急車のみで搬送した場合の推定転帰を検討した結果、中等度後遺症21例、

表3-3 救急隊出動のみと仮定した場合の最終転帰

ドクターヘリ出動による最終転帰	件数		回復・社会復帰	中等度後遺症	重症後遺症	死亡
回復・社会復帰	89	67.40%→	65	21	0	3
中等度後遺症	13	9.80%→	0	8	3	2
重症後遺症	3	2.20%→	0	0	3	0
死亡	27	20.50%→	0	0	0	27
合計	132		65 49.20%	29 22.00%	6 4.50%	32 24.20%

表3-4 防ぎえた死亡の回避症例

症例	年齢	性別	診断名	覚知～診療	覚知～病院着	覚知～要請	要請～診療	要請～病院着
1	72	女	出血性ショック、骨盤骨折、右下腿開放骨折	23	70	4	19	65
2	46	男	出血性ショック、骨盤骨折、腹腔内出血	37	61	16	21	45
3	76	男	出血性ショック、両側大腿骨骨折、右下腿骨折	31	71	2	29	69
4	67	男	出血性ショック、肝損傷、骨盤骨折、血胸、多発肋骨骨折、頭部挫創	38	73	21	17	52
5	7	男	出血性ショック、脾破裂、左大腿挫創	32	66	19	13	47

重症後遺症3例、死亡5例増加していたと推定される。29例22.0%で予後を改善できたと推定できる（表3-3）。防ぎえた死亡の回避症例は、5例の診断名はすべて出血性ショックであった（表3-4）。

ドクターヘリの効果

長崎県ドクターヘリに対して医療支援を行うことにより、①交通事故や転落事故などでは、受傷から60分以内に決定的な治療を行うことで救命率の向上ができる。②急性冠症候群では、3時間以内に治療を行うことで、心臓機能の予後を改善させることができる。③虚血性脳卒中では、3時間以内にｔＰＡ治療を行うことで後遺症の改善を図ることができることを各消防本部の指令課や救急隊に周知すれば、後遺症の改善ができる可能性がある。④へき地・離島や遠隔地で、救急医療の支援ができる。

7　長崎県のメディカルコントロール体制

長崎県には、県メディカルコントロール（以下、MC）協議会と7つの地域MC協議会がある。すべてのMC協議会に救命救急センターの医師が加わり、消防機関や医療機関との連携を図っている。各地でのJPTEC™やAHA－BLSコースなど実施して、病院前救護や救急医療の質の向上に努力している。また、地域MCでは、MCのプロトコールに精通する医師の確保が困難であるため、平成19年度から県内の救急救命士への特定行為の指示や救急隊員への指導・助言を長崎医療センターに一元化して、救急現場の依頼に即応できるようにした。日中は、ドクターヘリシステムとも連動しながら運用している。

8　おわりに

長崎県は、離島の救急医療の支援のために、医師養成、離島急患ヘリコプター搬送システム、画像伝送システムを実施している。本土地区の救急医療の支援のために、長崎県ドクターヘリ運航、全県の救急医療支援のために、MC関係の指示一元化を行ってきた。これらの施策にて、着実に効果を上げてきているが、今後の課題として、中核都市の新型救命救急センターの設置や医療機関の偏在再編に伴う救急受入体制の変化、離島地区の人口減少による医療機関の機能検討などが挙げられる。

【参考 URL】
1）長崎県離島医療圏組合
　　http://www.nagasaki-iryoken.or.jp/
2）長崎県離島・へき地医療支援センター
　　http://www.pref.nagasaki.jp/iryosien/index.htm
3）長崎県消防保安室（長崎県メディカルコントロール協議会）
　　http://www.pref.nagasaki.jp/sb/preparation/006/kenmckyougikai/
4）長崎県離島医師の会（もくせい会）
　　http://mokuseikai.org/
5）長崎県ドクターヘリ
　　http://www.pref.nagasaki.jp/iryou/dokuheri/newpage.htm

（独立行政法人国立病院機構長崎医療センター救命救急センター長　髙山　隼人）

第3章 へき地・離島のある都道府県の救急医療体制の現状とあり方　　105

V　へき地・離島のある都道府県の全国調査

1　はじめに

　全国43都道府県（該当なし：千葉県、埼玉県、神奈川県、大阪府）の救急医療担当者及びへき地医療担当者を調査対象として、平成18年10月1日現在の状況について、医師確保・救急搬送体制・医学教育の3つの視点から調査した[1]。
これらの結果から考察を考える。

2　へき地・離島勤務医師確保に向けての取り組みと、市町村合併等や人口減等を契機とした医療資源・医療スタッフの適正配置及び集約化に向けての取り組みについて

　厚生労働省が提示した第10次へき地保健医療計画で位置づけられた各都道府県の医師確保や医療資源・医療スタッフの適正配置及び集約化に向けての取り組みについて、半数以上の都道府県で「すでに取り組んでいる」と回答したのは、県内勤務医師確保を目的とした臨床研修医を対象とする臨床研修病院合同説明会（58％）や都道府県・市町村・医師会等のドクターバンク制度（51％）のみであった。これに対して、都道府県・市町村・医師会等のへき地勤務医師養成のための奨学金制度（44％）や地元医科大学、あるいは大学医学部における地元出身者の入学枠（地域枠）の設定（37％）、女性医師に対する支援策（26％）、都道府県・自治体からの地元大学医学部への寄付講座などの開設（9％）などの対策は十分な取り組みがなされているとは言えなかった。
　また、へき地・離島における市町村合併等や人口減などを契機とした医療資源・医療スタッフの適正配置及び集約化に向けての取り組みについて分析した。医師を広域で雇用して複数の医療機関で勤務させる方式（23％）や、へき地診療所の集約・統合・合併、出張診療所化（14％）、診療所を廃止して近隣医療機関までの患者輸送車やタクシーの利用など交通機関による代替にて対応（14％）、医師を地区に配置するだけでなく交通機関等を活用したより広域的な診療体制の構築（9％）などとなっており、医療資源・医療スタッフの適正配置

及び集約化に向けての取り組みは全国的に遅れていた。医療機関を廃止して看護師や保健師などの駐在する施設へ転換したところはなかった。

　第10次へき地保健医療計画に盛り込まれた各都道府県の医師確保や医療資源・医療スタッフの適正配置及び集約化に向けての取り組みは、全国的にまだまだ不十分であると考えられる。その理由としては、大都市を中心とした医師の偏

n＝43
値：都道府県数、％

- 市町村単独でも可能 14％
- わからない 19％
- 市町村単独では困難 67％

※「市町村単独では困難」：「町村部では困難」と回答した1県を含む。

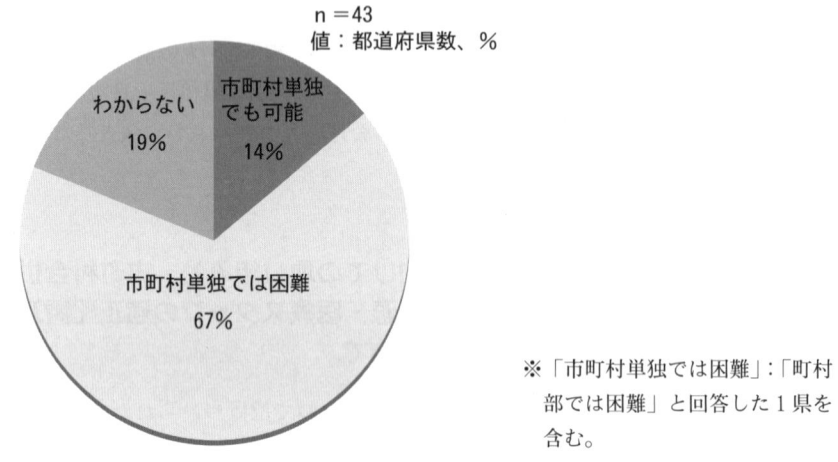

図3－25　市町村単独（地域の公的医療機関や市町村長）による医師確保について

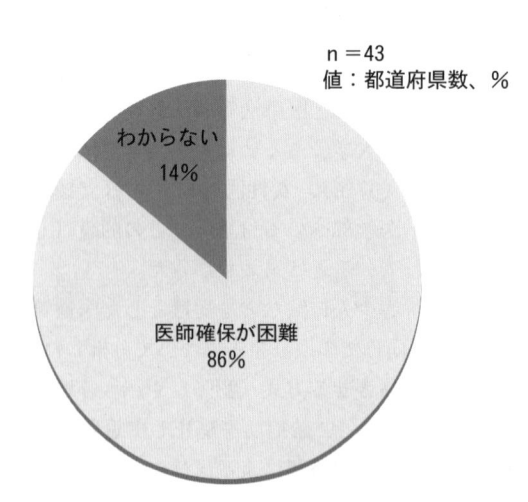

n＝43
値：都道府県数、％

- わからない 14％
- 医師確保が困難 86％

※「医師確保が困難」：「一部医療機関では医師の引き上げ等の影響が認められる。」、「町村部については医師確保が困難な地域もある。」という意見あり。

図3－26　県庁所在地以外にあるへき地医療拠点病院や地域にある中規模自治体病院の現状について

在や、新医師臨床研修制度による医師の引き上げや若手医師の都市部流出及び専門医志向による地域医療の後継者不足などが考えられる。特に新医師臨床研修制度におけるマッチングでは、全国の募集定員が11,306名に対して、応募する医学生は8,402名と大きな余剰人員枠があり（平成18年度実績）、これでは都市部へ若手医師が集中するのは当然の流れと考える。地方に医師を誘導するためには、まず募集定員と応募者数をほぼ同じくらいの数字にして余剰人員枠を減らし、かつ都市部のマッチ数を制限することで自然と研修する若手医師が地方へと誘導されてくるのではないだろうか。

　地方の都道府県においては、市町村単独（地域の公的医療機関や市町村長）による医師確保については、極めて厳しい状況にあること（図3－25）、県庁所在地以外にあるへき地医療拠点病院や中規模自治体病院からみても困難であること（図3－26）が、今回の調査でより明らかになったが、すでに述べた各都道府県の対応の遅れと相まって、この問題については都道府県によるさらなる対応あるいは国レベルでの対応が求められる状況にある。例えば、都道府県で医師を採用し地域医療機関に派遣するとか、県立病院の医師定数を増やして派遣するなど、都道府県が直接的に医師の人事に関わるシステムを構築する等の方策が求められる。現時点において、医療をしていくのに必要な医療者や施設・設備の調達が、へき地・離島を抱えるそれぞれの市町村単独ではできなくなってきており、これから過疎化や少子高齢化が進行し、また市町村合併が行われていく中で、さらに困難が予想されることからも早急な施策が急務である。

3　都道府県における広域救急搬送体制の特徴について

　二次医療圏内で救急医療（三次救急疾患については除く）が完結しているかについては、「ほぼ完結できている」と回答した都道府県（37％）は大都市を抱える自治体が中心であり、「完結は困難」と回答したのは、地方の小さな都市しかない自治体がほとんどであった（56％）。また、完結が困難な理由としては、施設の老朽化及び設備の不備など装備の問題よりも、地域にある医療機関の医師や看護師等スタッフの不足による診療機能の低下を挙げる回答者が多かった。そのため、圏域外搬送が必要となる場合が多く、その搬送手段は主には救急車によって行われていたが、救急車のみではなく場合によって（搬送時間を著しく短縮できる場合等）はヘリコプターを利用することもできるとの回答を68％の都道府県で得た。へき地の診療所に対する調査の結果、中山間へき

n＝43
値：都道府県数、％

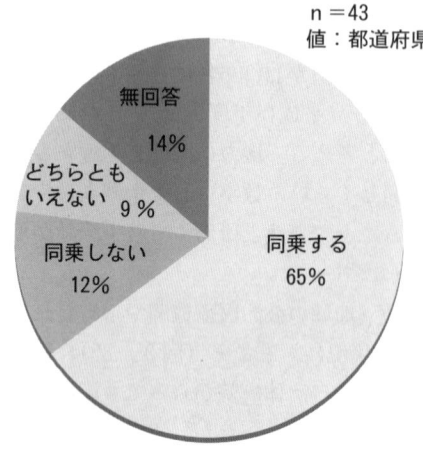

無回答 14%
どちらともいえない 9%
同乗しない 12%
同乗する 65%

※「同乗する」：「転院搬送の場合に限る。その他のケースについては、その都度判断する。」、「病状による」という意見あり。
※「同乗しない」：「ドクターヘリのため同乗の必要なし」という意見あり。
※「どちらともいえない」：「病院間搬送の場合には同乗」、「ケースバイケース」という意見あり。

図3－27　ヘリ搬送システムについてヘリコプターに医師が同乗するか

地や離島の場合、ヘリコプターにて搬送するシステムを利用する頻度が高くなっている（65％）。

　広域搬送に関しては、へき地・離島は医療過疎のため、従来から航空機などを使った搬送が必要であったこともあり、都道府県としてもへき地・離島の支援のために、ヘリコプターによる広域搬送を実施している県が増えつつある。ヘリコプターは、消防防災ヘリ、自衛隊、海上保安庁、警察、ドクターヘリが利用されていた。複数の機関の協力を得ている県が半数以上あった。

　ヘリコプターに医師が同乗するかどうかに関する調査では、65％の都道府県が同乗する体制をとっており、機内での治療が継続され、かつ搬送中の急変にも備えられている（図3－27）。同乗医師に関しては、65％の都道府県が後方病院の医師が同乗するシステムが必要と考えている。

　今回の調査結果から、全国的にヘリコプター（又は航空機）搬送は次第に普及してきており、へき地・離島からの救急患者に対して、治療開始及び搬送時間の短縮に寄与していると考えられる。また、中山間へき地や離島においてもヘリコプター（又は航空機）搬送のシステムがあり、要請する医師の判断で比較的容易に利用できる都道府県が増えてきていることが分かった。

　近年は、ドクターヘリの導入もあり、より早期に救急専門医による治療を受けながら、決定的な治療に持っていくことができる傾向がある。ただし、へき地診療所の近くにヘリポートが整備されておらず、しかも救急車到着までの時

間が長時間であることを考え合わせると、診療所における急変時の対策は不十分である。今後、診療所の近辺にヘリコプターの臨時離着陸場を整備することが重要である。また、広域搬送を無駄なく実施するために、ITを利用した画像伝送等の診療コンサルトシステムなどが利用できると、質の向上が期待できる。

4　都道府県のへき地医療支援機構とへき地・離島医療の教育、救命救急センター及び地元消防機関との連携について

　全国のへき地医療拠点病院で、救命救急センターを併設している医療機関は44％に過ぎず（図3-28）、さらに各都道府県に設置されているへき地医療支援機構と基幹となる救命救急センターとの連携があるとしたのは19％と少なかった（図3-29）。また、へき地医療支援機構が地元消防関係者（主に救急関連）と連携があるとしたのはわずかに12％と少なかった（図3-30）。また、へき地医療支援機構などをコーディネーターとして「地域保健・医療」研修のプログラム策定や研修医派遣などに関与している都道府県は26％と少なかった（図3-31）。

　第9次へき地保健医療計画において設置されたへき地医療支援機構によって、

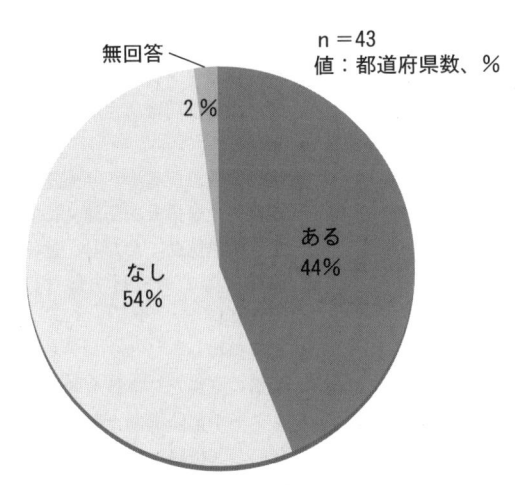

n＝43
値：都道府県数、％

無回答 2％
ある 44％
なし 54％

※「なし」：「へき地医療拠点病院なし」の1県を含む。

図3-28　へき地医療拠点病院の中に救命救急センターを併設している医療機関があるかどうか

わからない
2%

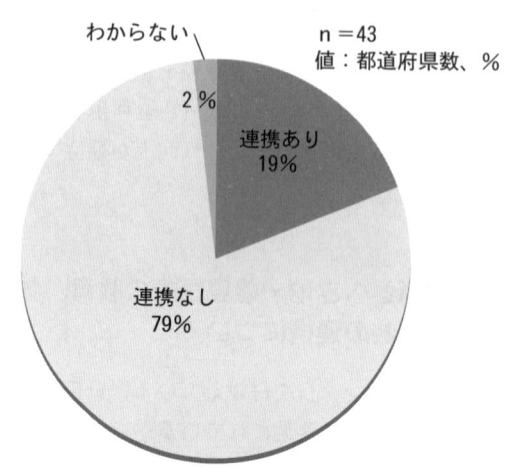

連携あり
19%

連携なし
79%

n=43
値：都道府県数、％

※「連携あり」：「へき地支援機構と救命救急センターは併設されている」1県を含む。
※「連携なし」：「へき地医療支援機構を設置していない」3県を含む。

図3-29　へき地医療支援機構と県内で基幹となる救命救急センターとの連携について

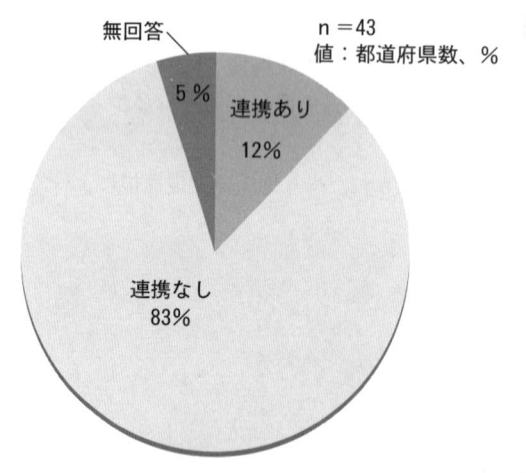

無回答
5%

連携あり
12%

連携なし
83%

n=43
値：都道府県数、％

図3-30　へき地医療支援機構と地元消防関係者（主に救急関連）との連携について

※「連携あり」
- へき地医療支援機構が福井県立病院内にあり、救命救急センターを擁する同病院が地元消防関係者と連携（福井県）。
- へき地医療支援機構医師の助言、指導等（京都府）。
- 会議に出席（兵庫県）。
- 救命救急センターが行う症例検討会に消防職員も参加（高知県）。
- 離島の救急患者のヘリ搬送実績報告及び搭乗医師謝礼に対する県単補助。ただし、連絡協議会等の構成員ではない（長崎県）。

※「連携なし」
- 機構の立場として救命救急センターや消防機関との連携はないが、機構＝県で、そういう意味では連携はできているが線引きが難しい（富山県）。

第3章 へき地・離島のある都道府県の救急医療体制の現状とあり方

n =43
値：都道府県数、%

関与している 26%

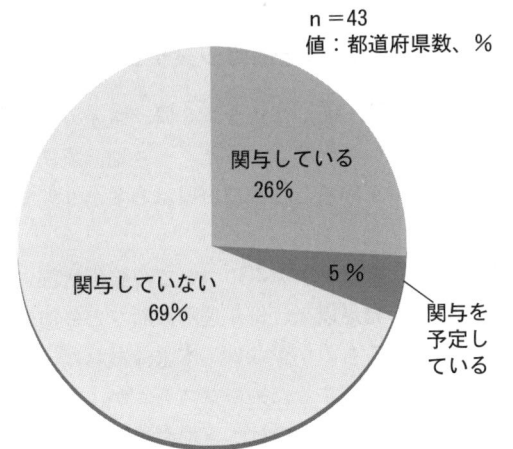

関与を予定している 5%

関与していない 69%

※「関与していない」：「へき地医療支援機構を設置していない」3県（山梨県、鳥取県、佐賀県）を含む。
※「関与している」：へき地支援機構と救命救急センターは、併設されている。

図3-31 へき地医療支援機構が「地域保健・医療」研修のプログラム策定や研修医派遣等に関与しているか

　都道府県単位のへき地医療体制を構築していくことが示されたが、救急医療体制に関しても、救急搬送がすでに広域体制となっているように、都道府県単位の救急医療体制の充実を急がなければならない。救命救急センターがもっと広域救急搬送体制を整備して、その機能をより広範囲に発揮するべきだと考えられる。そのためには、へき地医療機関をも視野に入れた広域な守備範囲が必要であり、各都道府県に設置されたへき地医療支援機構や地元消防機関等との連携をより深めていくことが効果的であると考える。
　また、臨床研修の場で、救急医療とへき地医療の両者を併せて研修することにより、初期救急から三次救急まで一通りの救急医療を見通すことができ、患者を紹介する立場と紹介患者を受け入れる立場の両方を経験することができる。これからは、両者をリンクさせた型の医学教育システムが求められると考える。そのためには、へき地医療機関や基幹となる救命救急センターとの調整作業が求められ、都道府県の積極的な関与が必要となる。へき地・離島の医療機関での臨床研修を効果的に実施し、へき地・離島における医師確保や「地域保健・医療」研修のプログラムの充実を図るには、各都道府県に設置されたへき地医療支援機構をそのコーディネーターとしてへき地医療機関側の研修受け入れ調整などを図ることが効果的だと考える。学生や研修医の時代に、へき地医療の第一線に身を置いて経験を積ませるなどの教育活動を通して、長期的に地域医

5　へき地診療所におけるIT機器を活用した情報システムについて

　回答のあった33都道府県中、遠隔画像伝送18県、TV会議8県、電子カルテ8県であり、一部の都道府県にとどまっている結果となった。へき地診療所が救命救急センターとのホットラインを持つと回答した都道府県はわずか9％であった（図3-32）。

　IT機器を活用したE-learningを含めた情報システムについての整備状況について、へき地・離島救急医療研究会でも発足以来、例年遠隔診断などの演題が提出されてきたが、いまだに定着しているものが少ない。本来であれば、へき地・離島では医師が少なく、その診療を支援するためのシステムがより必要とされる環境にあるにもかかわらず、そうならないのはへき地勤務医師を支援するべき立場にある都道府県がIT機器を活用した情報システムの必要性を十分認識できていないことの反映ではないかと考える。たとえば、ある患者が急病で来院したときに、この患者の既往や直近の検査、検査画像がどの医療機関でも参照できるような医療連携支援システムがあれば、市街地の病院からへき地の診療所まで医療が連携でき、へき地・離島医療に従事する医師や地域住民にとっても大きな安心につながるものである。

　社会的なインフラの整備では、光ファイバー網を持つ診療所が少ないという

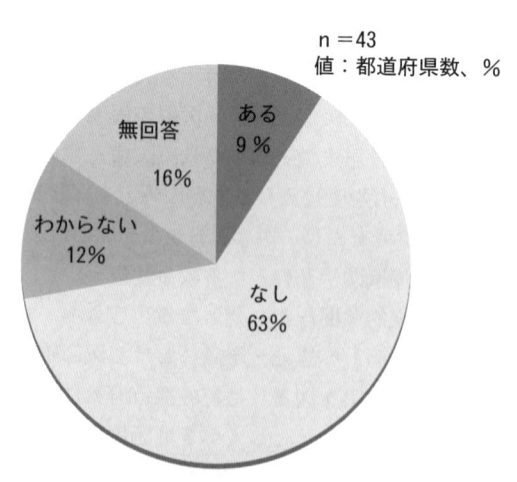

図3-32　へき地診療所と救命救急センターとのホットラインについて

結果が出たが、インフラの整備だけに頼るのではなく、ブロードバンド環境下で送る情報の切り分け方や、必要な情報の限定といったことを考慮することで現状でも医療情報連携の可能性がある。実際に、プログラム構築上は自律分散協調プログラムによって巨大なメインフレームなどによるデータ集中及びCPU（計算）資源の集中によらなくても、データの分散共有及びCPU資源の分散共有並びに医療ドキュメント（紹介状、サマリーなど）のサービス統合化が現状のハードウエア機器及びソフトウエアである程度可能である。また、このような医療情報システムで地域の医療機関が連携することによって、上述のへき地・離島医療に有能な医師を育成するためのプログラムを支援する教育訓練システム環境の創成も可能になると思われる。

へき地・離島においては、医療資源が限られているので、ITを利用した画像伝送等の診療コンサルトシステムなどがより整備され、また、電子カルテの閲覧・共有などによりへき地・離島の医療施設でも継続的治療を行うことができ、へき地医療機関への診療支援ができると診療の質を向上させられる。また、これらの情報システム充実により、ヘリコプター（航空機）等を利用した広域救急搬送においてもより効果的な運用が期待できる。

6 まとめ

(1) 医師確保について

第10次へき地保健医療計画に盛り込まれた各都道府県の医師確保や医療資源・医療スタッフの適正配置及び集約化に向けての取り組みは全国的にまだまだ不十分であった。やはり、都道府県が一括して医師を採用することや、一定期間へき地勤務医師養成制度の拡充など医療職種を増加させる施策が必要である。

(2) 広域救急搬送体制及び診療支援について

へき地・離島においては、医療資源が限られているので、ヘリコプター（航空機）等を利用した救急搬送やIT技術を駆使した画像診断や電子カルテの閲覧・共有などの診療支援を充実させることが必要である。これらの診療支援により、へき地医療機関における診療の質が向上し、広域救急搬送体制についてもより効果的な運用が期待できる。

(3) 医学教育について

臨床研修の場で、救急医療とへき地医療の両者をリンクさせた型の医学

教育システムが求められ、そのためにはへき地医療機関や基幹となる救命救急センターとの調整作業が必要であり、都道府県の積極的な関与が必要である。

【参考文献】
1）福田充宏，他：へき地・離島救急医療体制における救急医療機関の連携と患者と医療資源の集約化に関する研究，平成18年度　分担報告書.

（前高知医療センター救命救急センター長　福田　充宏、
高知県へき地医療支援機構専任担当官　澤田　努）

第3章　編者のまとめ

　へき地・離島救急医療体制については、編者も10年以上にわたって厚生行政科学研究で現地調査を行ってきた。このことから、福田氏が「はじめに」でも述べているように、①安定した医師の供給体制、②広域救急搬送体制、③医師の実践的なプライマリ・ケア及び救急医療の卒前・卒後臨床研修の3点の整備、構築に尽きる、といってもよいと思われる。また、福田氏は高知県のへき地医療拠点病院である高知医療センター救命救急センターに勤務し、消防防災ヘリのドクターヘリ的運航及び光ファイバーを用いたへき地医療情報ネットワークシステムを活用してへき地診療所、へき地医療拠点病院と救命救急センターを巧みに連携させ、県単位のへき地広域救急医療体制を構築した。この高知県におけるへき地広域救急医療体制は、地域の特異性を巧みにつかんだ成功例として、特記できる（第3章Ⅲ）。

　浅井氏の論文（第3章Ⅰ）の北海道は広域に多くの医療過疎地を有し、医師不足も加速して、困っている。その広域をカバーするための切り札として、防災ヘリ、県警ヘリ、自衛隊の航空機、ドクターヘリ及び固定翼による広域航空機による搬送体制を検討している。また、救命救急センターを中心としたMC体制の構築にも努力しており、少ない医療資源の活用に努力している。

　小倉氏の論文（第3章Ⅱ）は、縦に長い山間へき地が多い岐阜県において、防災ヘリを用いた広域搬送体制、また情報伝達システムであるGEMSIS2（Gifu Emergency Medical Supporting Intelligent System）を活用してへき地医療に対応しようとしている。

　高山氏の論文（第3章Ⅳ）の長崎県は日本一離島の多い県である。このことから、へき地・離島救急医療の歴史は古く、医師の養成、ヘリコプターの利用、画像伝送システムの構築等、昔からのへき地・離島対策が採られてきた。しかし、内陸部からの長距離、長時間搬送が多く、搬送途上において重篤になる症例も多いことから、ドクターヘリの導入に踏み切ったところ、ヘリコプターの要請は、離島よりも内陸部にある山間へき地からの要望が多かった。このことはあまり知られていないことであり、離島よりも山間へき地においてヘリコプターがより重要であることを示している。

第4章　救命救急センターを中心とした救急医療体制の現状とあり方

はじめに

　昭和45年前後には、交通事故、労働災害による重度外傷に対応できる救急告示医療機関が少なく、傷病者のた・ら・い・回・し・が昨今と同様にマスコミを賑わした。昭和52年（1977年）、これを解消するために救急医療懇談会の報告を受け、厚生省（現厚生労働省）が救急医療対策事業[1]として救急医療機関を重症度に応じて初期、二次、三次医療機関に分けた。救命救急センターは、このとき、複数科にわたる重症の傷病者の治療を行う三次救急医療機関の切り札として、人口百万人につき一か所配備するとしたことに始まる[2]。

　救命救急センターは重症の外傷に対応することを基本としてスタートしたので、ほとんどの救命救急センターが外科系医師を中心に編成された。このセンターには、現場から傷病者を救命するとして、医師が現場に出動するドクターカーも配備された。しかし、このドクターカーには、ドクターカーとして運行できるための予算が付けられなかったために、そのほとんどが、ドクターカーとして運用されず、救命救急センターで急性期を終えた患者の後方搬送用に用いられた。現在でも多くのドクターカーが同様な状態にあり、もしこのときに、ドクターヘリと同様に、ドクターカーとして運行できる予算が付けられていたならば、日本の病院前の救急医療体制は大きく変わっていたと思われる。

　救命救急センターには現在、高度救命救急センター、救命救急センター、新型救命救急センターの3種類がある。救命救急センターは、重症の外傷、呼吸不全、循環不全の患者を収容する施設であるが、高度救命救急センターは、これに加えて切断指肢の再接着、重症熱傷、急性中毒の治療ができる施設とされ、新型救命救急センターは、地域中核病院で救命救急センターと同様の治療ができる施設とされ、人口30万人に一か所設置するとされている[3]。これらの施設は、平成20年1月1日現在、高度救命救急センター21か所、通常の救命救急セ

ンター167か所、新型救命救急センター17か所、合計205か所が全国に配備されている。しかし、地域によっては、救命救急センターへのアクセスが悪く、救命救急センターに到着するのに時間を要している（口絵v図1参照）。

　救急医療対策事業においてはまた、救急患者を初期から二次、二次から三次へと流れるシステムを創った[4]。救命救急センターは、当初、主に外傷の患者を治療するセンターとして運用されてきたが、これは救急車が当初外傷の傷病者を救命救急センターに搬送するのを目的としていたことによる。昭和62年、疾病構造の変化や地域性により現実には救急車が疾病の重症患者も数多く搬送しているということから、内科系の疾病も救急車で搬送するように法的に整備された[5]。これを受けて、救命救急センターは、外傷のみではなく、内科系重症疾患も受け入れるようになり、外傷患者の収容を目的としていた救命救急センターは、すべての重症傷病者を受け入れるようになった。いずれにしても現在の救命救急センターは、地方ではすべての重症疾患を受け入れる救急医療機関の最後の砦として、都市においては各種外傷の重症救急疾患を受け入れる医療施設、若しくは脳血管障害、心大血管障害等の特定重症救急疾患の受け入れ医療機関として位置づけられ、機能している。

　平成19年6月27日に「救急医療用ヘリコプターを用いた救急医療の確保に関する特別措置法」が公布、施行され、救命救急センターに機動性のある新しい機能が加わったことは、今後の救急医療体制の改革に大いに役立つものと思われる。

【参考文献】

1）厚生省：救急医療実施要綱．1977
2）益子邦弘：救急医療システム．監修;日本救急医学会，編集；日本救急医学会認定医認定委員会，救急診療指針，pp.9～16，へるす出版，東京
3）厚生省：救急医療対策事業実施要綱；新型救命救急センター．
4）小濱啓次：救急医学と救急医療．監修；日本救急医学会，標準救急医学，pp.1～11，へるす出版，東京
5）自治省消防庁：消防法の一部改正．1987年（昭和62年）

（川崎医科大学名誉教授、川崎医療福祉大学教授　小濱　啓次）

I 救命救急センターの役割とあり方

　既に述べたように、救命救急センターは、重症救急疾患の収容施設として配備されているので、基本的にはすべての重症傷病者の受け入れをしなければならない。しかし、最近の状況をみると医師不足から十分に機能していない救命救急センターが多い[1]。また、二次救急医療機関が同じ理由で患者の受け入れをできないので、傷病者が救命救急センターに集中し、ベッドが満床になり、受け入れを拒否している症例も多い[2]。

　これらのことを考えると救命救急センターがその役割を全うするためには、地域における医療機関がそれぞれの役割を分担し、過度に傷病者が救命救急センターに集中しないように努力しなければならない。また、救命救急センターも地域の関連する医療機関と連携、協力し、急性期を終えた患者を関連する医療機関に分散する努力を怠ってはならない。要するに救命救急センターは、重症傷病者の収容が円滑に行われるように、救命救急センターが中心になって、関連する医療機関との地域パスを作成する必要がある。また、都道府県によっては、救命救急センターが傷病者受け入れの最後の砦になっているので、軽症、中等症の傷病者も診なければならない救命救急センターも多数みられる。このようなことから、救命救急センターに対しては、十分な公的補助が必要になる。

　さらにドクターヘリの救命救急センターへの配備は、新たな役割を救命救急センターに与えるが、ドクターヘリをどのように運用するかは、これからの救命救急センターの新しい大きな使命となる[3]。

【参考文献】
1) 朝日新聞:救命センター28施設苦境.2008年(平成20年) 2月3日,14版,朝日新聞大阪本社
2) 朝日新聞:救急撤退235病院.2008年(平成20年) 1月14日,14版,朝日新聞大阪本社
3) 小濱啓次:ドクターヘリの必要性と現状,今後の展開.日本航空医療学会,ドクターヘリ講習会テキスト,2008

(川崎医科大学名誉教授、川崎医療福祉大学教授　小濱　啓次)

Ⅱ　救命救急センターと二次医療機関との連携

　現在の救急医療体制に従うならば、二次医療機関はその多くが救急告示医療機関であり、二次医療機関で対応できる疾患については、二次医療機関で救急患者の診療を行い、その役目を果たさなければならない。しかし、堤論文（第4章Ⅲ）や新聞[1]にみるように、二次救急医療機関が救急診療から"逃散・撤退"しており、結果として、傷病者のたらい回しが起こり、新聞紙上を賑わす。このことは、救急患者を救命救急センターに集中させ、救命救急センターがその能力を十分に発揮できない状況にしている。しかし、本書の石原、種村論文（第9章）に見るように、都道府県医師会、市町村医師会は二次救急医療機関の充実に努力しており、公的な補助が二次医療機関の運営に十分に寄与するならば、二次医療機関が充実し、救命救急センターの診療が円滑に行われ、重症患者が救命される。ただ現状は、両施設とも医師不足、医療費の圧縮から十分な連携ができていないのが現状であろう。国の行政指導の下、救命救急センターを中心とした連携のための救急医療地域パス[2]を早急に作成することが必要と考える。

　そのとき重要になるのが救急医療機関に対する救急診療ができる費用の補助と救急医の待遇改善である。度々述べるがこのとき必要なことは、救急医療は仁術ではなくて算術であると理解することである。二次医療機関と救命救急センターの連携には、ドクターカーとドクターヘリが重要な役割を果たす。

【参考文献】
1) 朝日新聞：救急撤退235病院. 2008年（平成20年）1月14日，14版，朝日新聞大阪本社
2) 岡田晋吾：地域連携パスの作成術・活用術. 2007, 医学書院, 東京

（川崎医科大学名誉教授、川崎医療福祉大学教授　小濱　啓次）

第4章 救命救急センターを中心とした救急医療体制の現状とあり方　　　121

Ⅲ　埼玉県の場合

1　はじめに

　ここ数年、医療崩壊という言葉が囁かれている[1]。そして、その現象がもっとも顕著に現れている分野の一つが救急医療である。救急医療に携わる医師が急性期型の病院から"逃散"し、その結果、救急病院の告示を取り消す医療機関が増加し始めている。共同通信社の調査によると（平成19年7月1日）、救急病院の数は、平成19年4月の時点で、大阪府を除く46都道府県で3,838となり、3年前に比べ142減っているという。全体の7割に当たる33都道府県で減少している。救急病院の数が最も減ったのは埼玉で21病院、次いで東京の16病院。減少率で見ると、岩手、徳島の15％減が高く、愛媛、福井も2けたの減少率となっているという。
　救急医療の崩壊の大きな原因は、①医療費の抑制、②医事紛争・クレームの増加、③医師の労働環境・待遇の悪化、などである。このような中で、救急医療が急速に防衛医療・萎縮医療に向かっていることは確実である。
　以上のような医療を取り囲む状況を前提として、埼玉県における救急医療体制の現状と問題点、そして対策について、救命救急センターの立場から述べる。

2　統計からみた埼玉県における医療供給体制の基盤[2], [3]

　埼玉県は、大都市東京の北側に接する人口約700万人の県であり、現在においても人口は増加を続けている。都内へ通勤している人口も多く、全県民の平均年齢は、全国の都道府県中第2位という若い世代が多く住む県である。
　その一方で、人口10万人当たりの医師数は129.4人であり、全国最下位である（全国平均　201.0人、第1位は東京都で264.2人）。さらには、人口10万人対就業看護師数も407.6人であり全国最下位である（全国平均　635.5人、第1位は高知県で941.2人）。一方、医療機関については、病院数は361であり、全国第5位（第1位は東京都の667）、一般診療所は3,778で全国第7位（第1位

は東京都の12,269）となっている。人口10万人当たりの病床数も886.2床であり、全国的にみて下位から3本の指に入る"医療過疎"の県である（全国平均1,276.9床、第1位は高知県で2,446.1床）。

埼玉県における医療供給体制を考える上でもっとも重要な点は、病院数が多く、その割に病床数が少なく、医師数が少ないという事実である。

3　埼玉県における救命救急センターの配置の現状

救命救急センターの地域別の配置を示す（図4－1）。埼玉県には、現在6か所の救命救急センターがある。そして、この6つの救命救急センターごとに、三次救急医療圏を定めている。そして、この三次救急医療圏ごとに地域メディカル・コントロール協議会（MC協議会）が組織され、地域の救急医療体制の問題点などが協議され、MC圏ごとにさまざまな活動が展開されている。

2008年には、県で7番目の救命救急センターが認可される見込みであり、厚生労働省の初期の目標であった「人口100万当たり1か所の救命救急センター」という目標がやっと達成される状況にある。当然のことながら、「二次医療圏に一つの救命救急センターの設置を」という新しい目標には遠く及ばない。

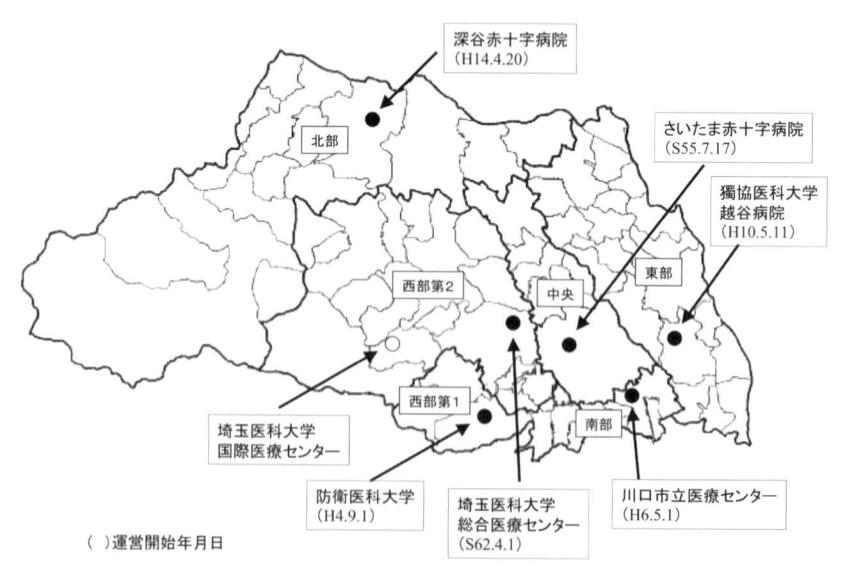

図4－1　埼玉県における救命救急センターの配置

第4章 救命救急センターを中心とした救急医療体制の現状とあり方　123

一方、図4－1に示されるように、救命救急センターの配置をみると、県南はそれなりに配備されているが、県北、特に県北東側が全くの空白地域である。これに対して県の行政サイドには、今後、この県北東部に新しい救命救急センターを設置する構想もあるようである。理想論としては絶対に必要と判断されるが、この医師不足、特に救急医療を行う医師不足の時代の中で、仮に作ったとしても救急医療に従事する医師が確保できなければ、全く機能しない可能性すらある。ちなみに、現在においても、県内の各救命救急センターはいずれも医師数が少なく、救急医療の現場で働く医師は、その使命感のみで、必死に耐えて、埼玉県の救急医療を支えているという現状である。

4　埼玉県における地域別二次救急医療機関数[4]

上記の三次救急医療圏ごとの救急医療機関の数などを表4－1に示す。救急告示医療機関数（特に病院数）は、東京都と比較しても遜色のない数字である。しかしながら、その実態をみると問題点がないわけではない。

埼玉県における救急告示病院全体の特徴は、①各医療圏の間でかなりの格差が存在する、②夜間・休日、複数の当直医を配置している救急医療機関が少ない、③緊急手術が施行できる救急医療機関が極めて少ない（麻酔科医が確保できないことも理由の1つであると推定される）、④各病院の常勤の医師による

表4－1　三次救急医療圏別の救急告示医療機関数[4]

区分 地域MC別	管内人口 （注1）	救急告示医療機関数（注2）			1救急告示医療機関 当たりの人口
		総数	診療所	病院	
		208	18	190	
中央地域	1,696,397	41	4	37	41,376
東部地域	1,602,687	47	7	40	35,616
西部第一地域	1,064,470	26		26	40,942
西部第二地域	1,173,241	35	1	34	34,508
南部地域	724,976	27	2	25	26,851
北部地域	791,918	32	4	28	24,748

（注1）：人口は、平成17年国勢調査公表速報値
（注2）：平成18年4月1日現在（県保健医療部調べ）

当直ではなく、外部からの"アルバイト当直医"に依存している医療機関が多いこと、などが指摘されている。

5　救急隊からの救急患者の収容要請に対する医療機関の受け入れ状況

　上記に述べた救急医療体制の中で、埼玉県の救急医療はうまく機能しているであろうか。全国的に救急医療機関が減少する過程で、埼玉県においても、同じように救急患者の"たらい回し"が日常的に起きている（報道機関が用いる"たらい回し"という言葉には異論があるが、本稿では、あえて""付きで使用する）。埼玉県の調査[4]によると、平成19年7月から8月の2か月間に、救急隊が医療機関に患者の収容の依頼をして5回以上断られた件数は、1,409件であった。また、経年的な推移をみると、救急隊による収容要請回数5回以上の事例数は、平成17年が403件、平成18年が985件、平成19年が1,409件と、急激に増加していることも明らかにされている[6]。事態は急速に悪化している。
　三次救急医療圏別に"たらい回し"の発生率をみると、個々の二次医療機関が比較的充実している南部地域で4.9%、"医療過疎"と言われている北部地域が0.9%という結果であった（表4－2）。逆説的な結果であるが、南部など医療機関が充実している地域では、「自分のところが受けなくても、他の医療機関が受けてくれるであろう」という心理的な作用が働く結果も推察されるところである。

表4－2　三次救急医療圏別の"たらい回し"の発生件数[4]

区分 MC別	総数 a	事例件数 b	発生率 b／a
	38,123	985	
中央	9,575	189	2.0%
東部	8,609	315	3.7%
西一	5,502	110	2.0%
西二	6,009	122	2.0%
南部	4,282	211	4.9%
北部	4,146	38	0.9%

一方、"たらい回し"にされた事例を病態別にみると、もっとも頻度が高い病態は精神科的問題を有する救急患者であった。ちなみに第2位は消化器疾患（特に、高齢者の吐血・下血など）であり、第3位は意識障害の患者であった[4]（図4-2）。

なぜ、救急医療機関は精神疾患を有する患者や高齢者、あるいは意識障害を呈する患者を受け入れないのであろうか？その理由は明確である。もちろん、表向きの理由は、専門外、処置困難などであるが[4]（表4-3）、本音は手間がかかる割に収益が少なく、時にトラブル・訴訟になるからである。「診れない」のではなく、「診たくない」から断るのである。

仮に、これらの患者の収容先が決まらないという理由だけで、救命救急センターが重症度に関係なく倫理的な観点から受け入れるような風潮になれば、救命救急センターの機能はパンクし、救命救急センター本来の責務が果たせなくなる危険性が高くなる。最近では、特に、老人施設などに入所中の超高齢者の病状が悪化した（意識障害、呼吸不全、胸痛など）といって、救命救急センターへ収容要請をしてくる事例が増えている[5],[7]。これらの患者の対応については、その施設の提携病院あるいは協力病院が診療する本来のシステムを堅持すべきであろう。これらの患者を救命救急センターが受け入れなかったということで、収容拒否とみなされるのは正当ではない。がん末期の患者でかかりつけの医療機関がある場合や、寝たきりの高齢者（老人病院や施設に入院・入所している患者）などの場合、状態が悪化することは予測可能なことであり、本来

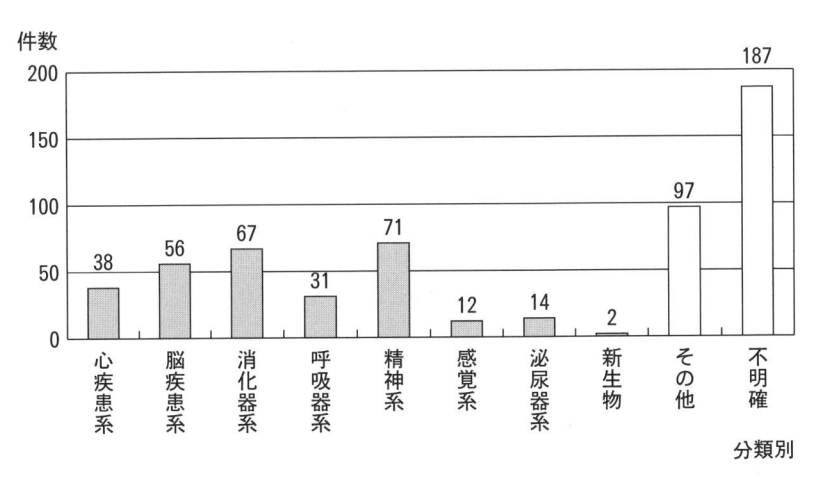

図4-2　疾病分類別にみた"たらい回し"の発生件数[4]

表4-3 三次救急医療圏別にみた収容不能の理由と件数[4]

MC別 区分	総数	中央	東部	西一	西二	南部	北部
	15,338	2,739	4,603	2,117	2,232	2,646	1,001
ベッド満床	1,895	296	353	287	346	527	86
専門外	4,409	906	1,432	384	702	717	268
医師不在	1,204	98	459	220	126	180	121
手術中 重患有	2,044	405	741	299	213	252	134
処置困難	2,706	516	739	533	388	312	218
不明 その他	3,080	518	879	394	457	658	174

それは通常の医療の中で対応すべきものと考えている。著者は、これらの患者が救命救急センターに搬送され、さまざまな集中治療が施行され結果的に延命治療が行われることに疑問を持っている[5]。

救急患者の受け入れについては、多くの問題があるが、今後、実際に救急医療に従事する医師あるいは医療機関に、何らかのインセンティブを与える対策を講じないと、医療機関の受け入れ状況は全く変わらないであろう。このままでは、これらの救急患者の"たらい回し"は、今後もさらに悪化すると予測する。

6　埼玉県における救急疾患・病態別にみた救急医療の現状の評価

(1) 外　傷

　埼玉県におけるここ数年間の交通事故死亡者数の推移を示す。平成15年369人、平成16年305人、平成17年322人、平成18年265人、平成19年228人であり、過去数年間で141人も減少させている。

　全国的にも交通事故死亡者数が減少傾向にあるが、埼玉県における死亡者数の減少は、全国的にみて突出しており、評価されてよい数字である。また、交通事故死亡者数を人口10万人当たりに換算すると、3.25人／年／人口10万人であり（全国平均は6人強／年／人口10万人）、この数字は、

全国で交通事故死亡者数の少ない都道府県のベスト3に入る数字である。

交通事故死亡者数の減少の理由としては、乗用車自体の構造の改善や警察による交通事故の取り締まりの強化などによるところが大きいことには同意するものであるが、その他にも、救急隊によるプレホスピタル・ケアの向上、医療機関の診療の質の向上によるところが大きいと推定される。特に、埼玉県におけるJPTEC®の普及により、"Load and Go"や"Trauma bypass"によって、事故の現場から、直接救命救急センターに搬送されていることが、交通事故の死亡者数の減少に大きく貢献していると推定される。このように、特に、重症外傷患者の診療に関しては、埼玉県の医療体制は、比較的整備されていると評価されるであろう。

ただし、課題も多く、外傷診療の中でも、特に、脊椎・脊髄損傷患者の受け入れ可能な医療機関が極めて少ないことである。さらには、単純な上下肢単独の開放性骨折でさえ、受け入れ可能な医療機関が極めて少なくなっている印象を受ける。

(2) 脳卒中

厚生労働省の掲げる「4疾病5事業」の中の一つである脳卒中の診療については、出血性病変ならびに閉塞性病変とも、非常に厳しい受け入れ体制にある。

ア 出血性病変

埼玉県における脳神経外科診療施設の分布を示す（図4-3）。脳神経外科学会が認定するA項施設（専門医2人以上、かつ年間100件以上の手術を施行している、などの条件を満たしている施設）はわずかに8施設のみであり、このように、埼玉県においては、24時間365日、これらの救急患者を受け入れられる施設は限られている。特に、埼玉県の北部地域は1施設しかなく、もし、この医療機関が手術中であれば、救急隊は長距離搬送を強いられることになる。非常に危うい状況である。

イ 閉塞性病変

少し古いデータであるが、当院の位置する川越地区で脳血管障害に関する調査をしたことがある（表4-4）。救急医療体制について改善を図ろうとするときには、医療の需要と供給を調査し、その結果に基づいて対策を講じる必要がある。埼玉県においては、このように地域によって診療体制を整備しつつある地域がある一方で、そうでない地域もみられ、地域間格差が大きい状況である。

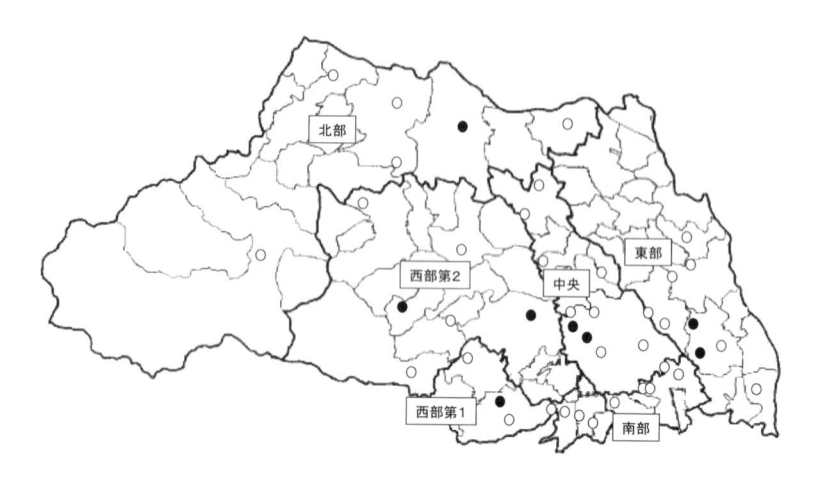

日本脳神経外科学会認定施設　● A項施設(8)　○ C項施設(35)

図4-3　埼玉県における脳神経外科診療施設の分布

表4-4　川越市医師会脳梗塞スタディー

需要	脳血管障害患者数と疾患分類		
	疾患名	症例数	比率(%)
	脳出血	192	13.5
	SAH	74	5.2
	脳梗塞	1,034	72.8
	その他	121	8.5
	計	1,421	100.0

供給	脳血管障害に対する将来的診療姿勢	
	A．脳血管障害の診療は行わない	12施設
	B．脳血管障害の診療に従事する	31施設
	1）自施設にて総合的な治療を行う	2施設
	2）急性期のみ行う	2施設
	3）慢性期のみ行う	27施設

一方、救急隊員が脳卒中を重症度だけで判断すると、深昏睡状態で手術適応もなく治療対象になり難い症例ばかりが救命救急センターや地域の基幹病院に搬送されることになり、医療という限られた社会資源の有効活用という観点から疑問が残るところである。現在、r－tPA（遺伝子組み換え組織プラスミノーゲンアクチベータ）が認可され、3時間以内に投与すれば、片麻痺などの症状が劇的に改善する可能性がある。もし、重症度だけで判断されるなら、これらの患者は、一般の救急医療機関に搬入され、このような新薬の恩恵を受ける機会を逸することになる。救急隊員向けのPSLS（Prehospital Stroke Life Support）[8]などの普及が望まれるところである。

　そして、今後は、一次・二次・三次という重症度別の医療機関の分類だけではなく、脳卒中、心疾患など病態別の医療機関の分類と病院群のネットワークを、医療圏を越えて埼玉県全域で構築していく必要があると考える。

(3) 心疾患

　脳卒中と同様である。埼玉県においては、特に、虚血性心疾患に対するカテーテル治療を行える施設はそれなりに確保されているが、大動脈解離など緊急の手術を要する患者の受け入れ医療機関が極端に限られ、そして、局在していることが大きな問題である。

(4) 重症熱傷

　埼玉県全体の、重症熱傷の発生頻度などの正確なデータは不明であるが、重症熱傷を受け入れる医療機関が極めて少ないことは事実である。最近5年間に当院に救急搬送された重症熱傷患者の発生場所の図を示す（図4－4）。重症熱傷の治療は、①多大な労力を要する、②治療をする上で採算がとれない（赤字の医療）、③MRSAなど院内感染のもとになる、④入院期間が長期化する、⑤その後の転院先が見つからない、などの理由から、医療機関にとって負担が極めて大きい医療である。

　重症熱傷を1か所の医療機関に集約する方針は、治療成績の向上などの医学的な観点からは基本的には誤りではないが、当該病院の負担が大きく、我が国における現行の救急医療体制のもとでは、現時点では成立しないであろう。

(5) 精神科救急

　埼玉県においては、精神科救急システムが構築されている。純粋な精神

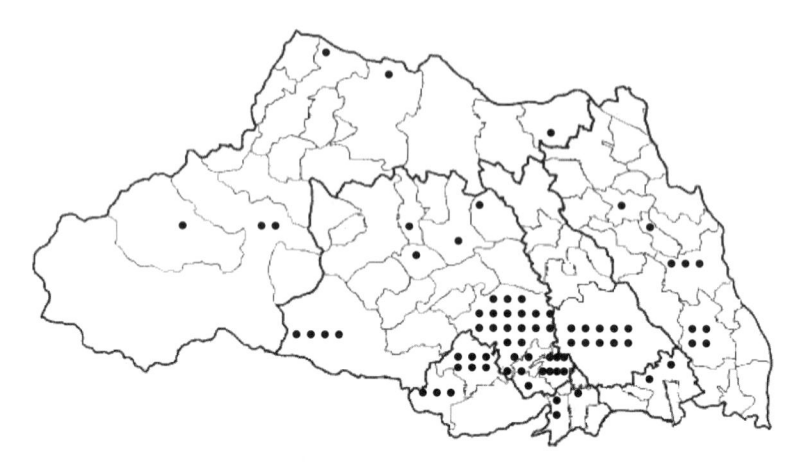

図4－4　当院に搬送された重症熱傷患者の発生地域

地域別受診者数

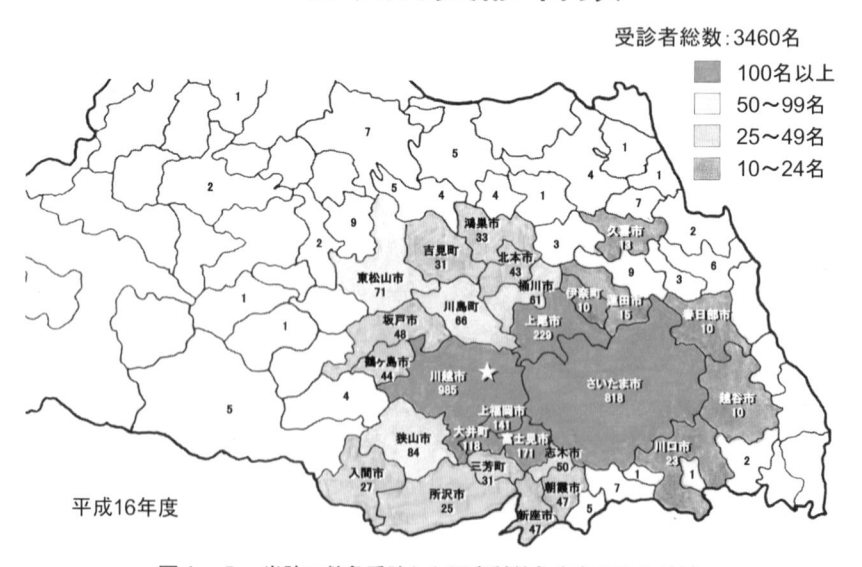

受診者総数：3460名

100名以上
50～99名
25～49名
10～24名

平成16年度

図4－5　当院に救急受診した耳鼻科救急患者の発生地域

科救急は埼玉県立精神神経センター、身体合併症を有する精神疾患の患者は、埼玉医科大学病院、というように2か所の医療機関で対応するシステムである。しかしながら、埼玉医科大学病院は、埼玉県の西部地域にあり、とても全県をカバーすることはできない。その結果、これらの救急患者の多くは、救命救急センターなどに搬送されている。

(6) 特殊救急など

形成外科、眼科、耳鼻科などの専門的治療を要する救急疾患についても、大きな問題がある。ここでは、1例として耳鼻科救急について述べる。埼玉県においては、24時間365日、耳鼻科救急を行っている医療機関は、当院だけであった。その結果、埼玉県全域から当院にこれらの救急患者が集まってきて（図4－5）、結果的に、耳鼻科医の労働過重となり、医師の退職が相次ぎ、平成20年1月から、この体制を維持できなくなった。現時点では、埼玉県においては、24時間365日、耳鼻科救急を診療している施設はないという状況である。

埼玉県においては、すべての患者に、いつでも、どこでも、これらの専門的な診療を提供するだけの医師のマンパワーはない。行政には、県民に対して、この現状を説明する責務があると考える。

7　埼玉県における救急医療体制の問題点と対策

以上のほかにも、数多くの問題点を指摘できる。埼玉県において、救急医療の崩壊は急激に進行しており、直ちに対策をとらないと、"助かるべき命"が失われていく危険性が極めて高い。

「はじめに」で述べたように、救急医療の崩壊の大きな原因は、①医療費の抑制、②医事紛争・クレームの増加、③医師の労働環境・待遇の悪化などであり、これらに対する抜本的な解決なしには、いかなる対策も奏功しないであろう。小手先の対策では、現在進行している救急医療の崩壊の連鎖は食い止められない。本稿においては、長期的な対策を述べる紙面がないので、短期的に行える対策のみ簡単に列記する。要は、医療という限られた社会資本を有効に活かすことが主眼である。なお、埼玉県においては埼玉県医療対策協議会の中の救急医療部会において、これらの問題が議論されているところである。

救命救急センターは救急医療の"最後の砦"と言われているが、現在はむしろ"最初の防波堤"にされている感さえある。県民の生命を守るためには、救

命救急センターが、本来の責務である重症の救急患者の診療に専念できる環境を整備することが重要である。もっと正確に述べるなら、救命救急センターに搬送される対象は、医療という限られた人的・物的資源を集中的に投入することによって、助けうる可能性がある患者とすべきである。そのためには、二次医療機関も、本来の二次救急を担える状況にする必要がある。

　これらを実現する短期的対策としては、①軽症患者、特に、"コンビニ"感覚で受診する患者が二次医療機関に殺到することを防ぐために、行政を含めて組織的に、県民に対して救急受診に関するルールとマナーの啓蒙・教育を徹底して行う必要がある。②一次・二次・三次という重症度による医療供給体制のみならず、脳卒中、虚血性心疾患のみならず、精神科救急を含めて、病態別のネットワークを広域で再構築する必要がある。③救命救急センターの空床確保を容易にするために、後方病院の確保を行政の立場からも整備する。④埼玉県救急医療情報センターの機能を強化し、かつ実効性のあるものに改善する。⑤重症の救急患者を収容する医療機関はその不採算性のために維持が困難であり、財政的なバックアップが必要である。

8　おわりに

　救急医療体制を改善させる上で、もっとも重要な視点は、いかなる対策であれその正否は、救急医療の現場で働く医療従事者が"心地良い"と感じるか否かで決まる。人は、"快・不快"、"損得"で動くものである。医師に、医師としての社会的使命・倫理を求めるだけでは、何も改善されないであろう。

【参考文献】
1）小松秀樹：医療崩壊　立ち去り型サボタージュとは何か．朝日新聞社発行，東京，2006年
2）http://www.mhlw.go.jp/toukei/saikin/hw/ishi/04/kekka1-2-4.html
3）http://www.pref.saitama.lg.jp/A01/BP00/b1021/a200500/menu.html
4）平成19年7・8月における救急傷病者受入要請に係る調査結果．埼玉県危機管理防災部消防防災課，埼玉県保健医療部医療整備課，2007年
5）堤　晴彦：救命救急センターへの期待と現実，そして理想．患者のための医療　創刊号：101-104，2002
6）平成19年7・8月における救急傷病者受入要請に係る調査結果（中間報

告）．埼玉県危機管理防災部消防防災課，埼玉県保健医療部医療整備課，2007年
7）堤　晴彦：高齢者における救急医療の現状と問題点．救急医療ジャーナル　12：8－11，1995
8）PSLS（Prehospital Stroke Life Support）コースガイドブック．日本臨床救急医学会監修，へるす出版，東京，2007年

（埼玉医科大学総合医療センター高度救命救急センター教授　堤　晴彦）

Ⅳ 高知県の場合

1 はじめに

　救命救急センターを中心とした救急医療体制のあり方について、高知県という地域を対象とした、一救命救急センターの立場で述べ、全国的な救命救急センターにおける問題点と対策についても言及する。

2 救命救急センターに求められること

　救命救急センターに求められていることは、すべての重篤な救急患者を24時間体制で受け入れること、初期・二次救急医療施設の後方病院として24時間体制で必ず受け入れること、生命の危機が回避された状態にある患者を積極的に転送（分散）させ常に必要な病床を確保すること、救急医療に関わる臨床教育を行うこと（医師、医学生、研究生、看護師、看護学生、救急救命士等）などである。

　本来、救命救急センターとは三次救急医療施設ではあるが、一般の人や一部の医療者においては、いまだに軽・重症を含めて、あらゆる種類の救急患者を診てもらえる救急医療施設として捉えられていることが多い。昨今、救命救急センターにおいては、重症救急患者のための病床確保が困難となり、365日24時間体制で断ることなく患者を必ず受け入れることができない場合が増えている。この原因としては、救急専従医の労働条件がなかなか改善されず、救急医療に係る医師不足も顕著になってきたこと、臨床教育を行うための十分な時間とマンパワーがとれなくなってきたことなどが挙げられ、大きな問題となってきている。

　また、地方では、地域における救急医療は、最後の砦といわれている救命救急センターに集約、依存される傾向が、より一層著明になってきており、これからの地域における救急医療体制、つまり、救命救急センターを中心とした救急医療体制のあり方について再検討し、より充実した新たな体制の構築が求められる。救命救急センターが断ることなく、常に収容を可能にし、重症患者の

第4章　救命救急センターを中心とした救急医療体制の現状とあり方　　135

集約の砦となるためには、収容と同時に地域の医療施設に急性期を経た患者を分散できるような地域連携体制を日ごろから構築していかなければならない。

3　地域（高知県）に求められる救命救急センターを目指して

　高知県は、広大な面積で、山間部が84％を占め、県の高齢化率も27.5％と高い。県南の中心部にある高知市は、人口密度が高く、県人口の41％が一極集中している。県土木部道路計画課によると、国勢調査統計区を基礎単位として県全体を256の小地区に分けると、三次医療施設（高知大学附属病院救急部、高知赤十字病院救命救急センター、高知医療センター救命救急センターの3か所）

表4－5　高知医療センター救命救急センターの理念と主な役割

理念
- ・「救急医療は医の原点」であることを実践する
- ・「救急医療は実学」であることを実践する
- ・救命救急センター専任職員が中心となって運営を行い、すべての病院職員が救急医療に係わる
- ・救急医療の現場を構築し、救急医療の教育現場として活用する

おもな役割
- ・救命救急センターとしての役割
　　　三次救急医療機関
- ・へき地医療拠点病院としての役割
　　　ブロードバンド活用による診療、教育支援
　　　へき地医療拠点病院及び診療所との合同カンファレンス
　　　消防防災ヘリの活用
- ・基幹災害医療センターとしての役割
　　　災害医療の研修と実践
　　　大規模災害（南海地震など）を想定した対応
- ・二次医療圏域を超えた地域医療支援病院としての役割
- ・総合周産期母子医療センターのバックアップとしての役割
- ・救急医療の研修病院としての役割
　　　（医師、研修医、医学生、看護師、看護学生、救急救命士等）
- ・救急医療に係わる臨床研究の場としての役割
- ・救急医療に係わる関連諸機関との連携強化の役割
- ・自治体病院としての役割

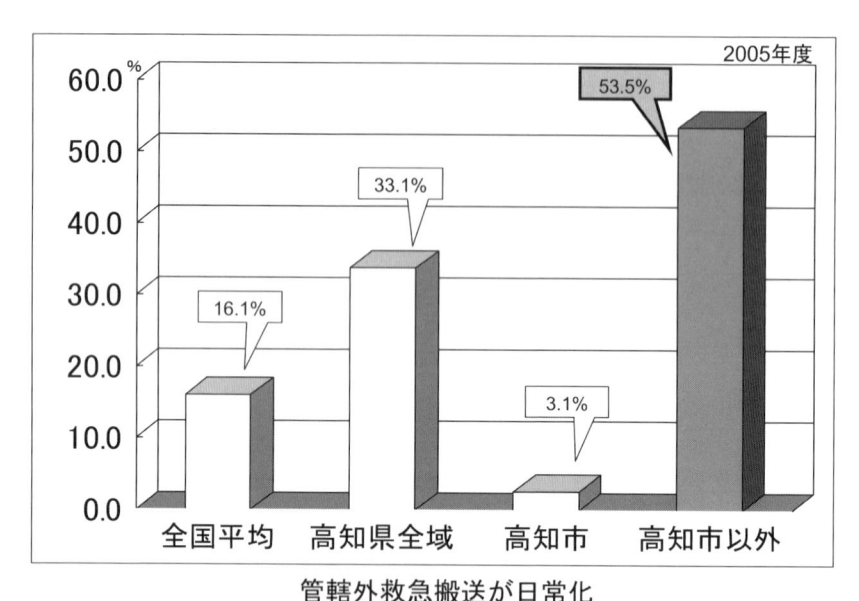

管轄外救急搬送が日常化

図4－6 管轄外救急搬送の割合

まで40分を超える小地区が169（66％）も存在する。このなかで高知医療センターは、自治体病院である高知県立中央病院と高知市立市民病院を統合し、新たに救命救急センターを併設するに至った[1]。今後、この自治体病院が救命救急センターとして、また、基幹災害医療センターとして、さらに多くの過疎地域を抱えるへき地医療拠点病院としての役割を果たしていくことが求められている。表4－5に、高知医療センター救命救急センターの開院当初からの理念とおもな役割を示した。

　高知県の中山間地域における救急搬送の特徴は、医療機関に収容されるまでの搬送時間が長いことであり、この中に多くの重症救急患者が含まれていることが推測される。事実、高知市外の消防本部の管轄外搬送が50％以上となっており（図4－6）、現場着まで10分以上、医療機関に収容されるまで60分以上を要している地域がかなり多く存在している。そこで、高知医療センター救命救急センターにおいては、高知市内を中心とした中央部の地域は当然守備範囲ではあるが、中央部から離れた周辺地域の救急医療支援をより求められていることから、消防防災ヘリを利用した広域救急搬送体制の構築を目指した。すなわち、ヘリ出動要請が、消防防災航空隊か医療センターに入れば、互いに連携

しあい、消防防災ヘリが、空港の基地から医療センター屋上ヘリポートまで5分で飛来し、ここで医療センター救命救急センターの医師をピックアップし、救急現場や要請医療機関へ向かい、重症救急患者を医療センター救命救急センターに搬送してくるという消防防災ヘリを利用したドクターヘリ的運用である。

　このようなへき地・離島医療をも支援できる広域救急搬送体制の構築は、重症救急患者の対応に際し、へき地医療施設の日常診療業務をストップし、その間へき地・離島の医師を不在にするという従来のへき地・離島における救急医療の弱点が、受け入れ医療施設の医師をピックアップし迎えに来てくれることによって克服できる。また、このような平時の高知県におけるヘリを利用した広域救急搬送体制の構築は、大規模災害時の災害医療においても円滑な対応につながることが期待できる。

4　高知医療センター救命救急センターの実績

　高知医療センター救命救急センターは、自治体病院であるため、当初から、初期、二次、三次いずれの機能をも有する救急医療施設として運用を開始した。年間の救急外来患者数は約15,000人であり、うち初期救急患者は77％、二次救急患者は14％、三次救急患者は9％であった。

　救急搬送患者の状況をみてみると、搬送患者は2005年3月の開院から2006年12月までに6,813人、うち高知市外からの搬送は3,398人（49.9％）であった。うち二次救急医療施設等からの紹介搬送患者は2,157人（31.7％）で、中央以外の医療圏からの搬送が多かった。また、これらの救急搬送患者は、必ずしも重症の三次救急患者ではなかった。一方、開院から2007年12月までの消防防災ヘリ等によるヘリ搬送患者は504人で、現場搬送（127人）を除き、病院間搬送（369人）は、中央医療圏北部の嶺北地域並びに、安芸、高幡、幡多医療圏など中心部から離れた地域（高知医療センターから半径40km圏外：ヘリで15分以内に現着可）からの搬送であった。

　救急車やヘリを含めたすべての救急搬送患者のうち、開院から2007年10月までの三次の重症救急患者（救命救急加算対象患者）は3,647人で、うち高知市外からは2,378人（65.2％）で、意識障害、心不全、呼吸不全、外傷・破傷風で重篤な患者、重篤な代謝障害など、いずれの病態を呈した患者においても、県下全域から搬送されており、疾病等に偏りがなかった（表4－6、図4－7）。

　また、救急搬送患者のうち、救命救急加算対象者患者を分析してみると、高

(救命救急加算)

総計	3,647	
救急車	2,790	76.5%
ヘリ	356	9.8%
病院車	82	2.2%
その他	419	11.5%

40km圏 = ヘリ搬送15分

高知市 1269
南国市 423
高知龍馬空港
高知医療センター
幡多けんみん病院

1個あたり1人

住所	救急搬送	その他	住所	救急搬送	その他	住所	救急搬送	その他
高知市	1052	217	仁淀川町	50	3	佐川町	15	4
南国市	376	47	本山町	52		黒潮町	14	4
安芸市	214	8	奈半利町	46	2	土佐清水市	13	
香南市	179	20	梼原町	46		日高村	9	4
室戸市	140	10	大豊町	44	1	北川村	13	
香美市	120	13	土佐町	43		馬路村	9	3
土佐市	121	10	津野町	38		宿毛市	8	3
須崎市	104	5	中土佐町	29	2	東洋町	7	1
四万十町	101	7	田野町	24		大月町	3	
いの町	63	13	越知町	25		大川村	4	
春野町	61	9	四万十市	19	2	三原村	1	
芸西村	52	5	安田町	18	2	県外・その他	117	11
						計	3230	417

(2005年3月〜2007年10月)

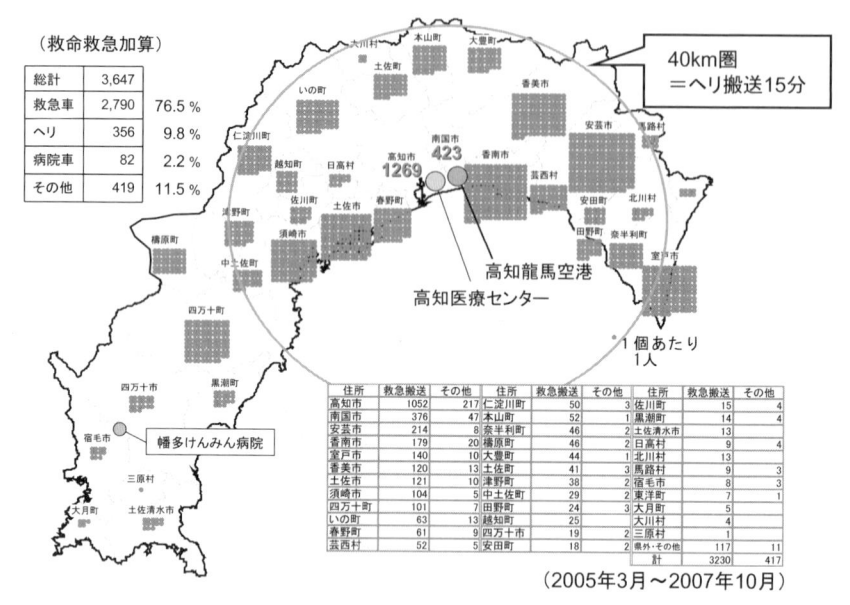

図4-7 重症救急患者

表4-6 救命救急センター入院患者

対象	2005年度	2006年度	2007年4〜12
・意識障害又は昏睡	344	499	414
・急性呼吸不全又は慢性呼吸不全の急性増悪	160	181	100
・急性心不全(心筋梗塞を含む)	377	350	217
・急性薬物中毒	32	21	22
・ショック	116	164	212
・重篤な代謝障害(肝不全、腎不全、重症糖尿病等)	146	68	43
・広範囲熱傷	5	11	5
・大手術を必要とするもの	62	37	20
・救急蘇生後	12	21	8
・その他外傷、破傷風等で重篤なもの	97	102	68
救命救急入院料算定患者数	1,351	1,454	1,109
救命救急センター入院患者数	1,732人	1,754人	1,275人
救命救急入院料算定率	78.0%	82.9%	87.0%

(高知医療センター救命救急センター 20床:ICU・CCU 12, HCU 8)

知医療センターから半径40km圏外（15分以内）の地域から、通常ならヘリ搬送される可能性が高いと思われる重症患者が、おおむね時間内（AM 8：30〜PM 5：00）で年間100人、時間外（PM 5：00〜AM 8：30）で年間200人存在しており、これらの患者はヘリ搬送の潜在需要患者であると推測できる。

　この他、月に1回定期開催される高知医療センター救命救急センターにおける救急症例検討会においても、多地点遠隔TV会議を利用することによって、高知市内の医療機関、消防機関関係者だけでなく、へき地・離島の医療機関、消防機関関係者も参加でき、かつ生涯教育の一環として活用している。一方、リアルタイムにこの遠隔TV会議を利用して、直接画像を目にし、へき地医療機関の医師と、医療センター救命救急センターの医師が直接対面しながらヘリ搬送の適応についての決定なども行っている（図4－8）。

画像伝送システム
ヘリ搬送時の情報交換

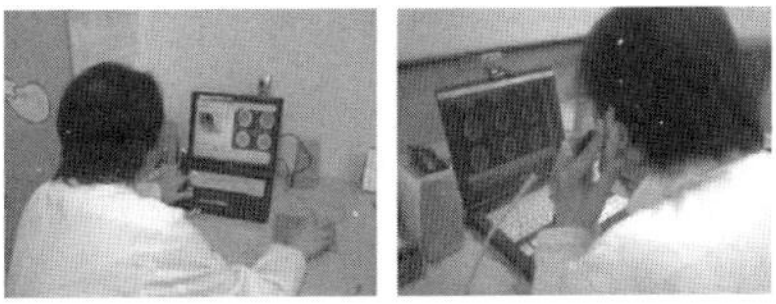

中枢神経疾患	17例
循環器疾患	11例
腹部疾患	9例
外傷	7例
	44例

救急医療の質の向上を目指し、現場（医療者、救急隊）にフィードバック

救急症例検討会
へき地医療機関とのテレビ会議

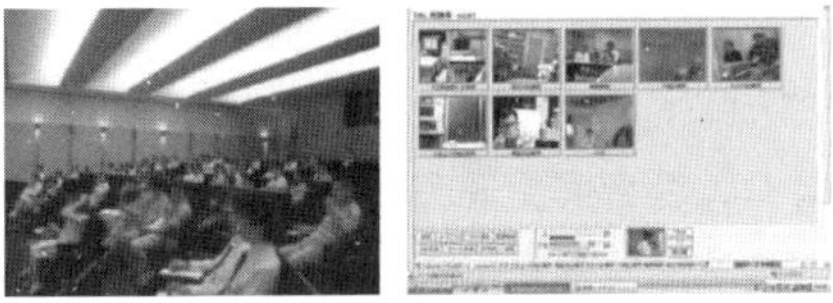

多地点遠隔Web会議

第1回	ヘリコプター搬送	第14回	救急外来看護師と救急救命士との関わり
第2回	へき地医療と救急医療	第15回	産科救急
第3回	心肺停止	第16回	中毒疾患の取り扱い
第4回	多発外傷	第17回	脳神経外科救急
第5回	消化器疾患	第18回	呼吸器疾患
第6回	脳神経外科救急	第19回	形成外科救急
第7回	救急搬送状況の調査結果	第20回	耳鼻科疾患
第8回	救急領域における呼吸器疾患	第21回	救急に関わる腎疾患
第9回	救急領域における精神疾患	第22回	救急に関わる消化器疾患
第10回	救急領域における小児疾患	第23回	眼科救急疾患について
第11回	メディカルコントロールとヘリ搬送	第24回	ドクターヘリと新しい救急医療体制
第12回	脊椎損傷におけるアプローチ	第25回	津野山分署（梼原町）における救急活動
第13回	循環器疾患のアプローチ	第26回	脳卒中の急性期治療「血管内治療について」

（2005年3月〜2008年1月）

図4－8　へき地医療情報ネットワークの利用（高知医療センターとへき地医療機関14か所が連携）

5　救命救急センターの基本的な問題点

　厚生労働省における2006年度及び2007年度の全国救命救急センターの評価からみると、充実段階別には、すべての施設が充実しているとA評価（2006年度189/189、2007年度201/201）をされている。この評価方法は、第三者機関の評価でなく、自己申告であり、また、診療の体制面が中心であり、診療基準そのものではないとされている。しかし、果たしてこれだけの評価で、救急医療の最後の砦としての救命救急センターを捉えてよいのであろうか。重度外傷患者を扱う救命救急センター125施設への全外傷死亡症例のうち避け得た外傷死である可能性が高い症例の占める割合を調査した結果から、救命救急センターの施設間格差が大きいことが明らかとなったが[2]、このことは、厚生労働省の救命救急センターの充実度評価では、反映されないものと思われる。このようなことを含め、全国的にみてみると救命救急センターにおける基本的な問題点としては以下のことが挙げられる。①三次救急医療施設としての機能のみでよいか、地域によっては初期、二次救急医療施設としての機能も必要ではないか、②医師不足のなかで救急専従医が必要なだけ確保されているか（診療面だけでなく、教育面を充実させるためのマンパワーも確保されているか）、③空床を常に確保できる体制が構築されているか（図4－9は、高知医療センター救命救急センターにおける日々の入退室状況と病床利用率を考慮し、求められている空床確保を実施した結果である）、④後方ベッドあるいは転院先が確保できる体制が構築されているか（分散するための地域連携体制が構築できているか）、地域全体としての問題点を捉えられているか、⑤救急医療関連の専門診療科（小児科、産科、精神科など）のバックアップ体制が構築されているかなどである。

　現状の救命救急センターとしての問題点（実際は、救急医療体制そのものが問題であるが）は、救急医療体制の充実を目指すことにおいて、企業でいうPDCA（Plan－Do－Check－Act）サイクルがうまく回っていなかった結果であると思われる。今後、これらを考慮し、救命救急センターに求められている役割が果たせているか、あるいは果たすことができないかを、第三者機関によって充実度を正しく評価し、進めていかなければならない。すなわち、もっと救急医療の質的な評価を実施するべきである。病院全体として、また地域全体としての救命救急センターの支援体制がとられているか、医師の労働条件は改善されているか、医療の質の評価はなされているか、高齢者に対する治療の限界

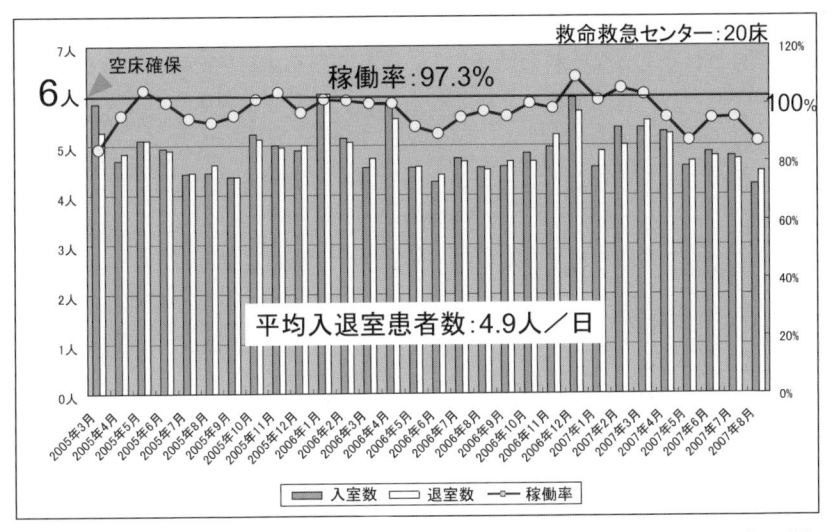

第4章　救命救急センターを中心とした救急医療体制の現状とあり方　　141

（2005年3月～2007年8月）

図4-9　救命救急センター入退室患者数と稼働率

等、対応をどう判断していくかなど、実状にあったハード面、ソフト面を踏まえ、さまざまな視点で再検討されなければならず、抜本的な改革が求められる。

　昨今報道された、救命救急センターの返上や、救命救急センターのたらい回しなどは、これからの救命救急センターのあり方、ひいては新たな救急医療体制を構築していく上で、大きな社会的問題として捉えなければならない。

6　救命救急センターとしての役割を継続していくための要件

　救命救急センターとしての役割を果たしていくために、今後実行していかなければならない対応としては、以下のことが挙げられる。①信頼される救急医療現場を構築するという理念を病院内・外に明確にすること、②病院長が権限と責任をもって救命救急センターの抱える問題を積極的に解決できる体制を構築すること、③地方における救命救急センターでは、初期、二次救急医療体制も構築すること（地域におけるマンパワーの集約と診療施設能力のアップを図る）、④ドクターカーやドクターヘリを積極的に活用すること、⑤国の医療政策によって救急専従医を十分確保できるようにすること、救急専従医の労働条件の改善と、手当の増額も考慮すること、（関連専門診療科医師も救急専従医

として確保する)、⑥すべての卒後医師が救命救急センターで卒後救急研修必修化に関われるような体制を構築すること、⑦勤務体制を整備(2あるいは3交代制など)し、夜間業務も充実させること、⑧研修指導体制を充実すること(救命救急センター内にACLS、JATEC、JPTECなどの教育プログラムを定期的に施行できるようなトレーニングセンターを設ける)、市民に対するright callや時間外受診要領などの救急教育を充実させること、⑨第三者機関によって地域社会から求められているハード面、ソフト面の設備を行い、救命救急センターとしての医療の質を評価するシステムを構築すること、⑩都道府県単位のメディカルコントロール体制を構築すること(消防機関から財源確保する)、⑪高齢者救急患者への対応を考慮すること、などである。

　実際は、都市部、中間地区、地方、へき地・離島など、おのおのの地域に応じて、地域に密着した問題を抱えているのが現状であるため、一括した共通の改善策だけでの解決は困難であり、救急医療体制の地域間格差を考慮した独自の対応策も加えることが求められる。また、我が国の救急医療は医師の献身的な努力によって支えられていると言われているが、やはり良質な医療の提供を確保していくためには、救急専従医に対しても、他職種の人と同じく、適度の休養を取りリフレッシュできるような就労環境の構築が求められる。これらのことは、医療行政や、医学教育など、すべての分野で考慮されるべきであり、救急医療は医の原点であり、かつ、医療安全管理の原点でもあることを認識し、リーダーシップをもって、早急に検討され、解決していかなければならない。

7　ま　と　め

　高知県においては、継続的な医師の確保が困難であり、かつ救急医療施設及び専門医の偏在化が顕著である。このため、高知市外においては救急車による管轄外搬送が日常化しており、消防機関がおのおの二次医療圏における救急医療機関と連携するのも難しいという状況が生じてきており、従来の救急医療体制が改善できず、逆に崩壊が進んでいる。今後、地方の自治体においては、高知県と同様、救命救急センターを併設した基幹病院を中心として十分な医師確保ができるようになれば、救急医療体制の充実だけでなく、都道府県単位のメディカルコントロール体制の構築にも役立ち、広域救急搬送を考慮したヘリ搬送もさらに普及できる[3]。国として、救命救急センターを中心とした救急医療体制のあり方を早急に検討し、従来の救急医療体制を抜本的に改革し、新たな

救急医療体制の再構築を誠実に実行すべきである。

【参考文献】
1) 熊田恵介，福田充宏：救命救急ワークステーションを核としたプレホスピタルケアの取り組み．Prehospital Care 18（5）：26－32，2005．
2) 大友康裕，辺見弘，本間正人，他：重症外傷搬送先医療施設選定には，受け入れ病院の診療の質評価が必須である－厚生科学研究「救命救急センターにおける重症外傷患者への対応の充実に向けた研究」の結果報告－．日外傷会誌，16：319－323，2002．
3) 福田充宏：救急医療とへき地医療の連携を求めて－広域救急搬送体制構築の必要性－．厚生労働62（3）：24，2007．

（前高知医療センター救命救急センター長　福田　充宏、
　高知医療センター救命救急科長　杉本　和彦）

第4章　編者のまとめ

　救命救急センターは、設置の内容からすると24時間複数科にわたる重症疾患を受け入れなければならない。しかし、現状は二次医療機関の受け入れ体制が不十分であることから、また医師不足から、新聞紙上に度々出ているように、救命救急センターとしての役割が果たせていないのが現状である。

　堤氏の論文（第4章Ⅰ）は、医療過疎のなかにあって救命救急センターをどのように運営すれば良いかに、苦労、努力している姿が見える。また、二次医療機関には、数があっても診療内容と実際には大きな差があり、このことによって救命救急センターが十分に、その能力、機能を発揮できない状況が起こり、埼玉県における救急医療体制を不安定にしている様子がうかがえる。今後のさらなる改善が望まれる。

　福田氏の論文（第4章Ⅱ）は山間へき地、過疎地対策として救命救急センターで広域救急搬送体制を消防防災ヘリのドクターヘリ的運用によって創り、また、光ファイバーを用いた医療機関との情報交換によって、山間へき地及び過疎地における救命救急センターのあるべき姿を明確にし、過疎地における救急医療の充実に成功している。

第5章 救命率向上のためのドクターヘリ・ドクターカーの導入

I 救急医療におけるドクターヘリの現状とあり方

1 はじめに

　心臓発作や脳卒中、あるいは交通事故や労働災害等による重症外傷において、その予後に大きく影響する因子は"時間"である。それ故、「救急医療は時間との闘い」とのキャッチフレーズが、救急医療を報道する新聞、ラジオ、テレビ等でしばしば引用される。時と場所を選ばず発生する重症患者に対して、いかに短時間で適切な初期治療を開始するかが、予後を大きく決定付けることが知られている。そこで最近関心の的となっているのが、現場活動型救急医療と位置付けられるドクターヘリコプター（ドクターヘリ）システムであり、救急医療に精通する医師を救急患者発生現場に迅速に搬送するシステムである。傷病者発生から初期治療開始までの時間を大幅に短縮し、救急患者に良好な転帰をもたらすことが明らかにされてきた[1]～[3]。

　我が国における航空機を活用した救助・救急を取り巻く環境は、平成12年以降大きな変革を遂げている。平成13年度から本格実施となった厚生労働省のドクターヘリ事業は、平成18年度に全国11か所で出動件数4,444件、診療人数4,253人となり、出動件数は平成17年度に比べ8.4％増加した。国の四省庁合意を受け、高速道路本線上への離着陸を可能とする体制整備も全国で進められている[4],[5]。この度、「救急医療用ヘリコプターを用いた救急医療の確保に関する特別措置法」が平成19年6月の通常国会で可決・成立し、いよいよ、命を救うヘリコプターが全国へ配備される体制が固まった。すなわち、ドクターヘリが我が国の救急医療体制に必須の基盤として認知されたといって良い。そこ

で本稿では、救急医療におけるドクターヘリの現状とあり方について述べる。

2　ドクターヘリの現状

　ドクターヘリとは、救急医療用の医療機器等を装備したヘリコプターであって、救急医療の専門医及び看護師等が同乗し救急現場等に向かい、現場等から医療機関に搬送するまでの間、患者に救命医療を行うことのできる専用のヘリコプターのことをいう。平成12年6月の「ドクターヘリ調査検討委員会報告書」[1]によると、「事故・急病や災害等の発生時に、消防機関・医療機関等からの要請に対し、直ちに医師等が同乗し、ヘリコプターで救急現場等に出動する」システムと定義される。運航に関しては、国と都道府県が折半して財政的負担をし、民間企業に業務委託して救急医療用専用ヘリコプターを救命救急センターに配備して活用する仕組みとなっている。

　ドクターヘリによる患者搬送に係る費用については、市町村並びに患者本人の負担はない。ただし、救急現場への出動及び転院搬送時に行った診療行為については、診療報酬の定めるところにより患者負担が生ずる。

　ドクターヘリの魅力は、なんと言ってもその機動性と迅速性にある。時速200kmで飛行するため、地上を走行するドクターカーの約3分の1～5分の1の時間で救急現場に到着することができる。また、道路の渋滞や、災害時に道路が使用不可であっても、救急現場に遅滞なく到着することが可能である。さらに、救急車と異なって、急発進、急停車、右折や左折に伴う不快感を与えることがなく、振動が少ないことも利点として挙げられる。

　ドクターヘリに搭載される機器や装備としては、救急蘇生に必要な薬品等を収納したドクターバッグ、ストレッチャー、人工呼吸器、除細動器、患者監視装置、自動血圧計、酸素飽和度計、輸液ポンプ、バックボード等が主なものである。その他、オプションの装備として携帯型超音波診断装置を装備している施設もある。当院では、ドクターバッグを成人蘇生用、小児蘇生用、外傷処置用（開胸セットや胸腔ドレーンセットなど）、の3つに分け、すべてをドクターヘリに常時搭載している。

　平成20年3月現在、我が国では13道府県14か所の基地病院でドクターヘリ事業が実施されている。厚生労働省は本事業を開始した平成13年に、5年間で30か所の基地病院を計画したが、実際にはその3分の1の事業規模に止まっている。その最大の原因は、ドクターヘリの整備を必要としている県ほど予算規模

が小さく、ドクターヘリ運航に関わる県費負担分の捻出が困難であるとの事情がある。現在のドクターヘリ事業費用は、国と都道府県が折半して、1か所あたり約1億7千万円を確保する仕組みとなっている。

3　ドクターヘリの運営

　ドクターヘリの運航には、パイロット、整備士、運航管理者（地上にて消防機関や医療機関、管轄航空局などの諸機関と円滑に運航するための連絡・調整を行う。Communication specialist：CSと呼ばれる。）の3人が最低必要であり、出動の際にはパイロット、整備士、医師、看護師の4人が出動する。傷病者が複数あるいは重症度や緊急度が高い場合には、さらに医師を増員して出動することもある[2]。

　搭乗する医師・看護師は1日の担当が決められており、担当日はドクターヘリ出動が最優先業務として位置付けられる。いかなる院内業務中であっても、ドクターヘリ要請があれば直ちに出動する。出動要請から離陸まで要する時間は筆者の施設で平均3.1分、全国平均でも3.79分であり、各地で迅速な出動体制下にあると言える[3]。

　運航は365日体制であるが、天候不良時（雲高1,000フィート以下、視程1.5km以下）や夜間の運航は行っていない。当院では運航時間を午前8時30分から日没までと定めて運行している。

　離着陸場所に関しては、消防機関ごとに、安全に離着陸が可能な場所を事前に選定している。現在、千葉県ドクターヘリでは、臨時ヘリポートとして980か所を確保しており、その主なものは、公園、小中学校のグランド、競技場などである。ただし、救急現場から直近の臨時ヘリポートまでに距離がある場合は、消防機関の協力により安全が確保されれば、パイロットが離着陸可能と判断したスペースに離着陸することが可能である。

　また、高速道路本線上での交通事故等による傷病者の救命・救助活動について各地で検討が進められており、千葉県ドクターヘリ運営協議会では、平成19年4月から、一定の基準を満たした高速道路本線上に離着陸が可能となった[6]。

　ドクターヘリの出動要請は、消防本部指令センターの通信指令担当者が覚知内容からドクターヘリの必要性を判断した場合、現場救急隊長が現場で傷病者を観察してドクターヘリの必要性を判断した場合、医療機関の医師がより高次の救急医療機関又は専門的医療機関への転送が必要と判断した場合、になされ

る。

　千葉県ドクターヘリの現場出動要請は、表5-1の基準によりなされる。非常に緊急度が高いと通報内容から予想される場合、通報内容の確実性が確認できない状況であっても、「ドクターヘリ現場出動要請基準」に相当すると思われる場合には、消防指令室の覚知段階で要請可能である。ドクターヘリ出動が結果として必要なかったと判断され、ミッションがキャンセルになった場合でも、出動要請した者の責任を問わないことが約束事になっている。その理由は、救急隊員が緊急の現場で患者の重症度や緊急度を正確に把握することは困難であること、また、救急隊員がドクターヘリ要請をためらうことにより、本来救われるべき命が失われてはならないからである。

表5-1　千葉県ドクターヘリ要請基準

- 生命の危険が切迫しているか、その可能性が疑われるとき
- 重症患者であって搬送に長時間を要することが予想されるとき
- 特殊救急疾患の患者（重症熱傷・多発外傷・指肢切断等）で搬送時間の短縮を特に図るとき
- 救急現場で緊急診断処置に医師を必要とするとき

Over-triage の容認：
　消防機関等は、出動要請後に救急患者が比較的軽症であることが判明した場合（over-triage）には、ドクターヘリの出動をキャンセルできるものとし、その際、出動要請した者の責任は問わないこととする。

　また、医療機関等の医師は、診察した患者について、より高度な治療若しくは緊急の治療が必要であると判断されたときにはドクターヘリ出動の要請ができる。ただし、この場合は、基地病院のドクターヘリ搭乗医師が、当該患者の重症度と緊急度を評価し、ドクターヘリ出動の可否を判断している。

　ただし、住民からの直接のドクターヘリ出動要請は受け付けていない。

　ドクターヘリの運航に伴うさまざまな課題を解決するために、道府県ごとにドクターヘリ運営協議会が設置されている。協議会には、医師会、病院会、救命救急センターを有する病院の院長、消防本部の消防長、道府県衛生担当部局、道府県消防防災担当部局の代表が委員として参加している。

第5章 救命率向上のためのドクターヘリ・ドクターカーの導入

表5-2 ドクターヘリ事業 平成18年度事業実績

地域	要請件数	出動件数	出動件数内訳				未出動件数	未出動件数内訳				診療人数	基地病院以外への受入人数	他施設受入率(%)
			現場出動	施設間搬送	キャンセル	その他		時間外要請	天候不良	重複要請	その他			
北海道	496	378	229	104	45	0	118	16	50	33	19	350	200	57.1
千葉県	805	633	563	62	7	1	172	26	70	65	11	628	271	43.2
神奈川県	395	330	296	31	3	0	65	19	29	14	3	330	13	3.9
静岡県東部	685	522	253	258	11	0	163	20	67	37	39	527	107	20.3
静岡県西部	671	580	364	50	166	0	91	17	16	31	27	451	242	53.7
長野県	367	313	221	70	22	0	54	4	20	22	8	306	128	41.8
愛知県	610	486	344	45	97	0	124	22	36	51	15	400	303	75.8
和歌山県	419	347	259	76	12	0	72	18	8	16	30	343	253	73.8
岡山県	550	443	235	208	0	0	107	16	43	19	29	445	87	19.6
福岡県	332	306	228	73	5	0	26	1	8	7	10	312	104	33.3
長崎県(平成18年12月～)	112	106	53	49	4	0	6	0	0	5	1	105	36	34.3
合計	5,442	4,444	3,045	1,026	372	1	998	159	347	300	192	4,197	1,744	41.6

平成18年4月1日～平成19年3月31日

4 ドクターヘリの役割と効果

厚生労働科学研究「ドクターヘリの病院間の連携、患者と医療資源の集約化への効果についての研究」班の平成18年度ドクターヘリ事業実績[7]（平成18年4月1日〜平成19年3月31日）によれば、平成18年度1年間では5,442件の出動要請に対し4,444回の出動実績であった（表5－2）。要請件数に対し出動件数が下回っているのは、運航時間外や天候不良のために出動不能であったり、要請時、すでに出動中のため対応できなかった事例があることによる。ドクターヘリの出動件数は年々増加している（図5－1）。

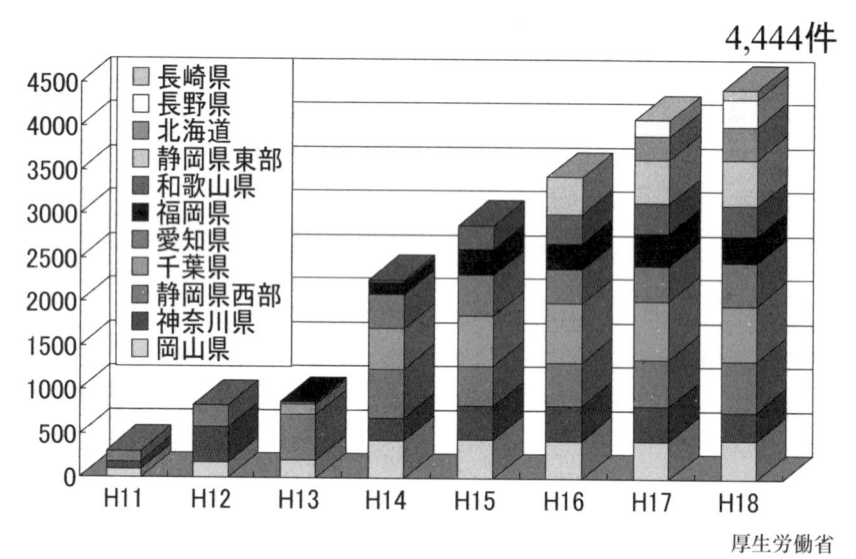

図5－1　ドクターヘリ出動件数の年次推移

厚生労働省

「ドクターヘリの実態と評価に関する研究（平成17年3月）」[3]の報告では、出動中に施行した処置についての調査結果がある（図5－2）。酸素投与や静脈路確保は当然のことながら、気管挿管、緊急外科的気道確保である輪状甲状靱帯切開、除細動、心肺蘇生などが行われ、外傷による傷病者に対しては超音波診断、骨髄輸液、胸腔穿刺・ドレナージ、外科的止血術、緊急開胸、骨盤安定化などが、現場の救急車内あるいは飛行中のヘリコプター内で行われている。薬剤に関しては、昇圧薬、降圧薬、冠拡張薬、抗不整脈薬、鎮静薬、鎮痛薬、抗痙攣薬、制吐薬、気管支拡張薬、ステロイド薬、筋弛緩薬、ブドウ糖など、

第5章　救命率向上のためのドクターヘリ・ドクターカーの導入

傷病者の容態に応じて様々な薬剤が投与されている。

　傷病者が重篤な状態である場合、ドクターヘリ搭乗医師は、上記の処置を行いつつ、搬送途上で、搬送先医療機関に対し、無線を用いて患者情報を送信する。無線に対応した医師は、マンパワーを招集し、必要な検査や治療の準備を行うことにより、万全の体制で傷病者を受け入れることが可能となる。このように、病院前医療から院内における救命治療への連携が円滑になることによって、重症患者の救命率向上と後遺症軽減が達成されている。

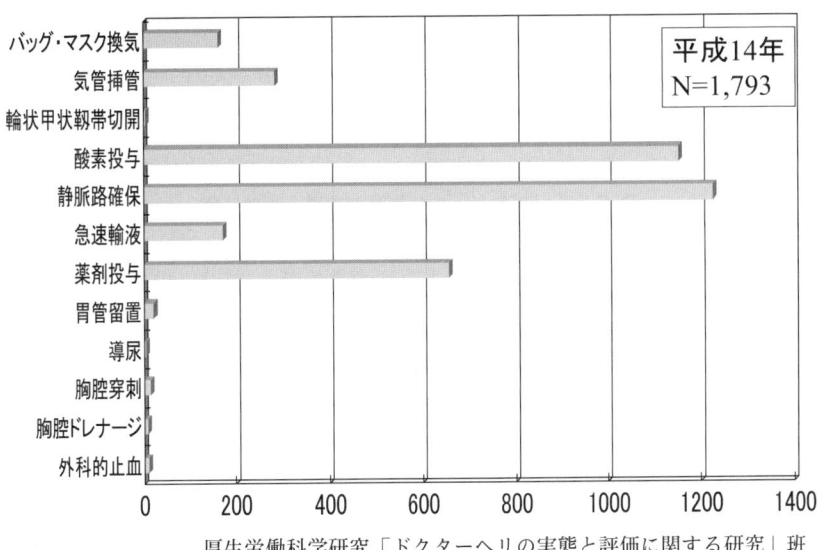

厚生労働科学研究「ドクターヘリの実態と評価に関する研究」班
図5－2　ドクターヘリ出動中の処置

　前述の、平成16年度ドクターヘリの実態と評価に関する研究報告書[3]では、転帰調査の可能であったドクターヘリ対応症例における実際の転帰と陸水路搬送による推定転帰を比較した結果、図5－3のように、ドクターヘリにより社会復帰を30％増加させ、中等度後遺症を15％、重症後遺症を47％、植物状態を37％、死亡を27％減少させたと報告している。この調査結果は、主観的調査であることから一定の限界はあるものの、従来の救急車搬送であれば死亡していた患者の27％の命を救い、重度後遺症は免れなかった患者の45％について後遺症を削減したと考えられ、ドクターヘリの有効性が裏付けられた結果となっている。

　千葉県では、ドクターヘリ事業が開始された平成13年10月から平成15年9月

N= 2,827

| | 社会復帰 | 中等度後遺症 | 重度後遺症 | 植物状態 | 死亡 |

救急車搬送推計: 603 | 290 | 168 | 35 | 496

ドクターヘリ実績: 872 | 246 | 89 | 22 | 363

厚生労働科学研究「ドクターヘリの実態と評価に関する研究」班
図5－3　ドクターヘリ事業の成果－平成15年－

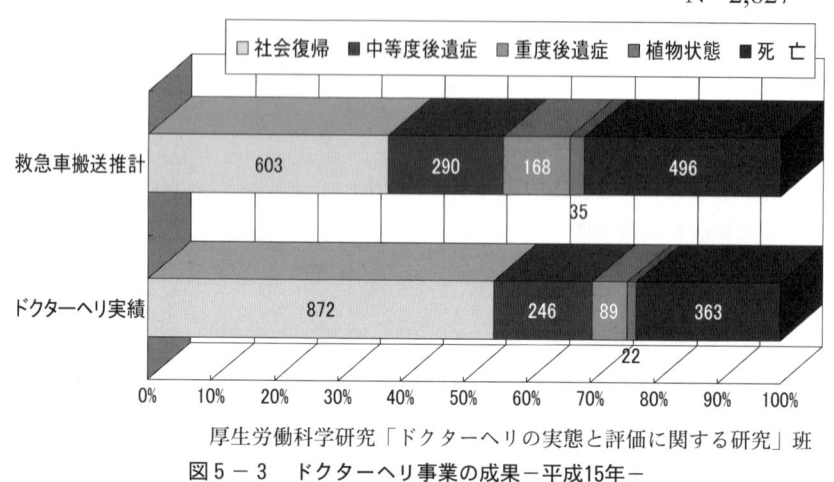

までの2年間に、ドクターヘリで日本医科大学千葉北総病院に搬送された外傷例のうち、現場又は搬送中の心肺停止症例を除いた症例を対象として、Injury Severity Score（ISS）、現場と病院到着時のRevised Trauma Score（RTS）、現場と病院到着時の予測生存率（Probability of Survival；Ps）を検討した。Ps＜0.5、すなわち生存する確率が50％未満であったにもかかわらず、結果的に生存した症例（予測外生存症例）8例のISSは16から45、平均32.4であり、Ps値の分布は0.25以上0.5未満が3例、0.5未満が5例であった。病態別には多発外傷5例、重症頭部外傷3例であり、出血性ショックを4例で認めた。これら8例の収縮期血圧の平均は現場では101.5mmHg、来院時は106.8mmHg、RTSの平均は現場では4.280、来院時は5.507、Ps値の平均は現場では0.233、来院時は0.456であり、収縮期血圧は現場と来院時で有意差が認められなかったものの、来院時のRTSとPs値は現場と比べて有意な改善を認めた[8]（図5－4）。予測生存率が50％に満たない予測外生存症例の8例の収縮期血圧、RTS、Ps値が改善し、退院又は転院時の全身機能評価で、機能良好3例、中等度障害2例であったことから、最重症外傷例であっても救命して社会復帰する可能性が示唆された。ドクターヘリ搬送中における予測生存率の有意な改善はRTSの有意な改善によるが、現場と来院時で収縮期血圧に有意の差はなく、RTSの改善は主として意識レベルの改善に由来した。すなわち、フライトドクターとフライトナースによる、現場からの迅速な呼吸循環管理の開始は、極

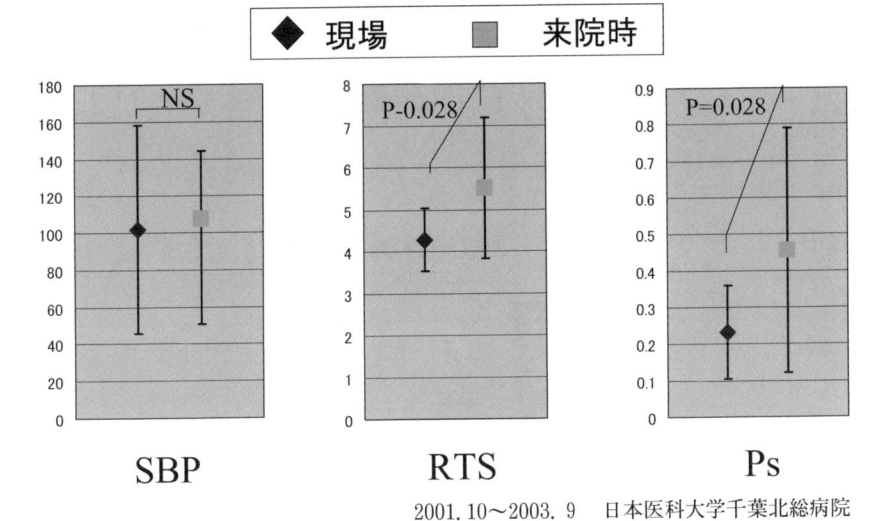

第5章 救命率向上のためのドクターヘリ・ドクターカーの導入　153

◆ 現場　　■ 来院時

図5－4　予測外生存であった重度外傷例－現場及び来院時 SBP、RTS、Ps－

2001.10～2003.9　日本医科大学千葉北総病院

めて重篤な外傷患者の意識状態を改善することによりRTSを改善させ、生存の可能性を高くして病院へ搬送したことが明らかになった。言い換えるならば、ドクターヘリはプレホスピタルケアの質を向上させ、結果的に重度外傷例の転帰を改善した。

　ドクターヘリを運用している10基地病院にヘリコプター搬送された患者を対象とし、岡山県、神奈川県、静岡県西部、千葉県、愛知県、福岡県、和歌山県については平成15年4月から16年3月の1年間、静岡県東部、北海道、長野県については平成17年4月から18年3月の1年間のヘリ搬送例について分析し、ドクターヘリによる逸失所得の回避効果について検討した[9]。研究方法は、まずドクターヘリ出動による実際の転帰と、救急車搬送による推定転帰（軽快、後遺障害あり、死亡の3種類に分類）の集計表を作成し、従来の救急車搬送では死亡の転帰を取ったと推定されるけれども、ドクターヘリ出動により軽快した事例のうち、55歳以下の症例に焦点を絞り、稼動可能期間を（67マイナス搬送時の平均年齢）、基礎収入を全年齢平均賃金（平成17年で4,874,800円）とし、生活費控除として、平均賃金の30％を差し引く（0.7を掛ける）ことをしたうえで、対象患者の平均年齢から得られたライプニッツ係数と症例数を乗じて逸失所得を計算した。その結果、ドクターヘリ事業全体の逸失所得回避効果は45.8億円と算定された（図5－5）。すなわち、ドクターヘリが有する迅速性

と機動性によってもたらされる効果は、死亡率の減少や後遺症の軽減だけでなく、社会的コストの削減にも及ぶことが明らかになったのである。

また、日本医科大学千葉北総病院に搬送された交通事故患者70人（ドクターヘリ26人、救急車44人）を対象に、外傷重症度スコア（ISS）、生理学的重症度スコア（RTS）、予測救命率（TRISS）を算出し、背景因子を調整したうえ

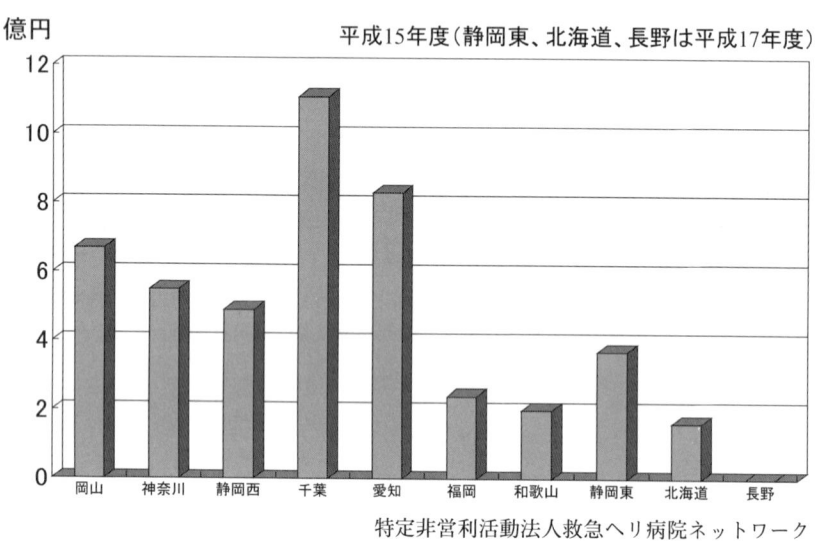

図5－5　ドクターヘリ逸失所得の回避効果

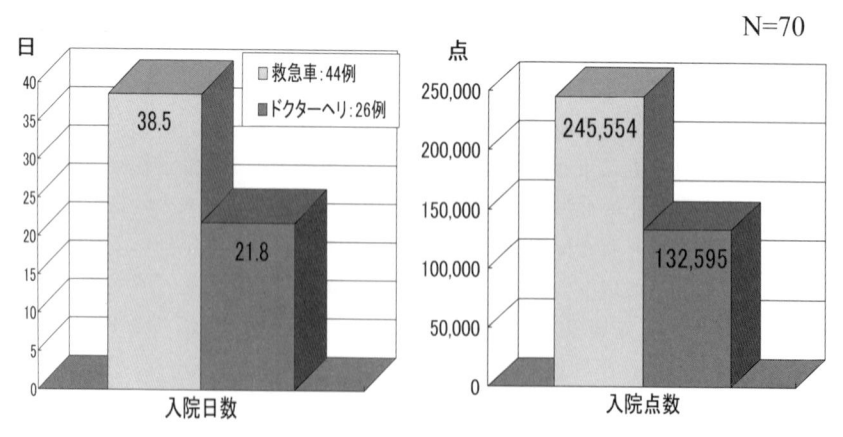

図5－6　ドクターヘリと救急車の比較－千葉北総病院へ搬送された交通事故患者の分析－

山口拓洋：交通事故患者におけるドクターヘリの効果評価に関する研究、2006.11

で、入院日数及び入院点数について、ドクターヘリ搬送群と救急車搬送群とで比較した[10]。その結果、救急車搬送に比して、ドクターヘリ搬送では入院日数が平均17日短く、入院点数も平均11万点低い結果が得られた（図5－6）。すなわち、ドクターヘリの導入は交通事故患者に対する医療費を削減する可能性も示唆された。

5　ドクターヘリを中心とした救急医療体制の構築

　厚生労働省は5年間で30か所のドクターヘリの整備を掲げたが、実際には5年間で3分の1の稼働しか実現していない。その理由は、各県が年間1億円弱の負担金を捻出しなければならないことが指摘されている。しかし、ドクターヘリ事業における費用対効果をみてみると、出動1件あたりの費用はドクターヘリの方が救急車よりも大きいが、出動対象の重症度割合も大きく、救急車に比べてドクターヘリの出動効率が高いことが明らかにされている[11]。さらに、全国50か所にドクターヘリを配備した場合の必要な年間費用（約100億円）は、現在全国で運航されている救急車搬送にかかる費用（約5,600億円）のわずか1.8%である。ドクターヘリは非常に経済的負担が大きいとの先入観が一人歩きしているが、ドクターヘリの運航費用は救急車搬送に要する費用に比べて決して大きいものではない。

　ドクターヘリの整備の促進を阻む最大の要因は、その運航費用の負担問題である。現在、ドクターヘリは、国と都道府県の折半による全額公費負担で運航されているが、この都道府県負担が、財政難の折から、財政規模の小さい県ほど困難で、ドクターヘリの整備を妨げている。ドクターヘリの整備が、ほかにも増して必要だと思われる北陸、山陰、四国の各地方には、いまだ一機も配備されていない。現在の仕組みで、公費（税金）だけを使ってドクターヘリを整備しようとする限り、ドクターヘリの整備は、なかなか進まないし、進んだとしても、財政規模の小さい県の整備は後回しになり、救うべき命に地方格差が拡大するおそれがある。我々は、今、発想を転換して、運航費用の負担方式を考え直すべきである。この問題の解決策を考えた場合、ある意味で簡単なのは、フランスのように運航費用を全額国庫負担とすることである。全額国費とすれば、費用負担の面での地方格差は出ようがない。しかしこの方式は、「地方でできることは地方で」とする時代の流れに逆行するものであり、取るべきではない。それよりも、都道府県の負担額がその財政規模に応じたものになるよう

国が調整する一方で、国と都道府県による公費負担の仕組みに加えて、ドクターヘリ運用の受益者である各種社会保険の保険者・被保険者にも応分の負担を求めることが必要である。すなわち、ドイツ、スイス、アメリカと同様、運航費用を保険給付の対象にすること、各種団体・個人からの寄付を募り運航費用の一部を賄うこと、を柱とする、新たな費用負担の仕組みを作らなければならない。命の危機に陥っている人を救おうという救急活動は、本来的に、社会連帯と共助の精神に則り、官も民も共に参加する公益の場で行われるべきものである。救急車による患者搬送は、現在、全額公費負担でシステムが整備され、全国的に円滑に業務が遂行されている以上、新たな仕組みを考える必要はないが、救急ヘリの整備と運用は、公費負担だけではうまくいかないのが現状である。そうであるならば、その費用負担の問題は、本来の社会連帯と共助の精神に立ち戻って考え、官も民も共に参加する公益の場において、負担を広く分散しながら、問題の解決を図るべきである。救急ヘリは、患者をより早く搬送するということ以上に、医師を救急現場等に迅速に派遣して、より早期に救急治療を施すことを可能にする機能を有することにおいて、救急活動全体の有効性を決定付ける重要な役割を果たすものである。我が国においては、このような機能を果たす仕組みは、従来、あまり整備されてこなかった。当然のことながら、従来整備されてこなかったものを新たに整備しようとすれば、既存のものではない新しい考え方が求められるわけである。具体的な仕組み作りに際しては、かなり多くの困難を伴うことは想像に難くないが、この関門をクリアしない限り、救急ヘリの全国整備の展望は拓けない。問題を立法論として捉え、新たな発想に基づき、必要な法制上及び税財政上の措置を取るようにすべきである[12]。

　また、ドクターヘリの全国配備とともに、現行では日中のみの運行となっている運航時間の拡大が今後の大きな課題である。千葉県の調査では、交通事故により負傷者が死亡した事故の発生時間帯のうち、ドクターヘリ運航時間内に発生したものはわずか3割に過ぎない。しかしながら、ドクターヘリの活動時間を日の出から夜8時まで延長すると仮定した場合、約45％の死亡事故に対応可能なことが明らかになった（図5－7）。このような背景から、千葉県では、ドクターヘリの運航時間拡大についての検討を平成19年度から開始したところである。

　もう1つの課題は消防・防災ヘリとドクターヘリの連携体制である[13]。それぞれのヘリコプターが有する特徴を最大限に活用するためには、各々の業務分担を明確にする必要がある。前述したそれぞれの特徴から明らかなように、消

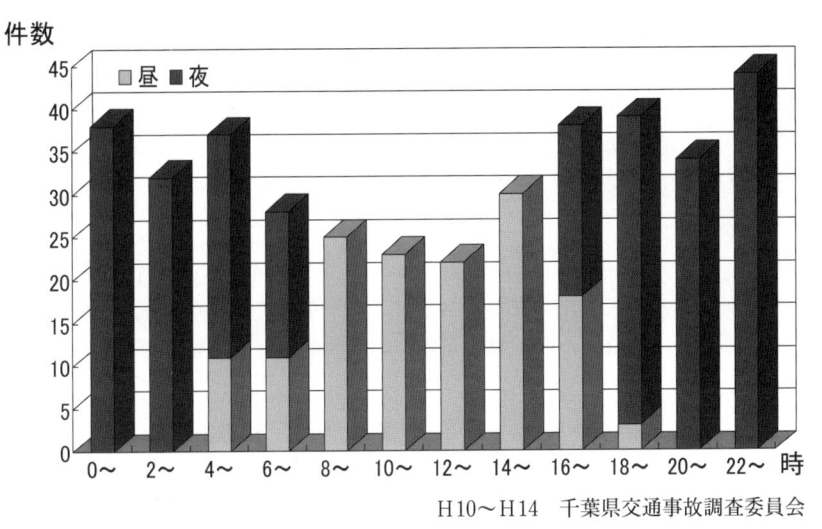

図5−7 時間・昼夜別死亡事故発生件数
H10〜H14 千葉県交通事故調査委員会

防・防災ヘリは捜索・救助、病院間搬送、離島・へき地の医療搬送に特化し、ドクターヘリは救急現場への医師派遣並びに現場からの患者搬送に特化した仕組みを構築し、互いに補完し合い、連携し合う仕組みを構築しなければならない。肝心なことは、我が国に現存する医療資源を有効活用することによって、国民の幅広い救急医療ニーズに応えることである。

6　ドクターヘリの今後

　外傷を含め、多くの重症救急患者の防ぎ得る死（preventable death）を減らすことは国家的緊急課題であるが、ドクターヘリシステムの適正かつ十分な配置を行うことなしにこの解決は難しい。病院前救急医療の先進国ドイツでは、ドクターヘリを国内にくまなく配備し、傷病者発生から15分以内に適切な医療を開始する体制を確立した結果、交通事故死者数を30年間で約3分の1に減少させたと報告されている[14]。2005年の国際航空医療学会では、15分以内に84％、20分以内に94％、25分以内に97％の患者が医療を開始されたことも報告され、ヘリコプター救急システムが交通事故死者数削減の大きな原動力であったことが明らかにされた。同様にスイスもアルプスの山岳国でありながら、国内の全域にわたって昼夜を問わず、15分以内に医師が現場へ駆けつける体制を整えて

いる。また平成19年11月30日に千葉市幕張で開催された第14回日本航空医療学会総会の招待講演で、ロンドンHEMSのデビッド・ロッキー医師は、75％の患者は8分以内に現場で医療が開始されていることを報告した[15]。

我が国でも同様のシステムの構築が望まれ、そのためには、ヘリコプター救急に関わる財源の確保と、救急医療を担う救急医の育成こそが、最も重要な課題である[16]。

また、欧米では、これまでは搬送の適応とは考えられなかった最重症患者を、人工心肺装置などを使用しながらヘリコプター搬送する取り組みも行われていることから、ドクターヘリに搭載可能な高度医療器機の開発が待たれるところである。

ドクターヘリは従来のドクターカーや救急車に比べ、医師の治療開始時間と病院への搬送時間を大幅に短縮するという利点を有することから、脳卒中、心臓発作、重度外傷等の治療成績を改善し、プレホスピタルケアを含めた救急医療の質の向上に大きく寄与することが明らかとなった。今後は、へき地医療、小児救急医療、周産期救急医療、災害医療等、さまざまな分野でドクターヘリの活用が推進され、国民の健康危機管理に寄与することが期待される[17]。

また、ドクターヘリ事業の推進と共に注目されるようになったフライトナースの業務が見直され、新たな教育・研修プログラムが作成され、新たな看護専門職としての地位を確保する事にも大きな期待が寄せられている。

7　おわりに

ドクターヘリは、単に迅速な傷病者搬送のツールではなく、重症患者に対し可能な限り早期に治療を開始するための、医師のdelivery systemである。

質の高い救急医療へのアクセスという視点でみた場合、山間へき地や離島に暮らす住民よりも、都市部の住民の方が相対的に大きな利便性を享受していることは疑うべくもない。日本全国へのドクターヘリ配備は、無医村・無医地区においても救急医療の恩恵を平等にあずかれるという点で、この上ないへき地医療対策であると言えよう。

救命救急医療からへき地医療まで、国民のさまざまな救急ニーズに的確に応えられるヘリコプター救急システムの構築は、先進国に必須のインフラであることを改めて強調しておきたい。

【参考文献】
1) 厚生省，ドクターヘリ調査検討委員会：ドクターヘリ調査検討委員会報告書，2000．6．8．
2) 小濱啓次：ドクターヘリ，へるす出版，東京，2003．
3) 益子邦洋：平成16年度厚生労働科学研究費補助金，ドクターヘリの実態と評価に関する研究報告書，2005．3．
4) 日本航空医療学会/監修：ドクターヘリ　導入と運用のガイドブック，メディカルサイエンス社，2007．
5) 益子邦洋：高速道路にドクターヘリが降りられるようになるまで，救急医療ジャーナル，15(6)：36-41．
6) 千葉県ドクターヘリ運営協議会：千葉県ドクターヘリ事業報告書〜5年間の軌跡〜，2007．3．
7) 益子邦洋：平成18年度厚生労働科学研究費補助金，ドクターヘリの病院間の連携，患者と医療資源の集約化への効果についての研究報告書，2007．3．
8) 益子邦洋，松本尚，工廣紀斗司，他：外傷システム構築におけるドクターヘリの意義．日本航空医療学会雑誌　2004；5(2)：12-17．
9) 益子邦洋：ドクターヘリによる逸失所得の回避効果に関する研究，日本航空医療学会/監修；ドクターヘリ　導入と運用のガイドブック，メディカルサイエンス社，2007．Pp172-178．
10) 認定NPO法人救急ヘリ病院ネットワーク：平成18年度消防防災研究「交通事故患者におけるドクターヘリの効果評価に関する研究」報告書，2006．11．
11) 益子邦洋，松本　尚：千葉県ドクターヘリ活用の実績と展望，病院，62：321-325，2003．
12) 認定NPO法人救急ヘリ病院ネットワーク：わが国ヘリコプター救急の進展に向けて-現状・課題・提言-，2005．3．(http://business3.plala.or.jp/hem-net/sougou.html)
13) 認定NPO法人救急ヘリ病院ネットワーク：消防・防災ヘリの救急運用を促進するための方策に関する研究報告書，2007．4．
14) 認定NPO法人救急ヘリ病院ネットワーク：〈調査報告書〉欧州ヘリコプター救急の現況と日本のあり方，2001．11．(http://www.geocities.co.jp/Technopolis/7233/europe01.html)

15) 西川　渉：ストレートアップ，日本航空新聞2007年12月20日号，P 6
16) 金丸勝弘，益子邦洋：病院前救護医療における搬送システムの現状と将来（ドクターカーならびにドクターヘリについて），医器学，77：119～127，2007.
17) 益子邦洋：平成18年度厚生労働科学研究費補助金，ドクターヘリの実態と評価に関する研究報告書，2007. 3.

（日本医科大学千葉北総病院救命救急センター教授　益子　邦洋）

II 救急医療におけるドクターカーの現状とあり方

1 はじめに

　病院前救急診療の対応方法には、主な活動を医師が行う場合とパラメディック（救急救命士）が行う場合の二通りの考え方がある。
　フランスなど欧州を中心とする国々では、SAMU（サミュ：Service d' Aide Medicale Urgente）に代表されるように医師が病院前救急診療の中心となり、必要に応じ現場に向かい、病院前救急診療を行う。この場合、教育を受けた救急医あるいは麻酔医が、日本でいう消防司令室業務も行い、緊急患者の通報内容に対するアドバイスから、緊急度・重症度を考慮し場合によれば現場に向かい緊急治療を行う。当然、医師が行うので治療内容に対する制限はなく、院内と同様の治療が可能である。現場に向かう手段としては、医療資器材を搭載した高速自動車、長距離の出動にはヘリコプターを利用し、現場では直近から出動した救急車と協働で活動を行う。しかし、人口当たりの医師数が少なく医師一人当たりのコストが高い国では、マンパワーの確保・病院前救急診療に対するコスト高などのため、高額な国の補助金を必要とする。
　一方、アメリカ合衆国を中心とする南北アメリカの多くの国では、医師以外の救急隊員（EMT）・パラメディック（Ps）が中心となり、救急搬送業務の一環としてプレホスピタルケア（病院前救護）が行われている。救急隊員、パラメディックの教育時間に応じて現場で行える医療業務を拡大し、病院前救護に対応している。州により許可されている医療業務の内容は異なるが、気管挿管や除細動はもちろん、日本の救急救命士と異なり約30種類の薬剤の使用も許可されている。医師の教育に比較しパラメディックの教育は安価に行え、コストの高い医師を現場に投入することなく、病院前救護に対応している。医師が現場医療を行うのではないため、現場での医療内容は制限され、また質を担保するために定期的なライセンスの更新と、救急医が中心となった救急隊員・パラメディックに対する地域のメディカルコントロール体制の充実が必須となっている。
　我が国では、救急搬送業務は消防が受け持っており、消防に属する救急隊員

が中心となり病院前救護が行われていた。また、平成3年から病院救護の充実を図るためアメリカのパラメディック制度をモデルとした救急救命士制度を発足させ、病院前救護に対する処置拡大を図り、心肺停止患者に対する除細動器の使用、静脈路の確保、用具を使用した気道確保を行えるようにした。その後、心肺停止患者に対する気管内チューブを使用した気管挿管、アドレナリンの使用など処置の拡大を行っている。それと同時に、救急隊員・救急救命士の質の保証を行うために、地域の医師・消防関係者によるメディカルコントロール体制が構築された。一方、医師による病院前救急医療は、従来の消防の搬送業務では病院までのアクセス時間が長時間に及ぶ地域を中心としてドクターヘリコプター（ドクターヘリ）の導入、重症患者に対し早期に病院前救急診療を開始する目的でドクターカーの導入が行われている。ドクターヘリは、平成19年に法整備が行われ、各都道府県で救急患者に対し専用のヘリコプターを利用した治療・搬送体制の構築が決められた。一方、病院前救急診療の手段の一つとしてドクターカーの利用があり、平成3年から厚生労働事業の一環として、ドクターカーの運用が推進され、多くの救命救急センターで運用されている。しかし、救急医の不足、経済性などから普及が進んでいないのが現状である。以下、救急医療におけるドクターカーの役割に関して詳細を述べる。

2　ドクターカーの現状

　平成18年に著者らが厚生労働科学研究費補助金（医療安全・医療技術評価総合研究事業）「ドクターの病院間連携、集約化への効果についての研究」において、我が国のドクターカーの運用に関するアンケート調査[1]を行った。以下、その結果に基づきドクターカーの現状を述べる。
　アンケート調査は、全国の救命救急センター188施設を対象として行われ、102施設から回答が得られ、回答率は54％（102／188）であった。

(1)　ドクターカー稼動数及びその運用形態

　　回答のあった救命救急センター102施設のうち48施設（47％）がドクターカーの運用を行っていた。その運用形態は、自施設敷地内あるいは他施設敷地内に消防の救急車が待機し、医師が同乗して出動する、いわゆる消防ワークステーション方式が13施設であった。消防の救急車が出動途中に医師をピックアップする、いわゆるピックアップ方式が8施設、自施設が病院車を所有し、医療スタッフが同乗して出動する病院車運用方式が32施設

であった。

(2) ドクターカーの出動地域

原則として都道府県全域に出動するドクターカーは11施設あり、自施設の所属する二次医療圏内に出動範囲を決めているドクターカーは21施設、特定の都市だけを出動範囲に決めているドクターカーは11施設あった。都道府県全域あるいは二次医療圏に出動範囲を定めているドクターカーは、病院車運用方式が多く、特定の都市だけを出動範囲と定めているドクターカーは、消防機関が運用母体であるピックアップ方式、ワークステーション方式が多かった。

(3) ドクターカー稼動日及び稼動時間帯

32施設は、毎日ドクターカーを稼動しており、13施設は、平日のみの稼動であった。また、2施設は、平日週2日のみの運用であった。24時間運用している施設は、27施設であり、日勤帯のみの運用は17施設であった。365日24時間運用ができない理由として、病院車運用方式では、搭乗医師の確保及びドクターカー運転手の確保が困難であること、ピックアップ方式では、医師の確保が困難との理由が多かった。ワークステーション方式では、24時間運用が多かった。

(4) ドクターカー月間出動回数

月間出動回数を図5－8に示す。ドクターカーが1日1回以上出動して

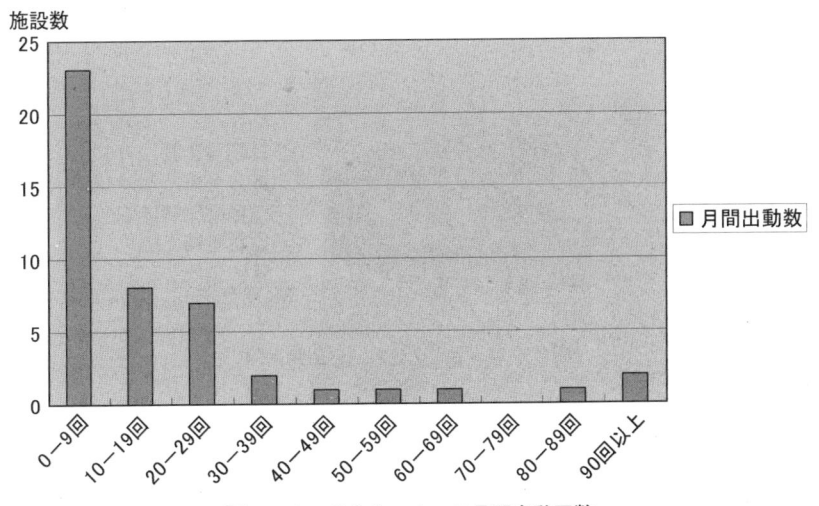

図5－8　ドクターカーの月間出動回数

いる施設は8施設であり、1日3回以上出動している施設が2施設あった。ピックアップ方式の運用では出動回数が少なく、ワークステーション方式は出動回数が多い傾向にあったが、病院車運用方式では、病院により様々であった。出動回数が少ない理由として、出動対象を限定している、病院間搬送に限定している、スタッフの不足等が挙げられている。出動回数が月間90症例を超えている施設は、消防との協議の上、出動基準を明確に定め、何らかの形で症例の検討会も実施されていた。

(5) ドクターカーの出動目的

　ドクターカーの出動目的を図5-9に示す。現場から医療行為を開始する現場出動が32施設と最も多く、患者の病院間搬送が21施設と次に多い。災害時出動にドクターカーを利用する施設も多い。その他、救急車とのドッキング、ドクターヘリとのドッキングと様々な目的で利用されている。

(6) ドクターカーの出動基準

　70%の施設では消防機関と協議の上で出動基準を作成していた。その具体的な内容は、集団災害・大災害時の出動、交通事故等で負傷者が閉じ込められ救出に時間がかかる症例、多数傷病者が発生する集団災害で現場でのトリアージが必要な状況、感電・ショック・溺水・中毒などの特殊な外傷形態、院外心肺停止症例などがある。しかし、医療機関の人的不足のため、出動基準を満たした症例すべてにドクターカーが出動しているわけではない。表5-3にドクターカー月間出動数が90回以上の大阪府済生会千里病院の出動基準を示す。

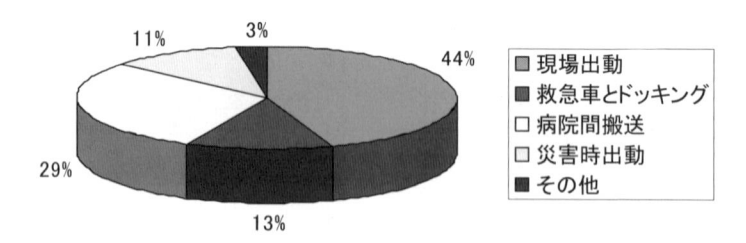

図5-9　ドクターカーの出動目的

表5－3　大阪府済生会千里病院のドクターカー出動基準（病院車運用方式）

1　消防覚知時点での出動基準（同時要請）
　1）呼吸循環不全など重症と推定される傷病
　　　・胸痛あるいは背部痛　かつ　冷や汗　かつ　40歳以上
　　　・呼吸困難、息が苦しい、息ができない
　2）心呼吸停止が推定される場合（ドクターカーが10分以内に到達できる地域）
　　　・人が倒れている・意識がない・呼吸をしていない・呼吸が変だなど
　3）多数傷病者発生が推測される場合
　4）閉じ込め事故など、救出に時間がかかる外傷
2　救急隊現着時点での出動基準
　1）喘息重積や心筋梗塞などの呼吸循環不全重症例
　2）救急隊現着後のCPA症例やCPA現場心拍再開症例
　3）4）上記に同じ
　　＊原則として現着時すでにCPAである症例はDC要請はしない

(7) ドクターカー運用の必要性

　ドクターカーの運用を行っていない53施設の救命救急センターのうち、39施設はドクターカーの運用の必要性を認めていた。3施設では、ワークステーション方式のドクターカー運用を目指して、消防機関と協議中であった。1施設は、都道府県設置のDMAT（災害時の緊急医療支援チーム）の運用を行うため、病院車運用方式のドクターカーの運用を計画していた。
　必要性を認めているがドクターカー運用の計画がない施設は、その理由として医師・運転手の確保の困難性、運用予算の確保の困難性、自治体消防との連携の困難性を挙げていた。
　ドクターカー運用の必要性を認めていない施設は、対費用効果の低さ、人口密度が低い地域のためドクターカー出動の症例が少ないこと、自治体消防の患者搬送時間が短くドクターカーの出動症例が少ないこと、自治体消防の搬送業務の充実及び救急救命士の業務拡大で対応すべき、病院単位・自治体消防の単位で運用を考えるのではなく地域全体でドクターカーを効率よく運用すべき等と考えていた。

3 ドクターカーの運営

ワークステーション方式、ピックアップ方式、病院車運用方式のそれぞれの立場でドクターカーの運営及びその特徴を述べる。

(1) ワークステーション方式

ワークステーション方式とは、自治体消防が救急救命士及び救急隊員を配属した救急ステーション（救急隊の分署）を医療機関内に設置し、医療機関が救急車に同乗する医師を確保する方式である。患者の搬送に係る費用はすべて自治体消防が負担するので、医療機関側の経済的負担は、病院車運用方式に比較し少ない。運営は、多くの場合は消防を運営する自治体が行うが、医師の確保を依頼する医療機関や医師会等に委託する場合もある。原則は、自治体が医師に対し救急車の同乗に対する対価を支払うが、救急車同乗医師が救急車同乗の時間以外は所属する病院の業務を行う場合は、医療機関が負担する場合もある。

消防本部に出動基準に沿った119番通報が入れば、その内容が救急ステーションに伝達され、ステーションに待機している救急隊員・救急救命士、医師が通報現場に向かう。救急ステーションで待機している救急車は、原則として一般出動を行わず、ドクター同乗を必要とする症例のみ出動している。原則として、救急ステーションを設置している医療機関がドクターカーの患者を受け入れている。

ワークステーション方式のドクターカーを運用する場合の問題点は、運用母体である自治体の費用負担が必要な点にある。新規に救急ステーションを医療機関内に設置する費用及び維持費の負担、同時に医師の同乗に対する対価の負担が発生するため、住民の理解が必要である。自治体の費用で運用する関係上、運営自治体以外の地区への出動が困難である。人口が少ない自治体では、出動件数が少なく対費用効果が少ないため、運営は困難である。救命救急センターは、人口100万人に対し一施設が認可（新型救命救急センターでは人口30万人）されており、複数の市町村の重症患者をカバーしている。そのため、自治体の中には救命救急センターが存在しない地域も多い。たとえ自治体内に救命救急センターが存在していても、自治体消防が医療機関内に救急ステーションを設置する場合、公益性を考える必要があり、公的医療機関に限定され、公的病院以外では救急ステーションの設置が困難である。複数の自治体が協力してワークステーション

方式を運用している例はなく、小さな自治体でのワークステーション方式の実施を困難にしている。

医師の確保を行うのは救命救急センター等を含む医療機関である。しかし、現在、救命救急センターを含む救急医療現場では、慢性的に医師不足が言われており、ドクターカー同乗の医師を確保することが困難である。そのため、比較的大きな救命救急センターでは、センターで働く救急医がドクターカーの同乗を行っているが、夜間など特に医師が不足する状況では、夜間のみ地域の医師会に属する医師が同乗を行ったり、夜間のドクターカー運用を中止したり、限定された日時のみの運用で対応している。救急医以外の医師がドクターカーに同乗する場合は、現場救急医療の質を確保することが重要であり、同乗医師にACLS、JPTECなどの標準化された救急医療の教育コース受講を義務付けしている医療機関もあるが、行っていない医療機関も存在する。

現在、ワークステーション方式は13消防本部で稼動しているが、月間出動件数が20回以上の消防ステーションは6施設あり、2施設を除き政令指定都市を含む人口36万人以上の都市に設置されている。また、これら6施設のうち2施設は、医師のマンパワー不足から通常勤務時間内の運用あるいは年4か月の運用を行っており、医師の確保が図られれば出動件数が増加する可能性が考えられた。出動件数が月間60件以上の2施設は、消防と協議し出動基準を決め、24時間運用を行っていた。出動件数が少ない施設では、出動基準が先着救急隊員の判断に任されたり、院外心肺停止患者（CPA）に限定しており、月間出動件数も4〜5回にとどまっていた。医師の確保を行う6医療施設の経営母体は、5施設が市立・県立病院あるいは公的な病院であり、1施設が国立大学病院であった。

(2) ピックアップ方式

ピックアップ方式とは、自治体消防がある出動基準に基づき（表5-4）患者の119番要請に対し、1台の救急車は直接に救急車派遣要請現場に出動し、他の1台は医療機関（あるいは医師の待機場所）に出動し、医師をピックアップし救急現場に向かい、現場から医師による医療を開始するシステムである。この場合、自治体が医師同乗費用、携行医療資機材・医薬品の負担をする。市民病院の救命救急センターなど一定の医療機関の医師が同乗を行う場合もあるが、多くの医療機関、開業している医師会会員医師など様々な医師が同乗することもある。兵庫県西宮市の場合は、医師の

通常勤務帯は、同市内にある大学の救命救急センター、県立病院救急部の医師がそれぞれの病院で待機することで対応し、夜間・休日は西宮市医師会所属の医師が、診療所や自宅で待機しその対応に当たっている。携帯薬品等は、事前に救急車同乗医師に配られており、同乗医師は携帯医療資機材・医薬品と救急車に搭載している医療資機材・医薬品を使用し治療に当たる。西宮市の場合は、ピックアップ方式でドクターカーを運用するために、約1,200万円の予算を計上し、年間90～120名の救急患者に対し現場から治療を行っている。原則として、ピックアップ方式で出動した患者は、大学救命救急センターと県立病院救急部が患者の受け入れを行っている。原則として、西宮市内のみの出動で周辺市町村には出動しない。

表5-4　兵庫県西宮市消防局ドクターカー出動基準（ピックアップ方式）

1　心肺停止と思われる傷病者で倒れたときに目撃があるもの
2　呼吸困難と同時に意識障害があるもの（例：気管支喘息重積発作性など）
3　胸痛と同時に意識障害があるもの
4　傷病者救出に相当の時間を要し、その間に救命上治療手段が必要と思われる場合
5　集団救急に該当する場合
6　溺水（目撃のあるもの）
7　墜落、転落事故（2階以上の高さ）
8　ガス中毒及び酸素欠乏症等（通報段階で倒れているとの情報がある場合）
9　上記1から8に関わらず指令課員が必要と察したもの、あるいは救急隊員が現場から出動要請したもの

ピックアップ方式は、自治体が通常の救急業務以外に救急車同乗医師の人件費等を負担する以外に新しい救急ステーションを設置する必要がなく、ワークステーション方式に比較し金銭負担が少なくて済む。ただ、1名からの救急車の搬送要請に対し、同時に2台の救急車を使用することで、救急車の不足をきたす場合がある。ワークステーション方式と異なり、医師のピックアップに要する時間がかかり、医師による病院前救急医療開始までに時間を必要とする。また、自治体が運用することで他の市町村への出動が困難である。

医療機関側は、ワークステーション方式同様に医師の確保のみで金銭的負担が生じない。しかし、同乗する救急医や医師会等の医師の確保が困難

なのは、ワークステーション方式と同様である。医師の質の確保も同様である。

現在、8救命救急センターが、ピックアップ方式を実施している自治体と協力を行っている。

8施設のうち、ピックアップ方式のみの運用は3施設であり、月間出動件数は4～5件と低値であり、稼動日・稼動時間も制限を加えていた。他の3施設は、平日は病院車運用方式を行い、マンパワーの少ない夜間・土、日曜日はピックアップ方式を採用していた。また、他の2施設は、近隣の消防本部に医師を派遣し、必要に応じ消防救急車に同乗し現場出動を行っているが、月間出動件数も4～7件にとどまっていた。医師の派遣要請は消防が行うため、災害時の現場派遣要請以外の現場出動基準が定まっていない場合が多かった。医療施設側も救急車同乗医師の確保が困難であり、すべての医師派遣要請に応じることができないため、消防も現場出動要請基準を策定することが困難であると思われる。

ピックアップ方式のみでは稼動率が低く、24時間運用できない病院車運用方式のドクターカーの補完として期待される。また、救命救急センターで病院車を所有していない施設があり、これらの医療機関は、医療機関周辺で局地型災害が発生した場合は、周辺の消防に医療チームをピックアップしてもらう体制を作っておく必要があると思われた。

(3) 病院車運用方式

病院車運用方式とは、救命救急センター等の医療機関が、自院で所有する病院車（多くの場合は、高規格救急車に医療機器を搭載できるように改造し、緊急自動車として登録）を自治体消防の依頼により救急現場に派遣し、現場から治療を開始するシステムをいう。この場合は、自治体（消防）が運営主体となるワークステーション方式やピックアップ方式とは異なり、医療機関が運営主体となる。ドクターカーの派遣要請は、消防本部と事前に定めた出動基準に基づき行われる（表5－3）。住民からの救急車の出動要請を受けた消防司令室がドクターカー出動基準に基づき緊急度・重症度を判断し、直接に医療機関のホットラインでドクターカーの派遣要請を行う同時要請と、派遣された救急車の救急隊員・救急救命士の判断で救急現場から派遣要請を行う現場要請の2種類がある。多くの場合、ドクターカーには、医師、救命救急センターで就業後研修を行っている救急救命士、看護師が同乗し、現場から重症患者に対する治療を開始し、重症度に応じ

適切な医療機関へ搬送する（図5-10）。

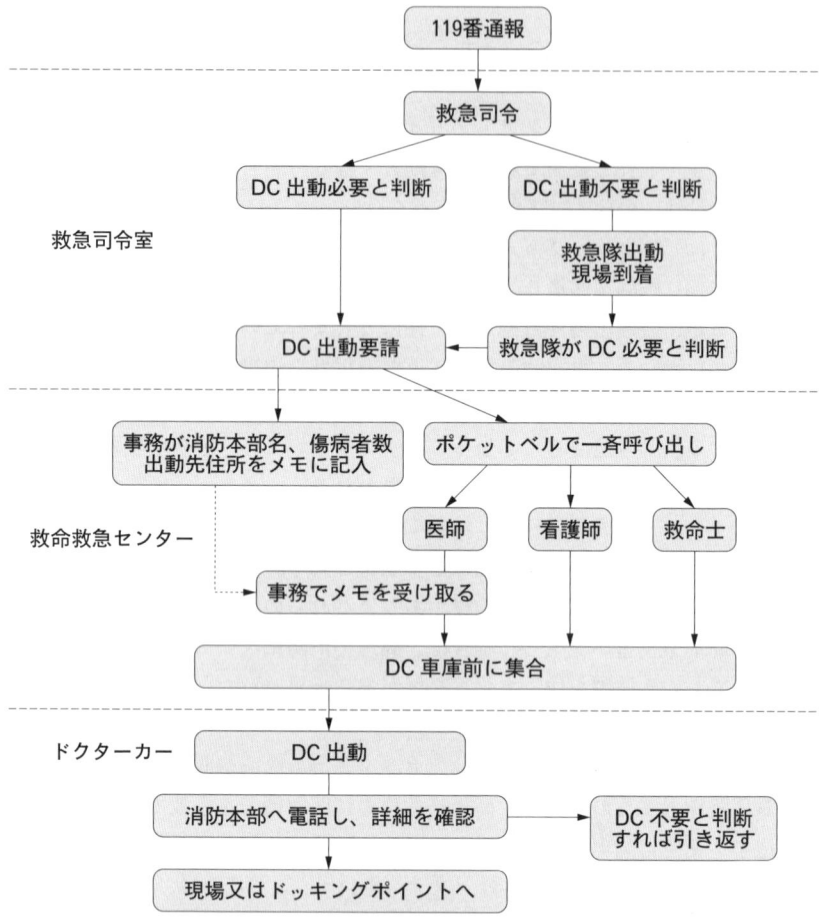

図5-10 病院車運用方式ドクターカーの派遣の流れ（済生会千里病院千里救命救急センター）

　病院車運用方式のドクターカーは、運営母体が医療機関であるため、ドクターカーの購入費及び維持費、ドクターカー運転手、医師、看護師の経費を医療機関が負う。消防が使用している高規格救急車の購入には、約1,000万円を要し、ドクターカーとして運用するには、除細動器・超音波診断装置・人工呼吸器・吸引器・バックボード・胸腔ドレナージセットなどの医療資機材、輸液や薬品等を搭載するために救急車の改造を含め、約1,200万円が必要となる。24時間運用を行うために3人の運転手が必要と

なり、ドクターカーの保守点検、車検、車両保険等を含み運転手を外部委託すると年間約2,200万円の経費が必要となる。経費削減のため、ドクターカー内での治療を断念し、小型のバンタイプの病院車を購入し、バンタイプの病院車では医療従事者・医薬品・医療資機材の搬送のみ（緊急車両の認可を得るためには、ストレッチャーの搭載は必要）を行い、消防の救急車内で治療を行う工夫をしている施設もある。また、ドクターカーの運転手の経費削減のため、救命救急センターで就業後研修を行っている救急救命士や救急隊員に運転を依頼している施設もある。ドクターカーに同乗する医師・看護師の経費もドクターカー運用病院が負担する必要がある。ドクターカーの要請がない時間帯は、自院の通常業務を行うが、出動依頼があれば、ドクターカー同乗を優先するため、医師・看護師の増員が必要となる。人件費の節約あるいは同乗医療従事者の確保が困難なため、平日・日勤帯のみの運用、あるいは看護師は同乗せず、医師のみの同乗を行っている施設もある。

　病院車運用方式のドクターカーを運用する場合、患者の搬送先医療機関との事前の協議が必要となる。ドクターカーで診療を行ったすべての患者をドクターカーを運用している病院へ搬送することはできないし、また行うべきでない。救急患者にかかりつけ医療機関がある場合は、緊急度にもよるがかかりつけ医療機関へ搬送すべきである。他の医療機関から患者の囲い込みとの誇りを受ける可能性がある。表5－5に、24時間、病院車運用型ドクターカーを運用している済生会千里病院千里救命救急センターの搬送先病院の割合を示す。

表5－5　平成19年度豊能地区におけるドクターカー（DC）の出動件数と搬入先医療機関（済生会千里病院千里救命救急センター）

	平成19年1月～12月
千里救命救急センター搬入数	336件
DC現場死亡確認数	170件
出動後DCで他院搬送数	418件
その他（途中中止件数及び救急車が他院へ搬送）	749件
病院間搬送数（転院例）	118件
総件数	1,791件

ワークステーション方式やピックアップ方式は、自治体（消防）が運用を行うので自治体の管轄地域を越えた活動は困難であるが、病院車運用方式では、複数の市町村にまたがる地域での活動を行うことができる。人口の少ない自治体でもドクターカーが利用できる。

　ドクターカーで医療行為を行うことで、初診料2,700円・救急搬送診療料6,500円・往診料6,500円・薬剤使用料（出来高）を患者に請求できるが、病院車運用方式では、高額の運用経費が必要となるため、診療報酬のみでは運用経費を賄うことはできない。患者をドクターカー運用病院へ搬送する場合には、診療報酬の収金は容易だが、他病院へ搬送した場合や現場で患者が死亡した場合、未収金となる場合がある。済生会千里病院千里救命救急センターのドクターカーによる診療報酬の約35％は、未収金となっている。

　現在、32救命救急センターが病院車運用方式のドクターカーを運用している。32施設のうち月間現場出動数が20回を超える施設は、6施設のみである。1日1回以上現場出動を行っている施設は、4施設であり、これらの施設ではドクターカー専任の医師を決めており、また明確な出動基準を作成し、消防本部から直接に現場出動の依頼が入る体制を構築し、1施設を除き、24時間運用を行っている。9救命救急センターでは、ドクターカーを所有するが、現場出動を行わず、入退院の病院間搬送（新生児の病院間搬送を含む）にのみ利用している。ある救命救急センターは、ドクターカーをドクターヘリとのドッキングのみに利用している。

4　ドクターカーの役割と効果

　我が国では、救急搬送業務を消防が受け持っており、消防に属する救急隊員が中心となり病院前救護が行われている。また、平成3年から病院救護の充実を図るためアメリカのパラメディック制度をモデルとした救急救命士制度を発足させ、病院前救護に対する処置拡大を図り、心肺停止患者に対する除細動器の使用、静脈路の確保、用具を使用した気道確保を行えるようにした。その後、心肺停止患者に対する気管内チューブを使用した気管挿管、アドレナリン使用など処置の拡大を行っている。しかし、この業務拡大は、基本的に院外心肺停止患者に対する早期の心拍再開を目指したもので、重症患者に対する医療行為を救急救命士に認可したものではない。病院前救急治療で心肺停止患者に対す

る対応は重要であるが、もっとも重要な対応は搬送中に心肺停止になる可能性のある重症患者に対する対応である。一方、ドクターカー同乗の医師は、車両内あるいは救急現場で治療を行うことで生じる制限はあるが、すべての医療行為が可能である。ドクターカーを運用することで、目撃のある心室細動症例の1か月生存率・社会復帰率の向上が認められている[2),3)]。

特にドクターカー同乗医師が現場で成果を発揮するのは、患者に気道・呼吸・循環に異常がある状況である。例えば、口腔内に多量の出血がある顔面外傷患者や嘔吐により気道確保が困難な例、気管支喘息重積発作、心不全や腎不全における肺水腫など気管挿管を必要とする呼吸不全、緊急輸液を必要とする出血性ショック・高度脱水、また緊急脱気を必要とする緊張性気胸などの循環不全、急性心筋梗塞など搬送中に心原性ショックや心肺停止に陥りやすい症例、出血や呼吸障害を伴う救出までに時間を必要とする閉じ込め症例などが、現場より医療を必要とする例である。

心肺停止症例に対して救急救命士は、除細動・アドレナリンの使用、気管挿管、輸液路の確保を行うことができるが、心拍が再開した患者に対し昇圧薬や抗不整脈薬の投与は行えない。Mobile ICU（動く集中治療室）と呼ばれるドクターカーでは、医師が心拍再開と同時に集中治療を開始できる。不幸にして心拍が再開できなかった症例であっても、救急隊・救急救命士はその患者を医療機関に搬送しなければならない。しかし、医師が現場で十分に心肺蘇生術を行っても心拍が再開しない例では、現場で死亡宣告を行うことができ、心肺停止の患者を搬送しないことで、三次救急医療機関の医療資源を有効に使用することができる。

多数の傷病者が同時に発生する集団災害では、消防が所有する救急車の数を傷病者数が上回り、傷病者の現場滞在時間が長くなる。そこで、緊急性のある傷病者から病院へ搬送するトリアージが必要となると同時に負傷者に対する現場からの治療が必要となる。平成17年4月に兵庫県尼崎市で発生したJR福知山線脱線事故では20チームの医師がドクターカーで災害現場に結集し、トリアージや現場医療に効果を発揮した。また、脱線した車両に15時間以上閉じ込められていた3名の重症挫滅症候群の負傷者に閉じ込め現場から治療を行い、救出後も治療を行いながら医療機関へ搬送することで救命することができた。また、新潟県中越地震や新潟県中越沖地震でも多数の日本DMATチームがいち早く地震発生地域にドクターカーで駆けつけ、災害時医療に貢献した。

現在、都道府県単位及び二次医療圏単位で救急隊員・救急救命士の質の保証

を行うために、地域の医師・消防関係者によるメディカルコントロール体制が構築されている。ドクターカーで医師が現場に出ることにより、救急隊員・救急救命士の救護活動に対して適切な指導・教育を直接に現場で行うことが可能となる。メディカルコントロールでは、救急救命士が記入した検証票を基に、消防の全救急車搬送症例の約2％を検証しているが、検証する医師がドクターカーの同乗経験があれば救急隊員・救急救命士の現場活動状況を理解しており、的確な検証を行うことができる。

ドクターカーに同乗する医師の条件として、ACLS、JATEC、JPTECなどの標準化された救急医療プログラムの受講、現場における気管挿管などの特殊技術の取得、現場で医師が一人という環境下で同乗看護師・救急隊員等を管理する能力、災害時における医療現場の管理能力が必要となる。これらの事柄を習得することで、救急医を目指す若い医師の教育手段としてもドクターカーが有用である。

5 ドクターカーを中心とした救急医療体制の構築

1970年代から構築されてきた日本の救急医療体制が機能不全に陥りつつある。人口密度の高い都市部を中心として、日本の救急医療体制は、人口100万人当たり1日3～5名発生する集中治療・緊急手術を必要とする最重症患者を救命救急センターなどの三次救急医療機関が受け入れ、緊急入院を必要とする重症・中等度の救急患者を市民病院・救急告知病院などの二次救急医療機関が受け入れてきた。救急医療のキャパシティーが低下する夜間・休日は、自治体が夜間休日診療所を設置し、軽症の救急患者を中心として受け入れてきた。しかし、救急医療の中核を担ってきた二次救急医療機関、特に私的医療機関が、夜間の当直医・看護師の確保の困難さや医療経済性を理由に救急医療から撤退を余儀なくされている。従来、二次医療機関で手術されていた胃十二指腸潰瘍の穿孔なども、夜間は外科医の確保が困難との理由で二次医療機関から救命救急センターへ転送される症例が増加している。また、人口の高齢化に伴い高齢者の救命救急センターへの入院患者が増加しているが、高齢者は入院の原因となった疾患が治癒しても他の余病が入院中に悪化することもあり、長期入院の原因となっている。さらに、自殺企図の救急患者は、基礎に精神科疾患があることが多く、救命救急センターから他病院への転院が困難であり、長期入院の原因となっている。これらの理由で、救急医療の最後の砦と呼ばれている重症患者を

受け入れる救命救急センターが十分に機能できなくなってきている。

　平成20年1月2日、大阪府で交通事故の患者が6か所の三次救急医療機関に搬入を断られ、事故から71分後に搬入された救命救急センターで大動脈損傷のため死亡する事案が発生した。この事案を契機に、大阪府は緊急に平成19年度の「救急搬送における医療機関の受入状況等実態調査」[4]を行った。その結果、救命救急センター等搬送事案7,838件のうち、消防から医療機関への照会回数が11回以上を要した事案は292件であることが示された（表5－6）。また、現場滞在時間は、30分以上60分未満が639件、60分以上が131件であった（表5－7）。現場滞在時間が調査できた医療機関照会回数が11回以上であった284件の中で、169件は、30分以上60分未満、87件は60分以上、救急車が現場に滞在していた（表5－8）。一刻も早く救命救急センターに搬送し治療を開始する必要があった重症患者の中に、現場滞在時間が長い症例が多く含まれていたのは問題である。この調査では、現場滞在時間が長かった症例の診断名等の詳しい結果は示されていないが、救急救命士・救急隊員が現場で三次救急医療機関への搬送が必要であると判断する症例は、呼吸・循環・意識に異常のある症例であることから、この搬送の遅れが患者の予後を左右したと考えられる症例が多数含まれていたと思われる。同じ大阪府の受入状況等実態調査の地域（医療圏）別のデータを表5－9に示す。泉北地区で搬送件数に比較し照会件数11回以上と件数が多いのは、同地区に救命救急センターが存在しないためと考えられる。しかし、人口約101万人の豊能地区で、消防の救急車で救命救急センターに搬送した症例が312症例で他地域に比べ少ないことがわかる。また、この地区には救命救急センターが2か所存在するが、照会件数11回を超える症例数も少ない。同時期（平成19年1月～12月）に、豊能地区で稼動したドクターカーの出動件数と搬入先医療機関数を表5－5に示す。出動基準は、表5－3に示したように、消防司令室が覚知時点で重症患者と判断したものである。ドクターカー出動後、同乗医師が診断を行い、ドクターカーを運用する救命救急センターに搬送した症例が336件、他の救命救急センターを含む他病院へ搬送した症例が418例、現場で死亡確認をした症例が170例である。すなわち、計924例が重症又は重篤患者であったことがわかる。豊能地区では、救急車で救命救急センターに搬送された312件に加え、924例が重症患者であったことがわかる。人口が約101万人の豊能地区での重症患者数は、他の大阪の二次医療圏と比較して決して少なくないことがわかる。ドクターカーが消防の覚知から現場到着まで平均11.8分なので、ドクターカーが稼動している豊能地区では、重症患者が救急医

表5-6　医療機関への照会回数（34消防機関中、18消防機関が回答）

照会件数	搬送件数	構成比
1回～10回	7,546件	96.3%
11回以上	292件	3.7%
計	7,838件	100%

大阪府下救命救急センター等に傷病者を搬送した事案（平成19年）文献4）より

表5-7　現場滞在時間について（34消防機関中、18消防機関が回答）

時間区分	搬送件数	構成比
30分未満	7,090件	90.2%
30分～60分	639件	8.1%
60分以上	131件	1.7%
計	7,860件	100.0%

大阪府下救命救急センター等に傷病者を搬送した事案文献4）より

表5-8　受入照会回数が11回以上であった事案の現場滞在時間

時間区分	搬送件数
30分未満	28件
30分～60分	169件
60分以上	87件
計	284件

大阪府下救命救急センター等に傷病者を搬送した事案文献4）より

表5-9　医療圏別の受入照会回数が11回以上であった事案

地域名	搬送件数	照会件数11回以上	地域の人口
豊能地区	312件	2件	約101万人
三島地区	1,672件	11件	約73万人
北河内地区	774件	12件	約122万人
中河内地区	508件	31件	約87万人
大阪市地区	2,850件	177件	約260万人
南河内地区	348件	35件	約70万人
泉北地区	279件	14件	約80万人
泉南地区	1,095件	10件	約90万人
計	7,838件	292件	

大阪府下救命救急センター等に傷病者を搬送した事案文献4）より　一部加筆

と接触するまでの時間が、他の地域に比較し短いことがわかる。ドクターカー同乗医師が、現場で的確に重症患者の診断や身体状況を把握した後に、医療機関へ直接に搬送依頼を行うので、救急救命士や救急隊員が受け入れ要請を行うよりも容易に搬送が可能となっている。

　大阪府の平成19年度の「救急搬送における医療機関の受入状況等実態調査」の結果から、医療機関が数多く存在し、道路網も整備され、一次から三次救急医療体制が十分に機能していると思われていた都市部でも、重症患者の医療機関（医師）へのアクセスに時間が掛かっていることが示された。過疎地では、従来から重症患者の医療機関へのアクセスは、救急車搬送では時間を要するため、ヘリコプターを運用することでアクセス時間の短縮が図られているが、都市部でも同様のことが発生していると認識すべきである。その対策として、都市部で救命救急センターを増やすことも一案ではあるが、救急医の確保・救命救急センター設置までに多くの時間を要することなどから、人口100万人当たり最低1か所の救命救急センターで24時間ドクターカーを運用し、地域で発生する重症患者に対し現場出動を行い、重症患者の医療機関（医師）へのアクセス時間の短縮を図るべきである。ドクターカーの運用で、心筋梗塞の現場死亡の減少・早期の血栓溶解療法を必要とする脳梗塞患者の選択・重症呼吸不全や循環不全の重症患者の救急率の向上が図れると考える。

6　ドクターカーの今後

　前項で述べたように、今後ますます消防による救急搬送数の増加、救急医の疲弊化、二次救急医療機関の減少が起こり、一次から三次の救急医療体制の脆弱化が進行するものと思われる。特に都市部で、消防から医療機関への患者搬送依頼の照会回数が増加し、医療機関へのアクセスまでに時間を要するようになると思われる。医療機関へのアクセス時間の増加は、重症傷病者にとっては時として現場での死亡を意味し、救急医療体制としては致命的である。そこで、人口密度にもよるが人口100万人の都市部に対し、最低1か所の救命救急センターで24時間運用のドクターカーを運用すべきである。運用方式は、自治体主体のワークステーション方式でも、病院が主体の病院車運用方式でもよい。ワークステーション方式のドクターカーでは、人口100万人の医療圏と行政圏を合致させる必要があり、現段階では政令指定都市での運用が望ましい。しかし、人口100万人の地域に複数の自治体消防が存在する地域では、病院主体の病院

車運用方式の方が、ドクターカー出動地域に制限がなく望ましい。病院車運用方式は、運用医療機関に経済的な負担が大きいため、将来的には、消防の広域化が進められている現状では、消防の広域化が図られた地域ではワークステーション方式に変更するほうが望ましいと考える。ピックアップ方式は、医師が現場到着するまで時間を要し、勧められない。

　ドクターカー運用に当たっては、必ず明確な出動基準を作成し、原則として地域の重症傷病者に対してはすべて出動するようにすべきである。ドクターカー同乗医師は同乗業務を専任とし、消防のすべての依頼に対し出動できる体制を医療機関は構築する必要がある。救命救急センターにおいても、救急医が不足している現状では、ドクターカーを運用する救命救急センターに医師等の医療資源を集約化し対応する必要がある。その方策として、救急専門医の認定の条件に一定の期間ドクターカー同乗の義務を課すのも一考である。ドクターカー同乗医師の条件としては、ACLS、JATEC、JPTEC、MIMMSなどの標準化された救急医療プログラムの受講、異常環境下における気管挿管などの特殊技術の取得、現場で医師が1人という環境下で同乗看護師・救急隊員等を管理する能力、災害時における医療現場の管理能力が必要である。また、地域の救急医療システムも十分に理解し、重症患者を適切な医療機関へ搬送依頼する能力も必須である。厚生労働省が考えている救急搬送の調整・指示を行う医療コマンダー的な役割も期待される。これらを満たすためには、原則として救急医の同乗が望ましいが、上記の条件を満たせば幅広く募集することも可能である。ドクターカーの運用あるいは同乗する医師を確保する救命救急センターが、地域のメディカルコントロールの中心的役割を担うのは当然であり、搬送した症例の検証も行うべきである。

　ドクターカー運用の阻害因子として、ドクターカーの非採算性が挙げられている。自治体が運用する場合も、医療機関が運用する場合も、ドクターカー運用費用を、ドクターカーの医療行為の対価である初診料・救急搬送診療料・往診料などで賄うことは不可能である。重症傷病者の医療機関へのアクセスの確保や、病院前救急診療の充実を図るという政策医療の観点から、病院前から重症患者に対し高度な治療を行うドクターカー出動に対する保険点数の新設など、経済面での整備が必要である。過疎地における重症傷病者の医療機関へのアクセスの確保を行う目的で、医師搭乗ヘリコプター運用（ドクターヘリ）には、国や都道府県から年間約1億円もの補助金が下りている。都市部でドクターカーを24時間運用するには、同様の補助金が必要と思われる。

第5章　救命率向上のためのドクターヘリ・ドクターカーの導入　　179

7　おわりに

　我が国におけるドクターカーの運用状況、運営、ドクターカーを中心とした救急医療の再構築等について述べた。救急医療体制の脆弱化が進んでいる現在、重症傷病者の医療機関へのアクセスの確保が懸念されている。その解決策として、過疎地ではドクターヘリの運行の法整備が整ったが、都市部でのドクターカーの運用の法整備が望まれる。

【参考文献】

1）甲斐達朗：ドクターカーの病院間の連携，患者と医療資源の集約化への効果についての研究（主任研究者：小濱啓次）：平成18年度厚生労働科学研究費補助金（医療安全・医療技術評価総合研究事業）分担研究報告所
2）林靖之，藤井千穂：千里救命救急センターでのドクターカーシステム―10年の歩みと展望―．救急医学28：619－625, 2004.
3）金弘，深田祐作，境田康二, 他：ドクターカーによる院外心肺停止の治療成績．日救急医会誌9：617－626, 1998.
4）救急搬送における医療機関受入状況等実態調査.大阪府総務部危機管理室消防防災課，平成20年1月25日発表

　　　　　　　　（大阪府済生会千里病院千里救命救急センター長　甲斐　達朗）

第5章　編者のまとめ

　益子氏の論文（第5章Ⅰ）にあるドクターヘリはマスコミでも度々取り上げられており、また法律もできたことであり、その有効性と必要性は、いまさら言うまでもない。早く全国に配備され、広域をカバーすることによって、医療計画に定める役割を果たして欲しいと思う。

　ドクターカーは、第1章に述べたように、本来はドクターヘリに先駆けて人命救助に活躍しているべきであった。しかし、ドクターヘリのように十分に活躍できる補助金が出なかったが故に、その活躍が遅れている。

　甲斐氏の論文（第5章Ⅱ）にあるように、ドクターカーはドクターヘリと同様に人命救助に効果があるので、第1章でも述べたように、都市でも医師による治療開始が遅れていることであり、早急に都市部の救命救急センターに導入されるべきと考える。

　このとき大切なことは、都道府県消防（防災課）主導下に救命救急センターにワークステーションを作り、ドクターカーにすることである。市町村だと、甲斐論文にあるように市町村外に出られなくなる。都道府県情報センターの管理下に公立、私立関係なしに救命救急センターにワークステーションを設置すべきである。

第6章　メディカルコントロール（MC）体制の現状とあり方

1　はじめに

　急性期疾患や外傷患者の治療成績向上には、ごく早期の対応が重要であることは言うまでもない。これは医療機関の診療機能に限ったものではなく、発症から病院到着までを含めた包括的な体制を視野に入れたものである。救急疾患の質向上には欠かせない重要な要素である。救急患者の搬送の担い手である消防機関の救急業務を単に「救急搬送」としていた時代から「病院前救護」に変わろうとしているのは当然のことである。1991年に創設された救急救命士制度もその表れの一つである。しかし、救急救命士が行う医行為の質的なレベルを保証する制度的枠組みが不明瞭なばかりか、一部の医師のみしか「病院前救護」に関わってこなかった我が国の長い歴史が変革に混乱を与えているのも事実である。

　2000年、旧厚生省から出された「病院前救護体制のあり方に関する検討会報告書」[1]を受け、総務省消防庁では「メディカルコントロール体制のあり方」[2]が討議され、この体制を整備促進することとなった。その結果、救急救命士は2003年4月から「包括的指示による除細動」[3]、2004年7月からは「気管チューブを用いた気道確保」[4]が実行できるようになった。さらに、2006年には薬剤（エピネフリン）の使用が認められ[5]、病院前救護の内容が、法制上、急速に変化しようとしている。

　さて、病院前救護におけるメディカルコントロールとはいかなることなのだろうか？　我が国の場合、「医学的な観点から救急救命士を含む救急隊員が行う応急処置等の質を保証すること」[6]と定義され、具体的には①救急救命士への指示や救急隊員への指導・助言、②救急活動の事後検証、③救急救命士への再教育の3つが主たる活動とされている。病院前救護のメディカルコントロールを遂行するには、救急医療体制に積極的に関わる相当数の医師の存在が必要

表6－1　EMS Medical Director の役割（米国 ACEP）

［管理医師の証明資格事項］
（必須事項）
1．医学や骨疾患を実践する免許（MD、DO）
2．病院前救急医療体制の計画と運営に精通
3．急病や外傷患者の病院前救護の医療実践または研修
4．急病や外傷患者に対する病院前救護での指導経験や研修
5．急病や外傷患者の診療にあたる現役の勤務者
6．病院前救護のスタッフに対する教育の経験や研修
7．EMS の質改善にかかわる活動の経験や研修
8．EMS 条例や法律の知識
9．救急車の出動や EMS 通信司令仕組みの理解
10．地域集団災害時の防災計画の知識
（望ましい事項）
1．救急医の資格
［責務］
1．EMS 体制の中で患者の代弁者としてサービスする。
2．通信司令、出動基準や医学的基準を含めた患者管理の標準を遵守する。
3．隊員が仕事する際のプロトコルやマニュアルを作成し、実践する。
4．オンラインコントロールの提供のための手順書を作成し、実践する。
5．各種隊員資格を認定し、保証する。
6．教育、試験、資格証明などを通して隊員の資格を保証する。
7．システムや救護改善のためのプログラムを作成し、実践する。
8．EMS に関する研究を推進する。
9．病院、救急部、医師、EMS 従事者、看護師など様々な関係機関と連携する。
10．要件や標準を満たすよう各 EMS 機関で資源の相互利用できるよう調整する。
11．相互援助、防災計画や管理、汚染物質対応などの活動を調整する。
12．緊急事態の予防に関する啓発や情報提供を行う。
13．自己研鑽を怠らない。
［職権］
1．当局に対する隊員の資格保証、資格再認、取り消し。
2．出動、トリアージ、応急処置、搬送などの病院前救護にかかるプロトコル、指針や手順書の確立、修正、改善、権威付け。
3．救急隊員（First responder、EMT-B、EMT-I、EMT-P など）の格付け基準の確立。
4．病院選定の基準を確立
5．病院前活動者（医師、EMTs、看護師など）に対するオンラインコントロールができる人材の育成
6．非搬送例となる場合の基準、プロトコルの作成
7．救急隊員の教育と試験の要求（First responder、全 EMT レベル、病院前での看護師、通信司令、教育助手、オンライン医師、オフライン医師）
8．質の評価プログラムを実施し、監視するために、搬送記録を自由閲覧できる権限
9．適切なレビューや抗議機構を活用して、不適切な EMS 機関を排除
10．救急業務に採用する雇用基準の設定と承認
11．患者管理に必要な器具の設置と承認

[[EMS 体制側の責務]]
1．Medical director の活動に要する費用
2．必要な物的、人的資源の供給
3．Medical director の責務を保証する保険の加入
4．Medical director の責務と職権、EMS 機関の責務を明記した合意書の作成

である。24時間オンライン体制で指示、助言に対応し、日常診療と並行して研修、教育、検証等を行わなければならない。救急搬送患者の大半が二次救急医療施設に収容され、しかも、その診療科は多岐にわたる。こういった救急診療の実態を考えると、メディカルコントロールには救急専従医のみならず様々な診療科医の関与が必要となる。必然的に救急告示病院の医師もプロトコルを熟知し、これに従った指導や助言を行い、検証業務の一端を担わなければならない。その中で、救急医療全体を視野に入れた指導と業務を統括できる救急専門医の存在は必須である。

米国ではEMS（救急医療サービス）を救急医療体制の根幹なすものと捉え、医師によって病院前救護全般を統制している。その管理医師はメディカルコントロールよりさらに強制力のあるMedical directionとして病院前救護に関わっている（表6－1）[7]。一方、我が国ではMedical directionの中核的な部分のみをメディカルコントロールと位置づけ、病院前救護に関わる医師の業務を限定している[8]。

2　メディカルコントロール体制の現状

メディカルコントロール体制が制度化されて歴史が浅いため、標準的な行動規範が確立されていない。このため、地域ごとに試行錯誤の状態が続いているものと思われる。メディカルコントロール体制の強化充実[9],[10]が叫ばれた2003〜2005年の3年間、筆者はメディカルコントロール体制の実態調査を行った。その最終年の報告書からメディカルコントロール体制の現状を紹介する[11]。

全国の地域MC協議会の会長（医師）及び事務局となっている消防機関を対象に厚生労働省の電子配信を活用し、調査の依頼を行った。地域MC協議会の数は最新の2007年には248団体となっているが、調査時の2004年度は260団体、2005年度は258団体であった。評価項目の解析と2年間での活動の変化から質がどのように改善されているかを評価した。2004年度調査の回答率は89.0％（231/260）であり、2005年度は258MCに対し、一括回答となった1県を有効回答とみなすと81.0％（205/253）であった。

メディカルコントロールの業務フローを重視し、主に①病院前救護プロトコルの策定及びその使用、②オンラインMC体制、③事後検証に関する体制と方法、④救急救命士の再教育、⑤財源、⑥CPA症例の蘇生率等について調査した。

(1) 調査の結果
　ア　プロトコルの作成と周知について
　　プロトコルの使用は基本であるが、2004年度の調査ではプロトコルの使用は80％の地域MCでしか使用されていなかった。2005年度には93％となり、若干の改善が認められているが、32MC団体ではいまだ使用していない。地域MC協議会で策定されたプロトコルをその傘下の救急救命士すべてが熟知している必要がある[12]。研修会を開き、受講を義務付けることや文書通知で周知を徹底するのが理想であろう。約10％のMC協議会ではプロトコルの周知徹底が図られず、2005年度でも明らかな改善を認めなかった。プロトコル周知は、2004年度の調査において救急救命士へのみならず、検証医、オンラインメディカルコントロール担当医への周知も低い傾向にあった。特に重視すべき課題として、救急救命士はプロトコルの周知を受けず、検証されている地域MCが30/233（13％）

表6－2　検証と救急救命士へのプロトコル周知度

	救急救命士にプロトコルを周知させている	救急救命士にプロトコルを周知させる手段を講じていない	合　計
検証しているMC協議会	181	30	211
検証していないMC協議会	6	6	12
合　　計	187	36	223

（2004年度調査）

表6－3　検証と検証医へのプロトコル周知度

	検証医がプロトコルを周知している	検証医がプロトコルを周知していない	合　計
検証しているMC協議会	148	63	211
検証していないMC協議会	5	7	12
合　　計	153	70	223

（2004年度調査）

に及び、検証する医師がプロトコルを周知せず検証している MC 協議会が63/233（27％）に及ぶことである（表6－2・6－3）。

　イ　オンラインメディカルコントロールについて

　　24時間体制で医師の指示、助言を与えなければならないが、通信などのインフラ整備と指示を出す医師の勤務状況から困難な地域が認められる。2004年度には約10％の MC で不備と回答していたが、2005年度には改善傾向を認める。しかし、回答201MC 中13の地域ではオンラインMC 体制が整備されていない。また、指示出しの医師の対応については消防機関からしばしばクレームのつくところであるが、迅速で的確な応答ができる MC 協議会が大幅に増加している点は大いに MC 協議会活動の賜物と言えるだろう。

　ウ　検証業務について

　　2004年度には検証作業を行っていない MC 協議会が少なからず認められたが、2005年度には一地域を除く全 MC 協議会でなされている。検証事例の対象については CPA のみならず対応困難な事例、外傷、疾病など広く検証する MC が多い。2年間でその傾向が進展している傾向がある。CPA の検証時に基準となる項目を設定し、検証の客観性を重視する MC が次第に増加している。検証結果を隊員個人に還元することが理想である。2年間の推移では、次第に個人へのフィードバックを重視する MC 協議会が増加している。

　エ　再教育について

　　2年128時間の病院実習を実施する MC 協議会が着実に増加しているが、128時間も研修に割くことが困難であるとする消防機関が多い。その結果、研修会や JPTEC、ACLS などの off-the-job training への参加によって補完している。

　オ　予算について

　　MC 活動には財政的支援は不可欠である。しかし、調査では検証業務のみならず MC 協議会を保証する活動費用が計上されていない地域MC がかなりの数に上る。

(2)　調査から判明した課題

　　MC 体制の基本となる検証業務はほとんどの地域で実施されていると考えられるが、プロトコルの使用、関係者への周知についてはいまだ課題を残している。

メディカルコントロールとは救急救命士に医行為を委任する上でその質を医学的に保証することであるから[1]、医師が院内の看護師に注射など医行為の一部を委任し、代行してもらうことと同じである。医療機関では個々の患者に対し、個人の病状に応じた指示簿を医師が作成し、看護師はその指示に従って医行為、看護を行う。医師、看護師、患者には隔たりがないため、処置による患者の反応は容易に把握が可能である。しかし、病院前救護では傷病者を特定できず、個別の指示を出すことができない。したがって、特定できない傷病者であっても、対象を限定して共通に行える観察と行為を明記し、文書化する。これがプロトコルである[12]。医行為を委託される救急救命士は、当然、このプロトコルを遵守して行動しなければならない。ところが、事例ごとで様々な相違があり、プロトコルどおりにならない場合が多いため、これを補完するためにオンラインMCが必要となる。しかし、実態調査ではMC体制の基本となる検証業務はほとんどの地域で実施されているが、プロトコルの使用、関係者への周知については不十分といわざるを得ない。これには、行政通知[1],[6]の中で、メディカルコントロール体制が「オンラインによる指示、指導・助言」、「事後検証」及び「再教育」の3項目を強調したあまり、MC体制に関わる医師の重要な業務である「プロトコルの作成と周知」が抜け落ちてしまったのであろう。

実態調査の年次推移をみるとMC協議会活動や医師の迅速な対応、さらに再教育としての病院実習増加など医療機関側の意識改革が進んでいる。さらに、救急救命士が研修会や off-the-job training などに参加する傾向が高くなりつつあることが明らかとなった。しかし、外形評価や活動プロセス、さらに重要なことに、予算面で地域格差の大きいことが判明した。そもそも、都道府県分として人口170万人あたり約310万円（都道府県及び地域MC協議会開催経費）、市町村分として人口10万人あたり約800万円（指示体制経費、再教育経費、事後検証経費、気管挿管に必要な病院実習経費、薬剤投与追加講習経費、救急救命士の病院実習経費、症例検討会経費等）が地方交付税の形で配分されている。2008年度にはMC体制の推進に必要な経費として89万円増額される予定である。この方針に従って、各地域のMC協議会においてMC関連の財源を確保する必要があろう。

3 メディカルコントロール体制のあり方

(1) 成果を見据えた体制作り

　救急疾患の治療成績向上は、急病の発症又は事故現場から処置や手術が行われるまでの一連のプロセスの上で評価される必要がある。救急診療や手術などの医療機関での診療が適切に行われるだけでは必ずしも成績が向上しない。例えば、重度外傷であれば、止血術や開頭血腫除去術によって救われるチャンスは受傷後1時間以内が目標とされる（外傷治療のゴールデンアワーといわれる）[13]。また、脳梗塞に対して血栓溶解療法を行うには発症3時間以内に投薬される必要がある。心筋梗塞に対する冠動脈インターベンション（PCI）にしても時間との戦いとなる。最初の時間と方向性を規定するのは病院前救護そのものである。すなわち、傷病者の予後が救急救命士による傷病者の観察と病院選定に依存している。

　心肺停止（CPA）の傷病者に至っては、発症後直ちに心肺蘇生（CPR）を開始できるかどうかが大きな鍵を握っている。目撃された心肺停止に対し、一般市民がCPRを開始すれば、行わない場合に比べ1か月生存率が1.4倍（2.9ポイント）高いとされる。特に心室細動・無脈性VTに対する除細動施行が包括的指示となってからは、年々、除細動適応症例の救命率が上がっている（図6－1）[14]。治療成績改善にはメディカルコントロール体制の充実以外の要素も関与しているであろうが、救急医療、とりわけ病院前救護活動への各位の取り組みが包括的に反映された結果と考えられる。

　近い将来、外傷、脳卒中、心筋梗塞などについて傷病登録を病院前救護のデータと医療機関データ及び転帰を連結させ、分析することで質改善の方法を探る必要があろう。その意味で地域MC協議会での事後検証を充実させる必要がある。すなわち、心肺蘇生例に限定せず、脳卒中、心筋梗塞及び外傷を対象に拡大するのが望ましい。そのためには医師は意識障害、胸痛などプロトコルを作成し、医療機関はその受入れ可否情報を絶えず開示する必要がある。

(2) 機能評価としてのデータ集積と利用

　データ集積と分析の活用でMC体制の改善策を探る方法を定着させる必要がある。前述した実態調査の際に、成果を評価するために表6－4に示す設問を行った。表6－5に全体の集計結果を示すが、これだけではウ

平成17年中

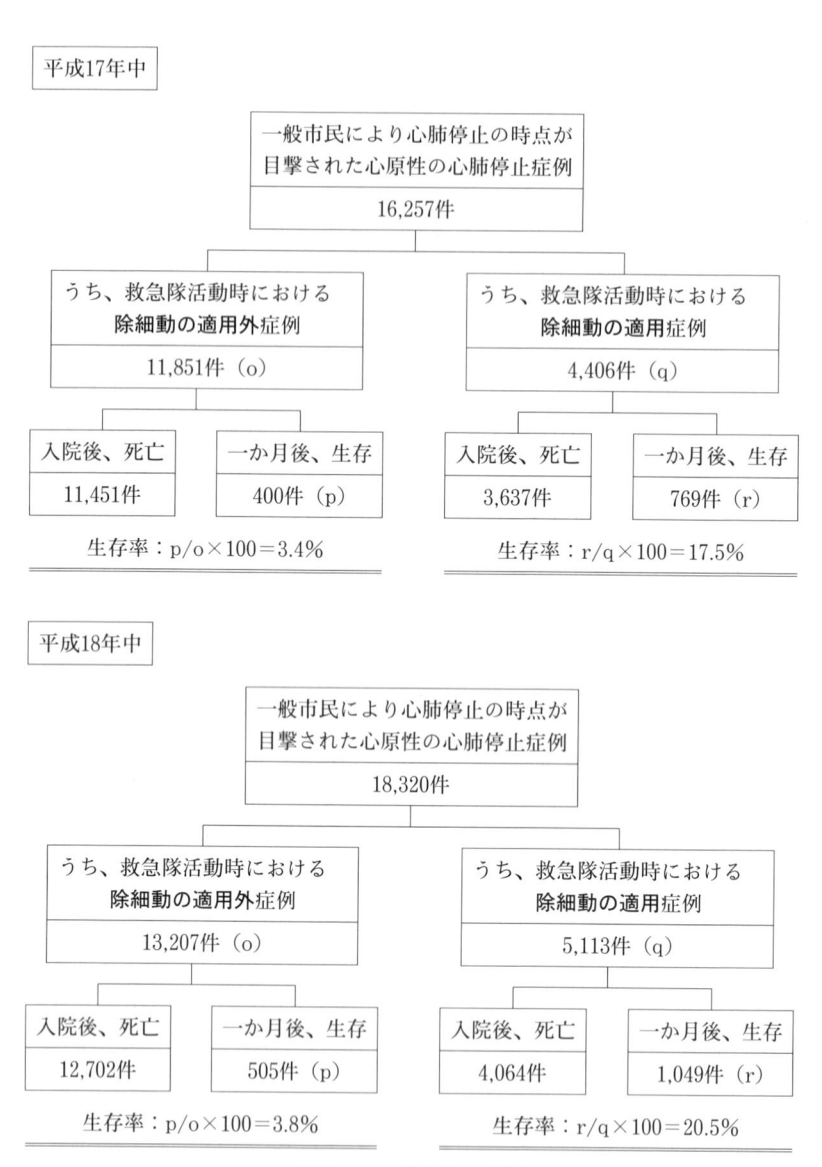

```
          一般市民により心肺停止の時点が
          目撃された心原性の心肺停止症例
                  16,257件
         ┌────────────┴────────────┐
  うち、救急隊活動時における         うち、救急隊活動時における
     除細動の適用外症例                除細動の適用症例
      11,851件（o）                   4,406件（q）
   ┌──────┴──────┐          ┌──────┴──────┐
 入院後、死亡   一か月後、生存    入院後、死亡   一か月後、生存
  11,451件      400件（p）       3,637件      769件（r）

 生存率：p/o×100＝3.4%          生存率：r/q×100＝17.5%
```

平成18年中

```
          一般市民により心肺停止の時点が
          目撃された心原性の心肺停止症例
                  18,320件
         ┌────────────┴────────────┐
  うち、救急隊活動時における         うち、救急隊活動時における
     除細動の適用外症例                除細動の適用症例
      13,207件（o）                   5,113件（q）
   ┌──────┴──────┐          ┌──────┴──────┐
 入院後、死亡   一か月後、生存    入院後、死亡   一か月後、生存
  12,702件     505件（p）        4,064件      1,049件（r）

 生存率：p/o×100＝3.8%          生存率：r/q×100＝20.5%
```

図6-1　除細動の効果

第6章 メディカルコントロール（MC）体制の現状とあり方

表6－4 実態調査：設問内容（抜粋）

貴MC地域内で医療機関へ搬送したCPAに関するデータについて
（調査期間は、設問1での1年間とし、死亡不搬送は除いてください）
1）CPA事例についてお尋ねします。
　　A）年間に搬送したCPA事例は何例ですか？
　　　（　　　　　）例
　　B）上記A）のうち発症1か月以上生存は何例ですか？
　　　（　　　　　）例
　　C）上記A）のうち、初期心電図がVF又はpulseless VTの事例は何例ですか？
　　　（　　　　　）例
　　D）上記C）を対象とした発症1か月生存は何例ですか？
　　　（　　　　　）例
　　E）上記C）を対象とした全身機能評価及び脳機能評価いずれも良好な事例は何例ですか？
　　　（　　　　　）例

表6－5 CPA事例の調査結果

	全体	MC単位の平均	SD	中央値	最大値
対象人口	109,844,478				
搬送件数	4,302,189				
年間CPA総数	78,195.0				
人口10万あたりのCPA数	71.2	82.8	22.4		
搬送件数1,000件あたりのCPA数	18.2	25.0	8.8		
VF/pulseless VT	2,954				
上記／CPA(%)	7.3	7.1	3.8	6.8	24.4
1か月生存率(全CPA)	3.8	3.3	2.7	2.9	23.1
1か月生存率(VF)	18.1	18.3	18.9	14.2	100.0
社会復帰率(VF)	6.5	10.3	15.7	5.9	100.0

```
MC名称
(省略)
```

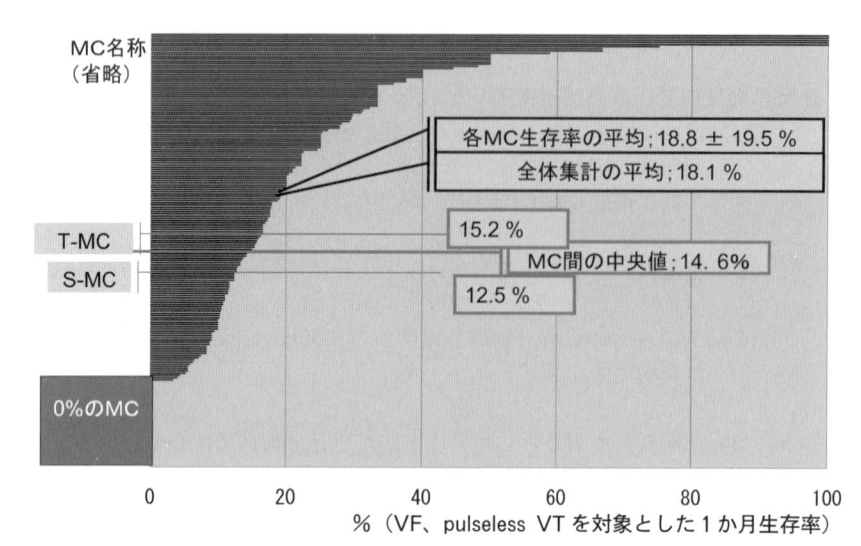

グラフ中の表示:
- 各MC生存率の平均;18.8 ± 19.5 %
- 全体集計の平均;18.1 %
- T-MC　15.2 %
- MC間の中央値;14.6%
- S-MC　12.5 %
- 0%のMC

横軸: 0　20　40　60　80　100
％（VF、pulseless VT を対象とした１か月生存率）

縦軸には回答のあった全国196MC協議会を列挙してある。生存率の高い順に示してあるが、名称を削除してある。

図6-2　VF、pulseless VT を対象とした１か月生存率

ツタイン様式のデータの集計値と同じであり、あまり意味がない。しかし、地域MC単位を比較すると１か月生存率に驚くべき格差が存在する（図6-2）。生存率０％、100％といった値は僅少データのためであるが、こういったアウトライヤを外しても格差のあることは否めない。あらゆる項目において自らの位置づけを認識し、改善するいわゆるベンチマークとしてのデータ活用が重要であろう。ウツタイン様式の集積データをこのような形で公開し、地域MC協議会自らの分析で質の改善を図る姿勢が必要である。

(3) 質改善のための包括的な努力

現状のMC体制でプロトコルに対する認識の低さについては既に言及した。傷病者に対してなすべき行動を事前に指示した内容であるため、指示どおりに進められないケースが多数存在する。そのような場合こそ、オンラインにて具体的に指示や助言を求めるようプロトコルに記載することになる。個々の活動については事後検証で評価されるが、その際、プロトコルの不具合が露呈し、修正を余儀なくされることもまれではない。メディカルコントロールに関わる医師（特に地域MC協議会会長）は、プロト

表6-6 メディカルコントロールの活動プロセス

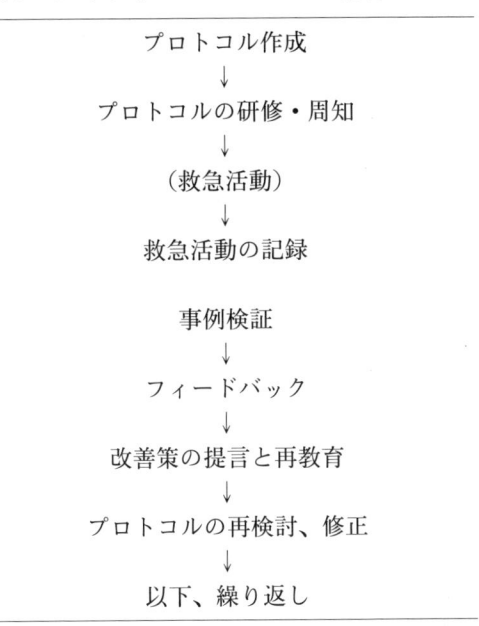

プロトコル作成
↓
プロトコルの研修・周知
↓
(救急活動)
↓
救急活動の記録

事例検証
↓
フィードバック
↓
改善策の提言と再教育
↓
プロトコルの再検討、修正
↓
以下、繰り返し

コルの作成のみならず、オンラインMC、検証及び教育を活用してより良い活動ができるよう修正、改善しなければならない。いわゆるPDCAサイクルを繰り返す業務が求められる（表6-6）。米国ではEMSの質を維持、向上させるためにEMS Medical Directorに相当の権限を与えると同時に、多岐にわたる責務も負わせている（表6-1）。我が国も地域MC協議会会長に米国EMS Medical Director相当の任を与えてしかるべきであろう。そのためには病院前救護を医療法に準じる法律などによって法的位置づけを明確にする必要がある。

(4) 適切な大きさのMCと消防組織

医療が高度化かつ細分化したことにより、救急医療施設も拠点化される傾向がある。救急関連の医師不足もこれに拍車をかけている。必然的に広域の搬送を余儀なくされる。ドクターヘリ搬送の登場もこの表れである。消防圏域や医療圏といった枠にとらわれない新しい領域の地域MCが求められる。既に先の実態調査で小規模のMC（言い換えると小規模の消防組織）では改善しなければならない病院前救護上の課題が浮き彫りになっている。一方、知識や技能の習得、その維持には一定以上の経験症例数が

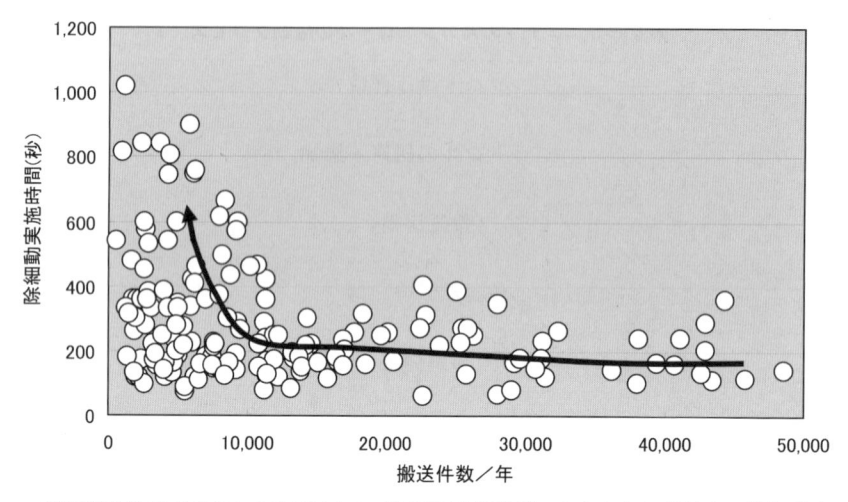

年間搬送件数が少ない MC 地域で、除細動適応症例でありながら現着から除細動実施時間が 5 分（300秒）以上要している例が目立つ。

図 6 - 3　搬送件数規模で見た MC と除細動実施時間の関係

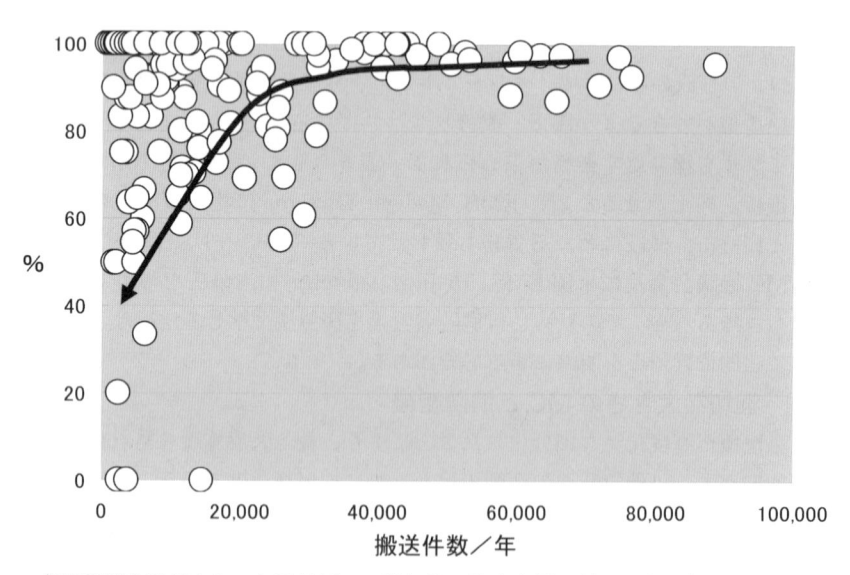

年間搬送件数が少ない MC 地域で、除細動の適応症例に対する実施率が低下する傾向がある。

図 6 - 4　搬送件数規模による MC と VF に対する除細動実施率

必要である。そのためにはある一定以上の規模でMC単位を構成する必要がある。例えば、実態調査研究で除細動適応症例に対する除細動実施時間や除細動実施率を調べてみると、小規模MCでは理想とする目標値から外れる傾向がある（図6－3・6－4）。年間搬送件数は1～2万件を下回る規模もMC単位に問題のある行動が見受けられる。したがって、消防機関の広域化も視野に入れた適切な規模のMC協議会に再編成していく必要がある。

4 最後に

医療は病院や診療所の進化を基礎に施設内で業を営むものと規定され、その結果、病院外での医療行為は例外的なものとして扱われている。救急医療の原則として、米国でしばしば引用される「The right patient in the right time to the right place」は大変、的を射た名言である。傷病者を観察し、その重症度を見極める能力、これに対応して病院を選定、適正な時間で搬送する。これは救急医の病院内での診療にも通じる格言である。意味深い表現であるが、1つには時間の短縮が最大の武器となることを表現している。もはや施設内外で医療を区別化する時期ではない。医療が施設外へ出て行く正当な根拠として、また、院外の医療監視装置として機能することがMC体制の近未来像であろう。

【参考文献】

1) 厚生省健康政策局指導課．病院前救護体制のあり方に関する検討会報告書（概要）．平成12年5月12日．2000．
2) 消防庁救急救助課長，厚生労働省医政局長．メディカルコントロール体制の整備促進について．平成14年7月23日通知．2002．
3) 厚生労働省医政局長．救急救命士法施行規則の一部を改正する省令の施行について．平成15年3月26日通知．2003．
4) 厚生労働省医政局長．救急救命士の気管内チューブによる気道確保の実施について．平成16年3月23日通知．2004．
5) 厚生労働省医政局長．救急救命士の薬剤（エピネフリン）投与の実施について．平成17年3月10日通知．2005．
6) 総務省消防庁．平成13年の救急業務高度化推進委員会報告書の概要．平

成13年4月9日. 2001.
7) Polsky S, Krohmer J, Maningas P, McDowell R, Benson N, Pons P. Guidelines for medical direction of prehospital EMS. American College of Emergency Physicians. Ann Emerg Med. 1993 Apr ; 22 (4) : 742-4.
8) 横田順一朗. 地域救急医療システムとメディカルディレクター. へるす出版. 2001 ; 25 : 1867-72.
9) 消防庁救急救助課長, 厚生労働省医政局指導課長. 救急救命士の気管内チューブによる気道確保に係るメディカルコントロール体制の充実強化について. 平成16年3月23日通知. 2004.
10) 消防庁救急救助課長, 厚生労働省医政局指導課長. 救急救命士の薬剤投与の実施に係るメディカルコントロール体制の充実強化について. 平成17年3月10日通知. 2005.
11) 横田順一朗, 坂本哲也, 益子邦洋, 他. メディカルコントロールの実態と評価に関する研究. 平成16年度厚生労働科学研究費補助金（医療技術評価総合研究事業）. 2005.
12) 横田順一朗. 病院前救護プロトコール. 東京：医学書院 ; 2005.
13) 日本外傷学会外傷研修コース開発委員会. 外傷初期診療ガイドライン. 改訂版 ed. 東京：へるす出版 ; 2004.
14) 消防庁救急企画室. 様々な条件下での救急救命処置の生存率への効果について〜「ウツタイン様式」を用いた平成17年度中登録データ（確定）及び平成18年中登録データ（速報）の概要〜. 平成19年9月7日公開. 2007.

（市立堺病院副院長　横田　順一朗）

第7章　小児・周産期救急医療における役割分担、連携、集約化と分散

I　小児救急医療における役割分担、連携、集約化と分散

1　はじめに

　今の小児医療にみられる問題が小児救急で露呈している。では小児救急の何が問題かというと、それは①時間外患者に対応できない地域、②重症の小児患者に救命医療を提供できない地域、③小児科医が異常な過剰勤務を強いられている地域が存在し、しかもそれらの地域が各地に存在することである。その結果として①受診者は小児科医療の現状に不満、②小児医療従事者は勤務の現状に不満という状況を生み出した。

　本来、休日夜間診療は市町村が医師会と協力して広く実施しているはずである。国は小児一次救急を市町村の責任で体制整備するよう規定しているが、その開設時間は地域の体制次第で、大部分の地域で深夜は実施できていないというところに重大な欠陥がある。また、その診療内容も放射線検査、検体検査体制の不備など、評価を行うと低得点施設が多数という現状である。そこで、夜間休日診療所の診療時間外になると、患者は一般病院で小児科当直が置かれている病院に向かい、小児科医は本来院内当直程度の定員でほぼ連日の深夜時間外診療を余儀なくされている。73.7％の病院小児科が夜間休日の時間外診療を実施していることからみても、市町村の体制整備だけでは完結していないことがうかがわれる[1]。

　では、なぜこの問題はいつまでも解決できないのか？「1か所の小児救急機関の整備＝医師が休日夜間を通じて、常時病棟と外来に勤務する体制」には、常時2名、少なくとも計14名の常勤小児科医が必要である。実際に小児救急医

療機関を整備することが必要だが、日本の全病院勤務小児科医8,158人全員がこういう小児科に勤務すれば、人口20万人に1か所（計600か所）は設置できる。しかし毎日子どもを診療している3,528か所の小児科標榜の病院小児科のうち、2,900か所あまりは閉鎖ということになる。それは現実的ではない。

ではどうすれば良いのか？ある程度の小児科医増員を図りつつ、人口50万人に1か所程度の「地域小児科センター」を設置しようというのが、日本小児科学会の提案する「わが国の小児医療提供体制の構想」（全国に240か所。人口密度が小さい地域では規模を小さくする）である。この構想では、市町村の時間外診療所と協力して初期救急に対応し、入院は「地域小児科センター」、救命救急は中核病院で対応する。

そのプランに成算はあるのか？5名以上の小児科は大学・小児病院を除いても208病院存在している。それらを強化しようということであって、現実に立脚した数字である。医師14名体制はモデルになる小児科であり、小児科専門医研修の機関に相当する。専門医に歴史のある米国の小児科専門医研修指定小児科は859か所であり、人口規模でみると日本では215病院に相当する。人口密度の高い日本ではセンター1か所あたりの面積は格段に小さく、アクセスも良いと考えられるのである。

2 乱立状態の病院小児科

我が国の病院医療を特徴づけるひとつが、多数の小規模病院の存在である。学会調査中間集計によると、日本小児科学会会員の勤務する一般病院小児科982のうち、その病床数10床未満が401（41％）を占め、その結果、病院小児科に

表7-1 日英の病院小児科の比較

英国の小児医療供給体制

病院小児科・日英比較

	英国	日本
人口	5,900万人	1億2,700万人
小児科のある病院数	204病院	3528病院
病院あたりの小児科医数	20.8人	1.8人
病院あたりの小児人口	75,000人	5,000人
総人口	29万人	3.6万人

資料提供：森　臨太郎

働く小児科医数は平均3.1人と小規模である。

表7-1に英国との比較を示す。日本の人口は英国の2.2倍であるが、病院小児科の数は17倍もある。病院あたりの小児科医数は10分の1以下、そして英国の病院小児科ひとつが小児75,000人を担当するのに対して、我が国の1病院が担当するのは小児5,000人（15分の1）である。

3 病院小児科と小児科医の現状

日本小児科学会では、2004年に学会小児科医の勤務する病院小児科を対象として病院小児科・医師実態調査を実施した[1]。その結果から本稿に関係深い項目について、調査結果を紹介する。

(1) 病院小児科の機能

実態調査によると、病院外来患者のうちプライマリー・ケアのみを必要とする患者の占める割合が80％以上という病院が51.3％と半数を占める。全病院でみて、業務量の61％がプライマリー・ケアに配分され、二次医療・専門医療の比率は低い。病院小児科の医師は、20歳代で平均週68時間という長い労働時間にみられるように、過重な業務に追われている。病院小児科の医師の平均医師数が3.1人であることに加えて、プライマリー・ケアに業務量の半分以上を投入しているところに、過剰業務の原因があると考えられる。

調査した病院のうち、小児科医1人が27％、2人が22％で、これで5割を占める。こうした少人数では入院医療を担うにあたって重症患者の診療に責任ある体制とはいえない。しかし地域からは、病院小児科として入院患者診療、そして連夜の時間外診療を期待されることが実際に起こっているのである。一方、プライマリー・ケア患者が一般病院小児科外来受診患者の80％を占めている病院が半数に達するという事実から、小児科標榜診療所と病院小児科が身近な小児医療の担い手であり、今後もそれを基盤に将来像を描く必要があることにも留意する必要がある。

(2) 小児時間外診療・救急医療

周知のとおり、一般に小児救急と呼ばれる医療は小児時間外診療と理解されることが多い。73.7％の病院小児科が時間外診療を実施しており、実施率は病院の種類によっても大差がない。平日及び休日の時間外受診患者数の平均はそれぞれ1日あたり21〜22人である。なお、時間外診療問題に

目を奪われるあまり、高度の医療体制を必要とする小児の救命救急医療について十分な検討が進められないとしたら大きな問題であり、後述する。

　小児時間外診療は国民のニーズが特に高い業務である。国は小児一次救急を市町村の責任で体制整備するよう規定しているので、市町村は主に休日夜間診療所の運営を地域の医師会に委託して実施してきたが、その開設時間に制限が大きく、特に深夜時間帯は医師会の能力を超えていてほとんど実施できていないというところに重大な欠陥がある。しかし国・地方自治体の報告書では「小児救急体制が整備された地域」に分類されている。休日夜間診療所の診療時間外になると、患者は一般病院で小児科当直が置かれている病院に向かい、その結果、小児科勤務医は本来の院内当直にも足りない定員でありながら、ほぼ連日の時間外診療を余儀なくされている。それによって小児科医の労働条件は悪化しており、時間外診療をしている

小児科勤務医ストレス調査

年齢別仕事の満足度　　NIOSHの仕事の満足度尺度

調査対象：会員948人日本小児科学会QOL改善プロジェクト

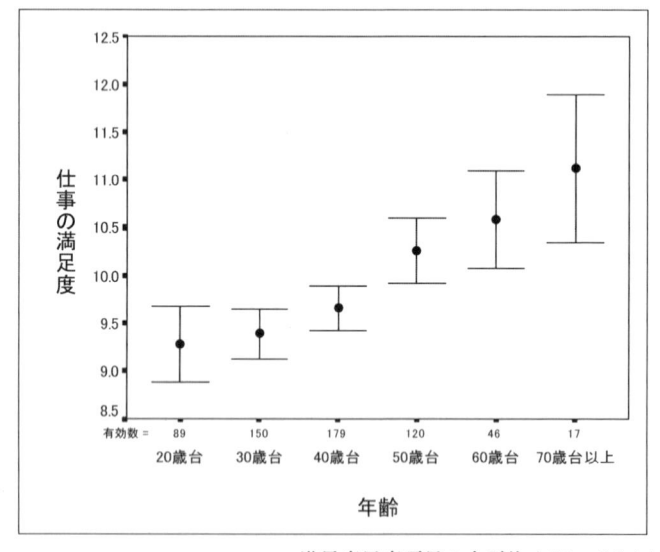

満足度尺度項目の全平均±SD：9.8±1.8

図7−1　小児科勤務医の年齢別仕事の満足度（梅原。小児科医ストレス調査、調査対象：日本小児科学会会員ランダム抽出948人）日本小児科学会 QOL 改善プロジェクト2006

小児科医（N＝3,628人）の月超過労働時間合計は平均86.7時間で、いわゆる労働基準法上の"過労死基準"を超過しており、時間外診療をしていない小児科の医師（N＝650）の同合計平均の58.2時間を48％上回っている。

小児科の診療経費が嵩むため、一般病院では小児科を赤字部門と位置づけているので、少しでも高い診療報酬を求める病院経営の圧力もあって、小児科としても時間外診療を維持せざるを得ないという状況がある。そして何よりも小児科医自身、子どもの急病で不安を膨らませている保護者と子どもの期待に応えなければならないという職業的使命感があり、結果的に病院小児科は極めて不十分な体制のまま、医師の善意に依拠して休日夜間時間外診療を続けてきたのである。しかし、善意があるからといって労働条件を無視してよいという安易な姿勢は、医療の質と安全性確保の視点からももはや許されない。早急な是正が不可避である。病院小児科医不足を招いてきた真の原因もここにあり、小児科医の仕事の満足度は若手医師において低い[2]（図7－1）。

4　21世紀に提供すべき小児医療

(1)　日本小児科学会の基本方針

小児時間外診療（小児救急）の側面から、小児医療を提供している重要な担い手としての病院小児科の現状の一部をまとめてきた。そうした現状認識をもとに小児医療提供システムの改革を検討することが不可欠である。これからの子ども達に提供することが望ましい医療の概要を規定する必要がある。その際、現状から乖離した非現実的な話、あるいは遠い将来にあるかもしれない理想に飛躍するのでなく、あと一工夫で現実に手中にできる医療について述べたい。そのような小児医療は、実在している医療資源の活用によって構想することが可能となる。ただし、貴重な資源があってもその活用自体が苦手というのが我が国のシステムに内在する病巣であるらしく、可能イコール簡単にできるということではないだろう。今、関係者の決意が必要である。

日本小児科学会では諸情勢を踏まえて、これからの小児医療提供体制の改革について次のように基本的な方針を提言している[3]（表7－2）。

表7-2 「わが国の小児医療提供体制の構想」→今後形成するべき小児科の型

日本小児科学会

今後形成を目指す小児科の型	対象人口など	提供する小児医療	小児科医数（研修医・大学院生を含む）	新生児医療
小児科診療所		一般小児科 地域小児科センターの一次救急に当番参加		
一般小児科（病院）	対象人口は不定	一般小児科 ●軽症用入院病床を設置し、それ以上は地域小児科センターへ紹介 ●地域小児科センターの一次救急に当番参加	6人未満 当直なし オンコール 地域小児科センターと交流	
過疎小児科（病院）	対象人口は不定	地理的に孤立し、その地域に不可欠の小児科＝他地域の小児科と統廃合が不適当である小児科 ●軽症用入院病床を設置し、それ以上は地域小児科センターへ紹介	2人、当直なし 費用対効果が一定値を上回る小児科に「割り増し診療報酬」を与える 地域小児科センターと交流	NICU なし、重症新生児は転送
地域小児科センター	（救急型） 人口30（10-）-50万人	1 入院管理体制の整った一般小児科 2 小児救急 ●一次、二次救急 365日、24時間診療 ●うち一次は市町村（複数共同も含む）の運営で、地域小児科医との共同参加	10人 ＋救急担当：4人、シフト勤務制とする	
	（NICU型） 人口30（10-）-50万人	1 入院管理体制の整った一般小児科 2 小児救急は行わない	10人	地域周産期母子型（新生児強化治療室） B1型91箇所 B2型26箇所 ＋新生児専任4人、シフト勤務制とする
	（救急＋NICU型） 人口50-100万人	1 小児専門医療 2 小児保健、育児援助、学校保健など 3 小児救急 ●一次、二次救急（〜三次） 365日、24時間診療 ●一次は市町村（複数共同も含む）の運営で、地域小児科医との共同参加 ●救急部がある場合、参加	10人 ＋救急担当：4人、シフト勤務制とする	総合周産期母子型（NICU） A1型 38箇所 A2型 60箇所 NICU専任：10人、シフト勤務制とする
中核病院	大学病院小児病院等 人口100-300万人	1 小児高度専門医療 2 小児救急科 ●一次は地域小児科医との共同運営 ●二次、三次救急は小児救急科で感染病室を設置する PICUを設置する ●救急搬送（入院・転送） 3 小児救命救急センターを検討	小児科は救急科を支援（専門医療・研究専従は本案の員数外） 小児科10人以上 小児救急科：10人（又は救急担当10人）、シフト勤務制とする PICU：10人、シフト勤務制とする	

注1 「地域小児科医」とは、日常的に一般小児科の診療を担当している医師。小児科認定医、専門医に加えて、いわゆる内科・小児科など小児科標榜医を含む。臓器専門医研修中の医師を含む。
注2 「シフト制」とは、当直（夜勤）翌日は交代し勤務を離れるシステム。

(2) 改革ビジョン・3つのポイント

　ア　効率的な小児医療提供体制へ向けての構造改革としては、
　　(ア)　入院小児医療提供体制の集約化
　　(イ)　身近な小児医療の提供の継続
　　(ウ)　さらに広く小児保健、育児援助、学校保健などの充実
　　を図る。
　イ　次に広域医療圏における小児救急体制の整備を進める。その主な内容は次のとおりである。
　　(ア)　小児時間外診療は24時間、365日をすべての地域小児科医＊で担当する。
　　(イ)　小児領域における三次救命救急医療の整備を進める。
　ウ　それらの改革を進めるに当たって、労働基準法等に準拠した小児科医勤務環境の実現を目指す。また医師の臨床研修・卒前・卒後教育に必要十分な場を提供する。
　　＊小児科標榜医、救命救急部など小児を日常的に診療している医師・部門

　具体的なモデルとしては、現存する小児科の中から、二次医療圏に1か所ないし数か所の「地域小児科センター」を整備し、これを地域における小児専門医療の中心に育てる必要がある。日本小児科学会の傘下にある47都道府県の地方会では、2004年以来小児医療提供体制のモデル案を策定してきた。「地域小児科センター」は小児救急・新生児集中治療の両方又はいずれかの機能を備えることにする。その上で、既存の病院小児科を「地域小児科センター」の連携小児科（グループ）として位置づけて、小児医療ネットワークを構成する。医師や研修医はセンターとの交流を図りつつ、外来診療を中心とした身近な小児医療を提供することとし、入院医療はオンコールで対応可能な患者を中心とするように縮小する（図7－2）。したがって、「地域小児科センター」の医師数は少なくとも14名以上とするが、一般小児科はむしろ医師数を縮小して、3名以下で外来診療に特化する形とする。したがって、一般小児科は小児救急を担当せず、その医師も「地域小児科センター」が地域医師会と共同で維持運営する一次救急に当番参加することになる。また、定期的に「地域小児科センター」の医師と交代して、地域の病院で働く小児科医がセンター医療と一般小児科医療の両方を担うことが望ましい形であろうと考えられる。両者は診療面の交流だけでなく、専門医研修や研究においてひとつの組織体として取り組むことも可能であろう。

日本小児科学会の描く重点化・効率化

小児医療ネットワーク
重点化後・某医療圏の例

[図：地域小児科センターを中心とした小児医療ネットワーク]

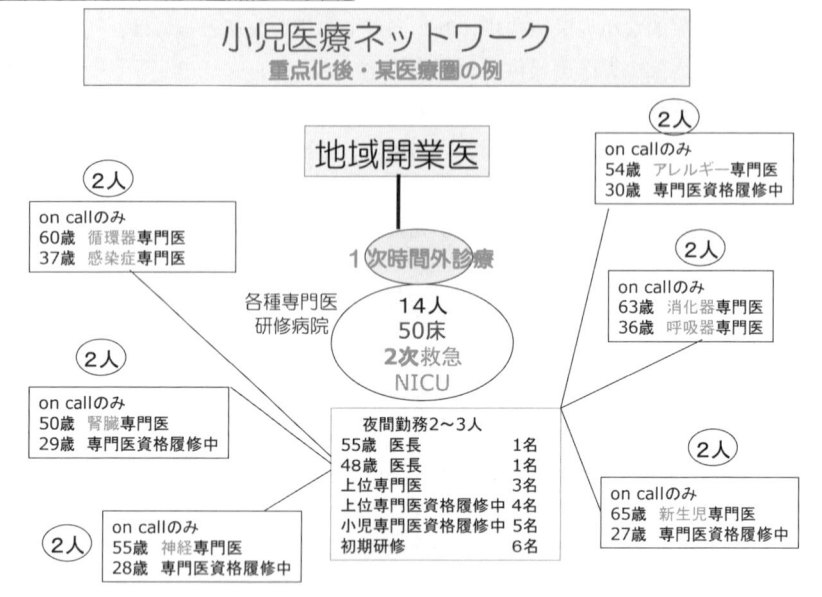

- 地域開業医
- 1次時間外診療
- 各種専門医研修病院
- 14人 50床 2次救急 NICU
- 夜間勤務2～3人
  - 55歳 医長　　　　　1名
  - 48歳 医長　　　　　1名
  - 上位専門医　　　　　3名
  - 上位専門医資格履修中　4名
  - 小児専門医資格履修中　5名
  - 初期研修　　　　　　6名

2人　on callのみ
- 60歳 循環器専門医
- 37歳 感染症専門医

2人　on callのみ
- 50歳 腎臓専門医
- 29歳 専門医資格履修中

2人　on callのみ
- 55歳 神経専門医
- 28歳 専門医資格履修中

2人　on callのみ
- 54歳 アレルギー専門医
- 30歳 専門医資格履修中

2人　on callのみ
- 63歳 消化器専門医
- 36歳 呼吸器専門医

2人　on callのみ
- 65歳 新生児専門医
- 27歳 専門医資格履修中

図7－2　地域小児科センターを中心とした小児医療ネットワーク

　小児救急については「地域小児科センター」に一次時間外診療を地域の小児科医が全体として共同で参加する「夜間・休日急病診療所」（市町村経営）を設置し、「地域小児科センター」本体は入院の必要な患者への対応を行うこととする。

　三次医療圏には大学や小児病院を中心に少なくとも1か所の中核小児科を整備して、高度な小児医療を提供するとともに、教育・研究を担うことになる。

(3)　モデル案の目指す方向

　この構想により、次のような体制が構築されていく必要がある。

① 　地域の小児科は機能分担を進め、入院病床は地域小児科センターに集約化する（図7－3）。
② 　二次医療圏の病院小児科医は「地域小児科センター」又は「病院（過疎）小児科」に所属しつつ連携・交流を進め、小児医療ネットワークを構成して、医療圏の病院小児医療を医師全体のチームで維持する体制を目指す。
③ 　小児科・新生児科の専門医研修、新医師臨床研修プログラムを「地域小児科センターと病院（過疎）小児科」全体の活用で履修できる条件を整える。

④ 医師の夜間勤務の翌日は勤務なしとし、労働条件を整える。
⑤ 女性医師は産前産後休暇、育児休暇を取れる条件を整える。

小児医療改革プロジェクト　　　　　　　　　　　　**日本小児科学会**

病院当たりの小児科病床数の分布（一般病院）
構造改革で目指す未来　　N=910

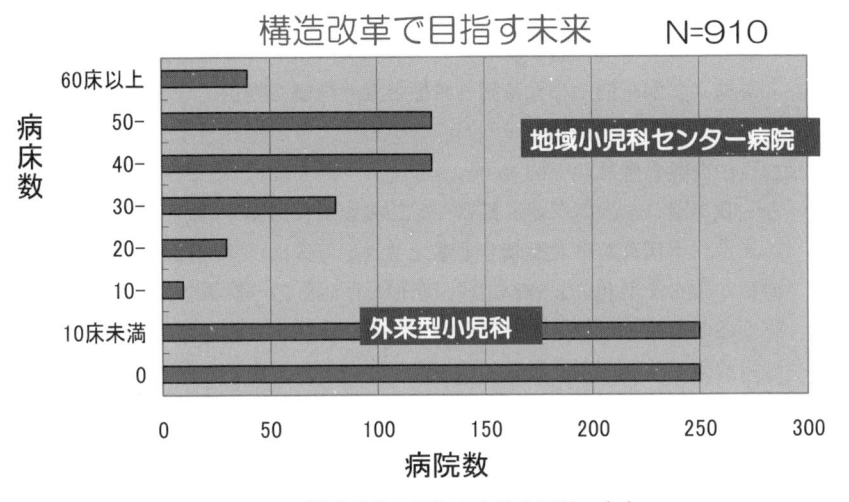

[縦軸：病床数（60床以上、50-、40-、30-、20-、10-、10床未満、0）／横軸：病院数（0〜300）／「地域小児科センター病院」「外来型小児科」]

図7-3　構造改革で目指す病院小児科の未来

これらについての詳細は別稿[3)〜6)]を参照いただきたいが、特に次の4点について強調したい。

ア　プライマリー・ケア

　何よりも、人口1億2,000万の14％、2,000万人を占める子ども達のための日々の医療ニーズは身近な医療として提供されなければならない。身近な小児医療は、日々の急性疾患や育児・保健相談に対応できるものでなければならない。小児科学会の小児医療提供体制改革ビジョンでは、現在の病院小児科を①プライマリー・ケアを主とした小児科、②地域の小児専門医療、救急医療を提供する地域小児科センターの2つに分けている。現在の病院小児科を縮小しつつプライマリー・ケアの機能を果たすように外来型小児科として再構築し、一方で余剰になる小児科医を二次医療圏を目処に設置する地域小児科センターに集約することで、小児科医の大きな増員なしに機能再編を図ろうとするものである。

イ　小児時間外救急

小児救急問題については、時間外の受診が増加していることについて、患者の判断能力が低下している様々な背景が指摘されており、時間外に不必要と考えられる受診を抑制する方策を進めることは大切であるが、そうした対策だけで小児救急に対する根本的施策を実施したということにはならない。病院小児科が患者のニーズに応じた小児時間外診療をしっかりと提供することがあって、はじめて患者教育などの施策も生きてくるというべきである。地域小児科センターは少なくとも14名の小児科医を擁して24時間の小児時間外診療と入院医療を提供できる体制を構築する。

ウ　小児救命救急
　我が国の1歳から4歳までの死亡原因は、不慮の事故が第1位である。先進14か国死亡率比較では12位と悪く、他国の平均を100としたときの我が国のそれは172.6である。現在に至るまで、我が国における小児の不慮の事故を対象とする救命救急医療は体系化されておらず、一般の救命救急センターや一般病院が対応している。しかし先進国の中では我が国の1歳から4歳までの死亡率が突出して高いこと、及びその年齢層の死亡原因の第1位が不慮の事故であることからみて、我が国における小児を対象とする救命救急医療体制は不十分であると結論すべきである。
　一方、小児に特化した救命救急医療は我が国では未発達である。救命救急センターには、それと密接に連携して集中治療室（ICU）というものが設置されている。全国の救命救急センターで小児科の専任医師を持つ施設は20.0%（22/110）である。専用の集中治療室を持つことが必要と考える施設は55施設にのぼるが、PICUがあるのは11施設にとどまっている。同センターの総患者数の1.76%が小児であったが、これは総人口中の小児人口が14%であることを考えると著しく少ない[7]。
　欧米では子ども病床の10%がICUベッドとのことだが、2004年の日本集中治療学会の全国調査によると、子どものICUベッド数は全国で97床で、子どものベッド数のわずか1.2%にとどまっている。小児救急体制の整備が急がれているのに、重症者のため一番頼りにできるICUがこういう状態であることを放置することはできない。例えば交通事故にあっても、大人と子どもは同じ病院に運ばれ、同じ治療室に入っていき、そこで子どもを専門とする医師が治療体制を整えているのは12%に過ぎないという調査結果である。これからは少なくとも子ども専門の医

師、そして将来は子ども専門の部署で、十分子ども医療に熟達した医療チームのケアを提供する必要がある。それを実現するためには、医療資源の面から広域（小児救命救急の場合は三次医療圏）において構築する以外に方法は考えられない。日本小児科学会では小児医療改革・救急プロジェクトチームにおいて小児救命救急施設のプランを検討している。同プランは日本小児総合医療施設協議会でも合意されており、2007年2月には小児専門医療施設に小児救命救急施設を整備する要望書が厚生労働省に対して提出されている。

エ　診療報酬

病院小児科の診療報酬は病床数でみると40床あたりがもっとも費用対効果が良好である[8]。日本小児科学会ではこの規模の病床を持つ「地域小児科センター」が備えるべき施設基準を設定したうえで（表7-3）、この病床に対して「地域小児科センター入院医学管理料（案）」を設定することを提案している。

表7-3　地域小児科センターの施設基準（案）

日本小児科学会の提言

地域小児科センター施設基準

入院病床
病床数の設定は任意。病床数に対し下記比率の医師・看護師を配置すること

病床の種類	病床数（例）	医師数	看護師数	夜勤看護師数
長期	8	1	8	1
急性期	24	6	24	3
救急	12	4	16	2
小計	44	11	48	6
NICU	9	2	24	3
回復床	12	2	16	2
小計	21	4	40	5
入院計	65	15	94	11

（注：中核病院については、小児集中治療室を小児ICU基準で設置する）

5　おわりに

病院勤務の小児科医は、子どもとその親にとって最良の医療がいつでも受け

られるようにと精一杯努力しており、その結果、長時間の労働に従事することを余儀なくされている。しかし小児科医自身、あるいは小児科医の家族の健康や生活を犠牲にしないと成り立たないような医療体制の下では、若手医師を確保し、質の高い小児科医療の提供を継続してゆくことは非常に困難である。今後の方向として、医師の労働条件が良好で、日々の臨床業務に意欲をもって臨めることが重要である。また、高い水準の小児医療を提供するためには、専門医療が維持発展できる規模が不可欠となる。

そうした環境を提供するため必要なことは、上に述べたようにまず中規模以上の病院小児科を基幹的小児科として、機能を明示して整備してゆくことにあると考えられる。同時に地域におけるきめ細かい小児医療を今までと同じように提供するために、小規模な病院の小児科を外来中心で小規模の病床を持つ小児科へと再編成することが必要になってくるだろう。病院小児科の提供する医療の内容と役割が明確になるに従って、さらに広範な領域の小児医療、小児保健、高度医療などが規定され、我が国の子どもの医療が21世紀の未来に向かって発展することを期待するものである。

【参考文献】

1）小児医療改革・救急プロジェクト，小児科医のQOL改善プロジェクト．病院小児科・医師現状調査報告書．2006年4月　p13．日本小児科学会．(http://jpsmodel.umin.jp/に掲載)

2）Katsura Umehara et al. Association of Work-Related Factors with Psychosocial Job Stressors and Psychosomatic Symptoms among Japanese Pediatricians. Journal of Occupational Health 2007: Vol 49, No. 6 (in press).

3）日本小児科学会・小児医療改革・救急プロジェクトチーム．「日本小児科学会の考える小児医療提供体制」小児医療・小児救急・新生児医療提供体制の改革ビジョン．日本小児科学会雑誌　2003：108；533−541．

4）日本小児科学会・小児医療改革・救急プロジェクトチーム．委員会報告：小児医療提供体制の改革ビジョン．日本小児科学会雑誌　2004：109；387−401．

5）中澤　誠，藤村正哲，桃井眞理子，安田　正．「小児医療提供体制の改革ビジョン」―わが国の小児医療・小児救急医療体制の改革に向けて．日本医事新報　No.4200，2004年10月23日号，p53−58

6）藤村正哲．小児救急医療体制のグランドデザイン．日本医師会雑誌 2006：S50−S54．
7）田中哲郎，市川光太郎，山田至康．救命救急センターにおける小児の三次救急の現状．日本小児救急医学会雑誌 2003：2；17−21
8）藤村正哲．小児医療提供体制の改革ビジョンに関する研究―わが国の小児医療・救急医療体制の改革に向けて―．平成16年度厚生労働科学研究（子ども家庭総合研究事業）分担研究報告書．小児科産科若手医師の確保・育成に関する研究．

　　　　　　　　　　　（大阪府立母子保健総合医療センター総長　藤村　正哲）

II 周産期救急医療における役割分担、連携、集約化と分散

1 はじめに

　我が国の周産期医療は産科医の減少、分娩取扱い施設の減少に伴い、近隣での分娩受け入れが困難であるばかりではなく、ハイリスク妊婦、胎児、新生児を取り扱う高度周産期医療施設の減少若しくは機能低下を来しており、医療圏内、都道府県内で受け入れることが困難な状況であり、すでに崩壊しているといっても過言ではない。これを立て直すためには人的資源を投入する以外に方法は見いだせず、それが充足されるまでには早くても10年余りの歳月を必要とするであろう。

　このような状況の中、首都圏のような人口が密集する都市部では医療施設は多数存在するが、受け入れ困難な状態が頻繁に起こり、いわゆる「たらい回し」が発生するため、受入先が決定するまでに時間を要する状態にある。一方、岩手県や島根県では過疎地や山間部を抱え広域であるため、人口分布と同様に医療施設が少ない状態にあるために搬送する医療機関はすぐに決定されるが、長い搬送時間を要している。このように搬送時間に関わる要因は①搬送先決定に関わる因子、②搬送時間に関わる因子に分けられ、その地域の状況により、どちらを優先して改善することが地域の救急医療の改善を左右するかを考えて実行する必要がある。

　周産期医療においては、今後しばらくこの状況が改善する見込みがないため、現在と同様の周産期医療を提供するためには、都市部では自治体内、医療圏内の一、二、三次医療機関がそれぞれの特徴をうまく活用し、有機的に連携することが重要であると考えられた。一方、地方においては少ない医療機関が総合的な診療能力を維持できるような仕組みが必要であろう。さらに医療圏、自治体を越えた広域の搬送先を決定するコントロールセンターの設置と、救急車のみでなく、ドクターヘリをはじめとした救急医療ヘリコプターを活用した母体搬送システムの構築が喫緊の課題と考えられる。

2 産婦人科医療の現状

　医師数は毎年約4,000人増加しているにもかかわらず、産婦人科医師数は減少し、昨年は10,000人を下回ってしまった。同様に分娩施設数は、病院も診療所も減少の一途をたどっている。この原因は労働条件や訴訟圧迫など様々な要因があるとされている。その一方で、周産期医療水準の指標となる妊産婦死亡率は医療の進歩に伴い減少し、近年では妊産婦死亡率は10を切っており、世界最高水準の医療を提供している。ちなみに平成12年の統計における妊産婦死亡率は世界の平均400、アフリカ830、日本を除くアジア330、オーストラリアとニュージーランドを除くオセアニア240、先進国20であった。もう一方の指標である周産期死亡率も世界最高レベルを維持している。

　産科医師数が減少する中で、このような世界有数の高度な周産期医療を提供するために、産婦人科学会では様々な提言をしている。平成20年1月28日には都道府県知事あてに「産婦人科勤務医師の待遇改善のお願いについて」という文書を日本産科婦人科学会理事長名で送付している。また、平成19年には舛添厚生労働大臣へ陳情も行っている。その中で産科救急医療体制の整備について言及しており、現行の周産期医療対策事業が近年減少している一次医療機関に依存した状態であり、現実との乖離があるため、一次医療体制を充実させるための体制整備を喫緊の課題として要望している。さらに、周産期救急は原則的には病院間搬送であるので表面化することは少ないが、受入先決定が困難な状態が常態化していることを現場では実感していることから、このような高度周産期医療施設での医師の勤務環境の改善にも言及している。このような人的資源が減少した状態で医療提供するために様々な取り組みが必要とされている。

3 母体搬送の広域化

　当院のある千葉県は、首都圏にあり、人口600万人を有する東京のベッドタウンであるが、人口10万人あたりの医師数は146.0人（全国平均201.0人）で、全国都道府県順位では45位と人的資源が乏しい状態での医療を強いられている。平成16年のデータではあるが、産婦人科医師1人あたりの年間取扱い分娩数は126件と平均の116件より多くなっており、近年の県内の産婦人科医師数の減少から考えると、現時点ではさらに負担が増加していることが予想される。千葉県は全体を9つの二次医療圏に区分されており、東京近郊の千葉、東葛南部・

北部で約390万人と全体の65%を占める人口過密地域とその他の過疎地域に分けられ、日本の縮図と考えることができる。

また、人口同様に分娩取扱い施設は首都圏に集中しており、海上、匝瑳、山武、長生、夷隅、安房の太平洋に面した地域は分娩施設が著しく少なくなっている。この地域の分娩施設（病院）は平成14年には14施設あったが、現在は4施設となっている。そのうち旭中央病院と亀田総合病院は、周産期医療以外の診療科においても地域の中核病院として高度な医療水準を保ち、地域に貢献している。分娩数はともに年間1,000件前後を取り扱っており、医療圏内のハイリスク、救急搬送についてはすべて受け入れている。このような地域内に中核となる三次医療機関が高度な機能を維持していることにより、周辺の一、二次医療機関と有機的な連携をすることができ、安定的な医療体制が維持されるのであろう。

しかし、一方で、近隣に一次医療機関がなくなってしまうと住民の医療施設への受診距離が長くなるという問題点をはらんでいる。また、三次救急が必要になったときにおいても搬送距離、搬送時間が長くなり、救命性が低下する可能性が示唆される。千葉県内の主な地域の救急隊の収容施設までの平均搬送時間の検討において、当該太平洋沿岸の地域では搬送距離、時間ともに延長していることが示されている（図7－4）。このような地域にドクターヘリを導入することが本来必要な施策であると考えられた。一方、人口密集地域においても人口増加に見合った施設数の増加がない状況であり、1施設あたりの負担が増加している。ハイリスク妊娠についても同様であり、我々の調査でも医療圏

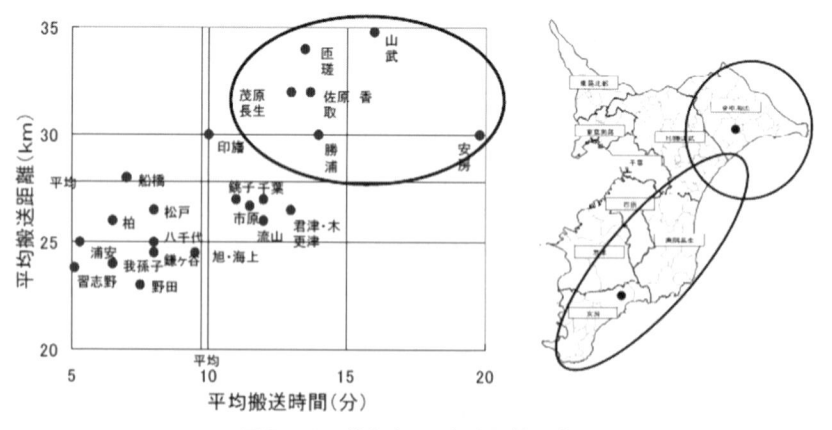

図7－4　救急車での収容距離と時間

第7章 小児・周産期救急医療における役割分担、連携、集約化と分散

内で受け入れ先が見つからず、域外搬送が多くなっていた。

平成12年から18年までに当院に搬送された母体搬送数の推移を搬送元地域別でみると、担当医療圏（安房、夷隅長生二次医療圏）からの搬送はさほど大きな変化は認めていないが、県外を含めた担当医療圏外からの搬送が増加し、当院が総合周産期母子医療センターに認可された平成17年以降は、半数以上が担当医療圏外からの搬送となっている。担当医療圏以外からの搬送の増加は遠方からの母体搬送の増加を示しており、搬送距離が延長し、搬送に時間を要することが多くなっていることが示された。

さらに総合周産期母子医療センターに認可された平成17年4月から平成19年3月までの母体搬送依頼数についての検討では、担当医療圏以外から依頼が68%に及び、その1/3が県外からと遠隔地からの依頼が急増している。母体搬送依頼時の妊娠週数の検討では妊娠25週の依頼が最も多く、この週数以前での受け入れ施設の少ないことが示唆された。36週以降は医療圏内からの搬送に限られ、妊娠週数により受入状況が変化することが示された。母体搬送依頼の原因となった疾患は切迫早産、前期破水、頸管無力症などの早産に関連したものが最も多く、ついで妊娠高血圧症候群、胎児発育不全であった。多胎は28例であった。

241件の搬送依頼のうち、非搬送となった76例についてその理由を検討したところ、最も多かったのはNICU満床であり、77.6%を占めた。そのほか重複依頼で他の施設へいったものが13.2%、依頼中に生まれた例が5.3%であった。このことから、純粋に受け入れられなかった理由はNICU満床のみであった。このように母体搬送とはいっても、NICUの病床の状態がその受け入れに最も影響を及ぼしており、胎児搬送と言い換えることができる。このため、NICUの診療能力により受入基準が設定されており、おおむね①すべての妊娠週数、②妊娠27週以降、③妊娠30週以降、④妊娠35週以降の4つの基準がある。また、胎児に奇形などを認める場合には新生児を対象とした外科、心臓血管外科、脳神経外科が診療可能であるかどうかが受け入れを左右することもある。さらに母体診療としては、精神科、脳神経外科、循環器科など専門診療が必要な場合にも受入基準となる。さらに手術が必要な場合には、麻酔科、輸血供給体制などもその要素として重要である。以上のように、分娩を取り扱う病院ごとの診療状況を把握することが重要であり、医療圏内で当該症例にとってどの病院が最も適切であるかを判断することが必要である。原則として医療圏内で周産期医療が完結するような体制となるようにすることが望ましく、不足部分

については病院、行政と協議し対応することが必要である。また、現状で対応不能なものについては近隣医療圏の受け入れ可能施設と事前に協議しておくことが重要である。

搬送方法の検討では、担当医療圏内では75例中74例が救急車搬送であり、1例が帝王切開後の子癇発作のためヘリコプター搬送となった。その他の県内では72例中46例（63.8%）が救急車搬送、26例（36.1%）がヘリコプター搬送、2例（2.7%）が自家用車であった。県外では16例中5例（31.3%）が救急車搬送、11例（68.7%）がヘリコプター搬送であった。全体では38例（23.3%）がヘリコプター搬送であり、二次医療圏ごとの搬送方法の検討では遠隔地になるほどヘリ搬送の割合が多くなった（図7－5）。

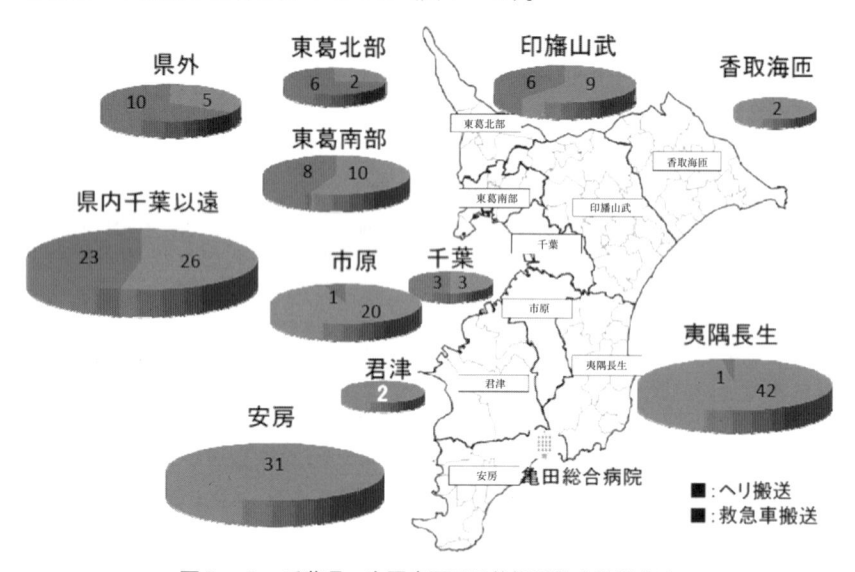

図7－5　千葉県二次医療圏別母体搬送数と搬送方法

4　全国における母体救急ヘリ搬送の実態

平成19年、厚生労働省科学研究班ではヘリコプターによる母体搬送の調査を行った。医療救急に使用できるヘリコプターの配備数はドクターヘリ11機、消防防災ヘリは都道府県所有42機、政令指定都市保有28機、総配備数81機であった。佐賀県と沖縄県ではいずれのヘリも配備されていなかった。今回の調査では海上保安庁、自衛隊及び固定翼機（いわゆる飛行機）は調査対象外であった。

ヘリコプターによる母体搬送は、調査できた39都道府県中29都道府県で行われており、ドクターヘリ運航11施設中9施設（8県）、23都道府県の消防防災ヘリで母体搬送が行われていた。平成18年の妊婦搬送はドクターヘリ45件、消防防災ヘリ75件、計120件であった。都道府県別全搬送数では静岡県15件、千葉県13件、和歌山県11件とドクターヘリ運航自治体で多く搬送されていた（表7－4）。また、秋田県、熊本県、三重県では消防防災ヘリによる母体搬送が行われており、各県9件の搬送が行われていた。一方、岩手県、富山県、石川県、山梨県、滋賀県、奈良県、岡山県、広島県、徳島県、愛媛県の10県では母体ヘリコプター搬送はなかった。ドクターヘリによる搬送疾患のうち、産科救急は約1％と救急車搬送による妊婦搬送の割合と同頻度であった。

表7－4　都道府県別母体ヘリコプター搬送の実態

	ドクターヘリ	消防防災ヘリ		ドクターヘリ	消防防災ヘリ		ドクターヘリ	消防防災ヘリ
北海道	1	2	石川		0	岡山		0
青森		NA	福井		NA	広島		0
岩手		0	山梨		0	山口		1
宮城		4	長野	1	0	徳島		0
秋田		9	岐阜		0	香川		1
山形		1	静岡	15	0	愛媛		0
福島		2	愛知	4	0	高知		1
茨城		NA	三重		9	福岡		1
栃木		2	滋賀		0	佐賀		—
群馬		NA	京都		2	長崎	1	6
埼玉		2	大阪		NA	熊本		9
千葉	11	2	兵庫	1	0	大分		NA
東京		5	奈良		0	宮崎		1
神奈川		4	和歌山	11	0	鹿児島		2
新潟		5	鳥取		1	沖縄		—
富山		0	島根		2	総計	45	75

平成19年厚生労働省科学研究小濱班

前述のように、過疎地では医療機関への搬送距離が長いため、ヘリコプター救急が最も活用されるべき地域であり、今後の運用拡大を期待したい。搬送方法の違いによりどの程度時間が短縮されるか、千葉県及び横浜市から当院までの直線距離から推定したヘリコプターによる搬送時間と、カーナビゲーション・システムによる救急車による搬送推定時間の検討をした。実際の搬送に基づいた検討では、ヘリコプターが基地を出発すると同時に、搬送患者が搬送施設から、ヘリが患者をピックアップするランデブーポイントに出発すると仮定し、基地出発から当院到着までに要した時間を患者が搬送元医療施設から当院に到

着するまでの時間とした。それによると、救急車に比べヘリコプターでの搬送では、搬送時間が1/3に短縮された。

　ヘリコプター搬送の利点は搬送時間短縮とそれに伴う搬送距離の拡大である。長距離はもちろん、近隣であっても緊急性のある場合には、搬送時間を短縮することが予後を左右することは議論の余地がない。また、生命に及ぼす影響が少ない状態であったとしても、高度医療機関への搬送が必要であると判断された場合には、できるだけ早く搬送先に収容することが必要であるとともに、医療機関外にいる時間を短縮することが重要であると考える。そこで当院では、搬送方法は救急車搬送が基本であるが、救急車搬送で1時間以上かかるか、若しくは緊急性がある場合にはヘリコプターによる搬送を考慮している。ただし、搬送中に分娩となる可能性が高いものについては、ヘリコプターでも、救急車でも搬送することは新生児初期蘇生が十分できないことから危険であると考えている。このような場合には、搬送せずに新生児科医を要請することも考慮されるべきであり、蘇生後に適切な方法で搬送すべきである。

5　周産期医療センターの母体ヘリ搬送について

　周産期医療センターに対するヘリコプターによる母体搬送に関する意識調査では、「ヘリコプター搬送を普及させるべきである」、「ヘリコプター搬送が普及すれば利用する」、「ヘリコプター搬送が利用できれば遠方からも受け入れる」と70％近い施設では考えているが、一方では「普及するか？」との問いに対して「はい」と回答したものは34％、「いいえ」は54％であった。

　母体ヘリコプター搬送導入を障害していると思われる意見としては、安全性、天候や夜間の運航制限、ヘリポート、維持費、運航費用などの財源の問題が挙げられている。必要であるという認識があるにもかかわらず、実効性が乏しいと感じていることは一種の諦めとも受け止められる。問題点、課題を解決し、医師の望む医療提供体制を構築することが必要であると考えられた。

　実際、ヘリポート設置についての調査結果では、回答の得られた総合周産期母子医療センター40施設中、21施設（52.5％）でヘリポートは設置されていたが、ＨＰ等を用いた独自の調査では総合周産期母子医療センター69施設中、26施設（37.7％）の設置にとどまっていた。この調査の全回答施設でのヘリポート設置率は39.6％と低く、搬送元、受入先の双方にヘリポートが整備されることが搬送時間の短縮には必要であることから、今後さらなる整備が期待される。

ヘリポートの設置場所については施設内屋上が26施設（47.3％）、施設内平地が19施設（34.5％）であった。ヘリポートが整備されるまでの間は、近隣の運動公園や学校の校庭を臨時発着場とすることで対応可能となるため、自治体ごとに臨時発着場所を設定確保することが重要である。しかし、臨時発着場所から病院までは救急車搬送をしなければならず、時間と手間を要するため、ヘリポート整備を促進することが喫緊の課題となる。

6　よりよい周産期医療提供のために

　周産期医療は、平成19年には1万人を下回った産婦人科医師数減少のために窮地に追いやられている。日本産科婦人科学会では「産婦人科医療の安定的提供のために」と題した報告書を作成している。基本理念に基づいた活動内容として「すべての女性が適切な医療を受けられるよう適切な医療提供体制を構築する。また、分娩の『安全性』、『快適性』並びに『医療提供体制の継続性』を追求する」としている。その中で周産期救急医療体制の整備・維持として、
　①周産期救急において救急搬送が必ず30分以内に決定される体制を全国で整備する。
　②母体搬送と新生児搬送が可能な体制を全国で整備する。
　③病床不足による受け入れ不能状態が発生しない体制を整備する。
そのための対策として、
　①周産期救急情報ネットワークを全国で単一のシステムとし、最適化を図る。
　②ドクターカーによる24時間対応新生児搬送システムを全都道府県で整備する。
　③ドクターヘリを母体搬送・新生児搬送に活用することにより、周産期救急搬送を広域で実施する。
以上のような具体案を提示している。
　現在産婦人科医療は一次（開業産科施設）、二次（地域周産期母子医療センター）、三次（総合周産期母子医療センター）のいずれの機能も様々な社会的要因により崩壊しつつある。これを再構築し正常に機能させることが、安定的医療提供には不可欠である。しかし、その解決方法は、自治体ごと、医療圏ごとの様々な要因によって、一定ではない。
　その解決方法として地方においては集約化が進むことにより、機能分担をして小規模施設を構築するよりすべての疾患が受け入れ可能な施設に人的、経済

的資源を投入することで、搬送を受け入れる受け皿ができ、一次、二次のバックアップが確固たるものになることにより継続的、安定的医療提供が可能となる。しかし、一方で、施設間距離は拡大することになり、患者受診距離や母体搬送に要する時間が延長されることが予想されるので、行政による交通機関や受信に対する補助、緊急時の搬送システムの構築が必要となる。

　一方、都市部では医療施設は多数あるので、それぞれの医療施設が特徴を持っている。つまり、NICUがない施設であっても病院の機能としてはICUや高度救急救命センターがあり、満期の前置胎盤や産褥期の異常出血に適切に対応でき、また合併症妊娠の管理に優れた施設もある。またNICUは併設しているが、内科合併症や異常出血の対応が困難な施設もある。これらの施設が有機的に連携することで、地域としてハイリスク妊娠を適切に管理するシステムを構築していくことが重要と考えられる。このような医療機関の診療内容を把握し、母体搬送発生時において、その疾患に最も適切な施設を選択し、受入れを決定する、メディカルコントロールを行うコントロールセンターとその業務を行うコーディネーターの養成が必要である。最終的には、自治体ごと若しくは複数の自治体により搬送先を決定するコントロールセンターを設置し、円滑に搬送受入先を決定するとともに、救急車のみでなく、ドクターヘリをはじめとした救急医療ヘリコプターを活用し、迅速な搬送が可能なシステムを構築することが必要と考えられる。

7　結　　論

　自治体、医療圏内において周産期医療が完結できるよう一、二、三次医療機関について再構築が必要である。特に、周産期母子医療センターが24時間地域の救急疾患に対して対応可能となることが、その地域の安定的医療提供には不可欠である。このためには現在の小規模医療機関を集約する必要があり、そのために搬送距離が拡大することが予測される。

　以上により、自治体内若しくは複数の自治体による母体搬送コントロールセンターの設置、母体搬送システムの確立を含んだ、医療圏、自治体内の周産期医療施設の再構築が必要であると考えられる。

【参考文献】

第2次中間報告書－産婦人科医療の安定的提供のために－．日本産科婦人科学会拡大産婦人科医療提供体制検討委員会
http://www.jsog.or.jp/news/pdf/kakudai_iryouteikyoutaisei.pdf

（亀田総合病院産婦人科産科部長　鈴木　真）

III 周産期救急医療における役割分担、連携、集約化と分散
—宮崎県の場合—

1 はじめに

　我が国の周産期医療の進歩は目覚ましく、世界で最も優れた成績が得られるようになった。特に周産期死亡率については2006年には出生1,000対4.7と発表されている。周産期死亡は妊娠22週以降の胎児と新生児の死亡を意味しているが、この中には、現在の医療技術をもってしても救命不可能と考えられている先天異常例も含まれているので、実に驚くべき数値と言える。

　周産期救急医療の体制化においては「総合周産期母子医療センター」を中心とした集約型の体制作りが都道府県ごとに進められているが、地域によっては整備の遅れが指摘されている。特に地方ではNICUの病床数不足に加え、医師不足も深刻で、また搬送に要する時間が長いなど地理的な問題もあり、地域の実情を踏まえた対策が急務となっている。宮崎県においては、1990年代前半までの周産期死亡率は全国平均よりも悪く、1994年には全国ワースト1の出生1,000対10.5であったが「人材の育成」や「地域の中核病院・開業医とのネットワークの構築」により、1999年には日本一低い1,000対3.9に改善され、それ以降も低い周産期死亡率を維持している。宮崎県で行っている周産期救急医療体制の現状について述べる。

2 宮崎県における周産期医療の地域化

(1) 宮崎県の医療圏

　　宮崎県は東西70.2km、南北160kmと南北に長く、医療圏に関しては、県北、県央、県西、県南の四つの地区に分けられる（図7－6）。本県の年間分娩数は約1万件で推移している。図7－6に各地区の2005年の分娩数を示す。県都の宮崎市を含む県央地区が最も多く4,725、以下、県西地区2,325、県北地区2,075、県南地区550である[1]。

(2) 独自の卒後トレーニングによる人材の育成

　　1990年代前半まで、宮崎県の周産期死亡率が高かった一番の原因は、未

第7章　小児・周産期救急医療における役割分担、連携、集約化と分散

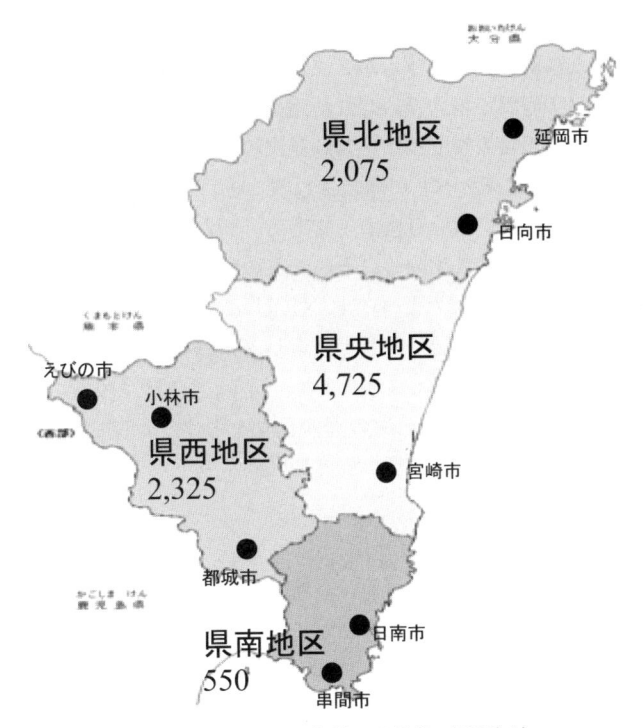

図7－6　宮崎県の各地区分娩数（2005）[1]

熟児、病的新生児あるいは母体を収容できる施設が少なかったことにある。当時、そのような新生児や母体を収容できる施設は宮崎市内の県立宮崎病院のみであった。県西地区に位置する国立都城病院にも新生児集中治療室（NICU）を備えていたが、体制としては十分ではなかった。そのため、宮崎県内で母体や新生児に異常や危険が生じた場合には宮崎市内まで搬送してくる以外に手だてがなく、さらに高速道路などの交通網の整備も不十分で、緊急性が求められる母体、新生児搬送にとっては厳しい状況であった。

そのため、宮崎医科大学（現宮崎大学）産婦人科では1991年以降、産婦人科医の卒後教育に新生児医療の研修を取り入れた。それは卒後研修の期間、産科、婦人科、新生児の三つのセクションを4か月ごとにローテーションするものである。当時、宮崎県内に新生児医療のトレーニングを受けられる施設がなかったため、鹿児島市立病院、愛媛県立中央病院、聖マリア病院等に研修を依頼した。

(3) 周産期センターへの医師の派遣

　このような研修プログラムがスタートして5～6年経つと、研修を終えた医師が大学病院に増え、新たな活躍の場を求めるようになった。プログラム開始後7年目の1998年に、宮崎県内の二つの県立病院がリニューアルされ、「周産期センター」が開設されることになった。県北地区の県立延岡病院と県南地区の県立日南病院である。新たな活躍の場を求めていた医師達がそれらの施設に出向し、それぞれの施設の小児科と協力しながら体制作りをスタートさせた。すでにNICUのあった県立宮崎病院などにも研修を終えた医師を必要に応じて派遣し、県内の周産期医療体制の地域・施設間格差をなくすようにした。また、同年、宮崎医科大学（現宮崎大学）にも16床のNICUを持つ三次の周産母子センターが開設され、ここに、宮崎大学を中心とする分散型の周産期医療ネットワークが構築されることになった。

(4) 分娩施設における役割分担

　宮崎県内で分娩を取り扱っている施設を図7－7に示す。一次施設は33か所で、地図上に丸印で示している。二次周産期センターはそれぞれの地域に1～2か所配置されており、全県下で6か所あり、円印で示している。三次周産期センターは、県央地区に2か所あり、楕円で示す。図7－8に現在、宮崎大学産婦人科から二次周産期センターに派遣している医師の数

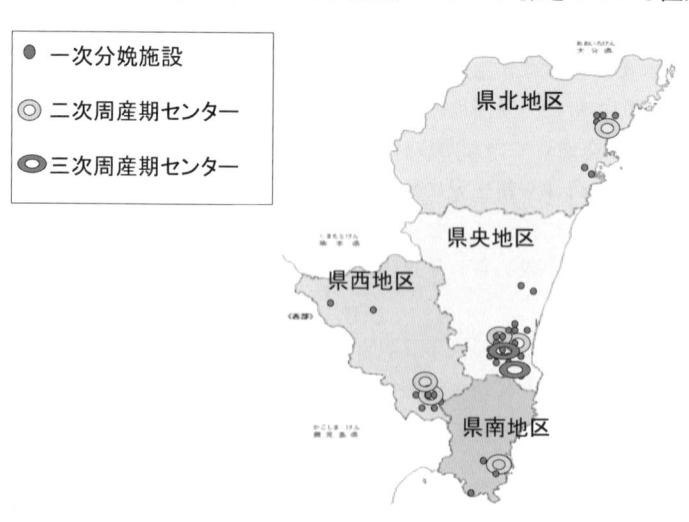

図7－7　宮崎県の分娩施設[1]

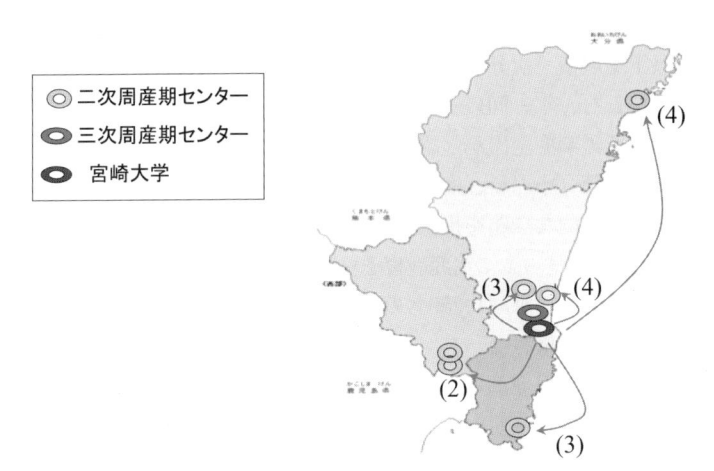

図7－8　二次周産期センターへの医師派遣[1]

を示す。
　一次医療を分担する診療所ではローリスク妊娠の管理と分娩を行うことを原則とし、その中でスクリーニングされたハイリスク妊娠は、後方の二次、三次の周産期センターで管理されている。その結果、最近では二次及び三次の周産期センターで取り扱っている妊娠・分娩は全分娩数の約20％であり、残りの80％は一次施設で行われている。また、母体救急症の多くは地域の二次周産期センターに搬送され、迅速な対応がなされている。
　限られた周産期センターのベッド数と医師数を効率よく利用するために、開業医を対象にしたオープンシステムも進められており、現在3施設で順調に稼動している。そこでは、一次施設の医師と二次施設の医師が共同して診療を行うことが可能で、救急症についても一次施設の医師も協力して患者に対応することが多い。患者の急性期が過ぎ、安定化すると元の一次施設へ母体を逆搬送し、限られたベッド数の有効利用に努めている。逆搬送するのは母体のみではなく、二次施設で出生した未熟児などを状態が安定した段階で一次施設へ逆搬送し、NICUベッドを有効に活用している[2]。

(5)　地域との連携強化
　周産期センターと地域との連携を強め、維持するために各種の研修会や検討会を企画運営している。1996年からの産婦人科病医院従事者研修会、1998年からの周産期症例検討会、2001年からの周産期医療検討会の三つが主なものである。

ア　産婦人科病医院従事者研修会（通称「ひむかセミナー」）

県下全域の一次分娩施設及び周産期センターに勤務する医師、看護師を対象とし、年一回の研修会を行っている。周産期医療に携わっている医師、看護師を全国から講師として招き、加えて宮崎大学の周産母子センター医師（小児科、産婦人科）と看護師が講師となって周産期医療に必要な基本的な話題を提供している。周産期センタースタッフによる一次分娩施設スタッフの生涯教育を目的としており、通称「ひむかセミナー」として定着し、毎回約250名の参加を得ている。

イ　周産期症例検討会

宮崎県福祉保健部と宮崎県産婦人科医会のバックアップの下、各地区の二次、三次周産期センターの医師約20名が6か月ごとに集い、開催している症例検討会である。6か月の間に各周産期センターで遭遇した周産期死亡症例と神経学的予後不良が予測されるハイリスク症例をそれぞれの施設が提示し、その症例をメンバー全員で検討する会である。各周産期センターで行われる診療レベルの向上を図ると同時に各地区特有の問題点を洗い出し、医療機関や母子保健に関係する行政担当官に提言することを目的としている。

ウ　周産期医療検討会

宮崎県産婦人科医会の代表医師、周産期センターの代表医師や看護師に加え、保健師、助産師、消防署の各代表者、県の福祉保健部の担当官がメンバーとなって開く検討会である。周産期症例検討会で得られた問題点のフィードバック、周産期医療マニュアルの作成や改定、各地区の保健所から提示される追跡症例の検討などが行われる。周産期センターと行政各機関との連携確立が主な目的である。

(6)　宮崎県の周産期死亡率

県内各地区で周産期センターが稼動を始め、定期的な研修会や検討会が始まった結果、一次施設と周産期センター間の周産期救急医療体制が確立した。その後は、本県の周産期死亡率や妊産婦死亡数はおおむね良好なレベルで推移している。過去25年間の周産期死亡率の推移を図7－9に示す。1998年は現在の周産期救急医療体制が動き出した年である。この年を境に、宮崎県の周産期死亡率は徐々に低下し、2006年では、全国平均が1,000対4.7に対し宮崎県は1,000対3.7（全国2位）であった。1999年、2004年には、周産期死亡率が全国で最も低い県となった。

第 7 章　小児・周産期救急医療における役割分担、連携、集約化と分散　　223

宮崎県の周産期統計（2006年）
年間分娩総数　10867
周産期死亡率　3.6/1000
（全国　4.6/1000）

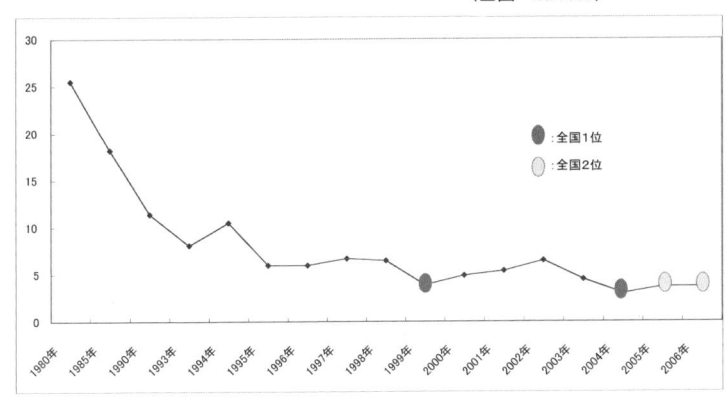

図 7 − 9　宮崎県の周産期死亡率の推移

3　宮崎県の母体救急症対応

　2001年 1 月から2005年12月の 5 年間に一次施設から二次及び三次周産期センターに母体適応で緊急搬送された症例を検討した[1]。

(1)　母体救急症搬送の流れ

　　宮崎県では、分娩の約80％が一次施設で行われている。今回の検討期間の 5 年間の分娩は、約53,000例であり、その80％、約42,000の分娩が一次施設で行われていた。その流れを図 7 −10に示す。検討期間中に192例が母体救命の目的で周産期センターへ搬送された。192例中の190例は、一次施設から周産期センターへ搬送された。192例中の 2 例は、二次周産期センターにて管理中であったが、重症化したため、三次周産期センターへ搬送された。

　　一次施設を受診した母体救急症190例のうち165例（87％）は、二次周産期センターへ搬送され対応された。しかし、25例（13％）は直接、三次周産期センターへ搬送された。二次周産期センターへ搬送された165例中 2 例は二次周産期センターでの治療が困難と判断され、三次周産期センターへ搬送された。母体救急症の約90％は、各医療圏の二次周産期センターでの対応が可能であった。

```
5年間分娩        一次施設
約53000   80%   で分娩
                約42000
```

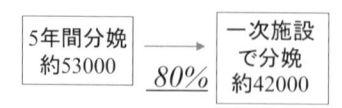

母体救急症 192例

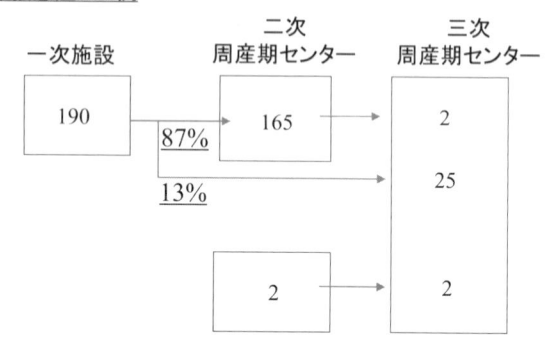

```
         一次施設    二次           三次
                  周産期センター  周産期センター
          190                      2
               87%    165
               13%                  25

                       2            2
```

図7−10　母体救急症搬送の流れ

(2) 搬送理由と最終的診断名

周産期センターに収容後の最終診断名を図7−11に示す。48%は重症妊娠高血圧症候群、30%は常位胎盤早期剥離、8%は弛緩出血であった。三疾患で全体の86%を占めていた。

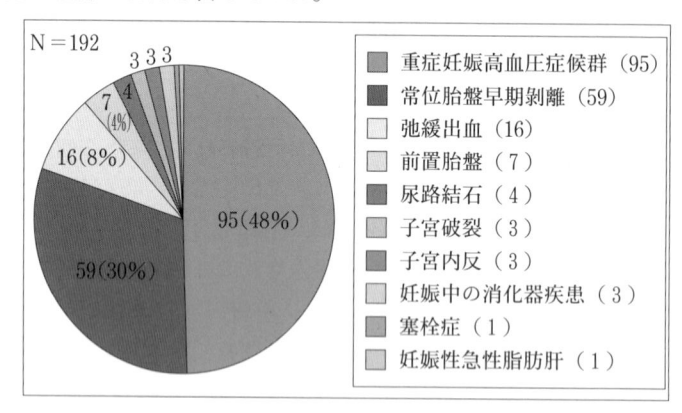

```
N=192

重症妊娠高血圧症候群 (95)
常位胎盤早期剥離 (59)
弛緩出血 (16)
前置胎盤 (7)
尿路結石 (4)
子宮破裂 (3)
子宮内反 (3)
妊娠中の消化器疾患 (3)
塞栓症 (1)
妊娠性急性脂肪肝 (1)

95(48%)
59(30%)
16(8%)
7(4%)
4
3 3 3
```

図7−11　周産期センター入院後の診断名[1]

(3) 搬送に要した時間

一次施設から二次周産期センターへの救急車搬送に要した時間を図7−12に示す。92%は30分以内で搬送され、95%が1時間以内で搬送されていた。1時間以上を要した7例中の3例は県外からの搬送であった。1時間以内の搬送が可能な体制が確立していると言える。一次施設から各地域の

第7章　小児・周産期救急医療における役割分担、連携、集約化と分散　　225

周産期センターまでの母体搬送に要する時間を図7－13に示す。周産期センターまで、30分以内のエリアを実線の円で示し、60分以内のエリアを点線の円で示す。宮崎県のほぼ全域で60分以内での母体搬送が可能である。

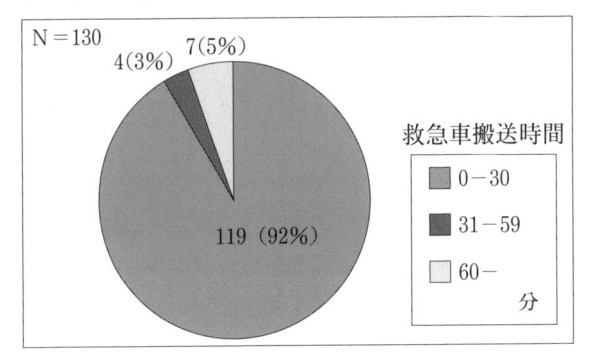

図7－12　二次周産期センターまでの搬送時間[1]

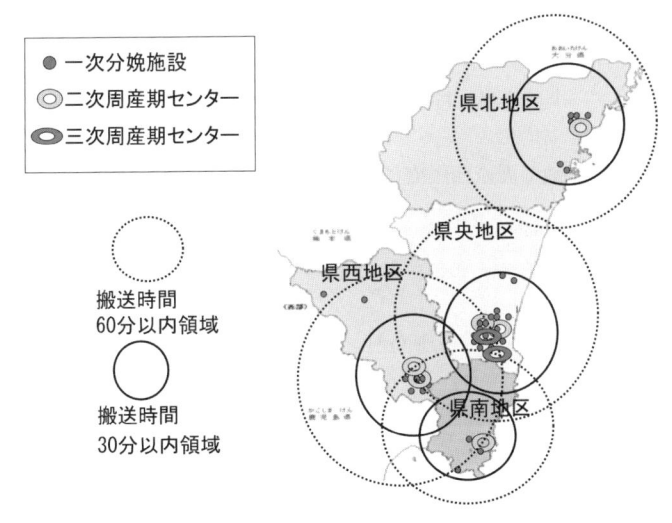

図7－13　母体搬送に要する時間[1]

4　おわりに

　胎児と、これから出生する異常新生児のことを考慮すると重装備のNICUのある施設への母体収容が必要であるが、母体の救急を考える場合は必ずしもそのような状況ばかりではなく、地域の二次施設で十分対応されている。妊娠

出産に伴う一定のリスクは常に存在するものであり、現在の最先端の医療レベルをもってしても、すべての妊産婦の管理を100％安全に行えるものではない。また、これらの突発的に生じるリスクは、たとえ人手の十分な総合病院でもすべてを救命し得るとは限らず、母体や児を失ってしまう場合も考えられる。さらに、すべての出産を周産期センターの整備された病院に集中しようとしても、それに対応できるだけの十分な人員を確保することは不可能であり、疲弊を招くばかりである。

現在考えられる対応としては、一次医療を担う診療所で取り扱うローリスクの妊娠分娩と、ハイリスク妊娠を管理する後方病院との任務分担を明確に分けて、地域全体にバランスのとれた周産期医療体制を作ることが必要であろう。NICUの重装備を必要とする三次の周産期医療センターの整備のみならず、短時間のうちに、いつでも母体を受け入れることのできる地方型の二次周産期センターの機能を持つ施設の整備をあわせて行う必要があろう。

【参考文献】
1）徳永修一，池ノ上克：母体搬送時の施設間連携，周産期医学：36, 1497-1502
2）桂木真司，他：周産期医療における地域連携の現状，宮崎医学会誌：30, 78-80

（宮崎大学医学部産婦人科　河崎　良和、徳永　修一、池ノ上　克）

第7章　小児・周産期救急医療における役割分担、連携、集約化と分散

第7章　編者のまとめ

　小児・周産期救急医療はまさに、本書のテーマである「救急医療機関の役割分担、連携、集約化と分散」を検討し実践している領域である。全科的な救急疾患への対応がこの領域と同様の医療機関の役割分担、連携、集約化と分散が必要となろう。

　藤村氏の論文（第7章Ⅰ）では、小児救急医療の現状分析から、日本小児科学会としての具体的な提案を発表されている。救急医療体制の検討は本来、藤村論文に見られるように、関連する領域の医師の総意である学会が中心となって検討すべきであろう。

　鈴木氏の論文（第7章Ⅱ）では小児科医と同様の現状報告と広域カバーする周産期救急医療における救急ヘリコプターの必要性を強調されている。

　池ノ上氏の論文（第7章Ⅲ）は、宮崎県の周産期救急医療における医療機関の役割分担、連携、集約化と分散のモデルともいうべき実践を証明された論文で、多くの関係者はこの論文に学ぶべきであろう。

第8章　災害医療体制の現状とあり方

1　はじめに

　我が国は地震国である。中央政府によって特別措置法に基づく対応が計画されているのは、「東海地震」「東南海・南海地震」「首都直下地震」「日本海溝・千島海溝周辺海溝型地震」である（図8－1）。各地震で発生する死者の想定数は、それぞれ9,200人、18,000人、11,000人、2,700人という甚大な被害が予測されている。これらの地震は、ひとたび発生したならば、被災地域に甚大な被害をもたらすとともに、この被害に対して日本国全体で総力を挙げて対応することが求められる。もちろん医療対応も、全国規模での対応が必須となる。これらの地震が発生する確率は、10年以内で30％、30年以内で70％、50年以内では実に90％であるとされている。内閣府では大規模地震に関する大綱・活動要領・具体的な計画を表8－1のように策定している。またこれら巨大地震以外にも、表8－2に昭和20年から阪神・淡路大震災までに我が国をおそった地

表8－1　大規模地震に関する大綱・活動要領・具体的な計画の策定状況

対象地震	大　　綱		応急対策活動要領		具体的な活動内容に係る計画	
	策　定	最　新	策　定	最　新	策　定	最　新
首都直下地震（南関東地域）	H 4 . 8 .21 （南関東）	H17. 9 .27	S 63.12. 5 （南関東）	H18. 4 .21 （首都直下）	作成中	—
東海地震	H15. 5 .29	—	H15.12.16 （予知型）	H18. 4 .21 （予知・突発型）	H15.12.16 （予知型）	H18. 4 .21 （予知・突発型）
東南海・南海地震	H15.12.16	—	H18. 4 .21	—	H19. 3 .20	—

表8-2　昭和20年以降の主な地震

		死者・行方不明者
S 20. 1	三河地震	2,306
S 21.12	南海地震	1,443
S 23. 6	福井地震	3,769
S 27. 3	十勝沖地震	33
S 39. 6	新潟地震	26
S 43. 5	十勝沖地震	52
S 49. 5	伊豆半島沖地震	30
S 53. 6	宮城県沖地震	28
S 58. 5	日本海中部地震	28
S 59. 9	長野県西部地震	29
H 5. 7	北海道南西沖地震	230
H 7. 1	阪神・淡路大震災	6,434

注：死者・行方不明者が10名以上若しくは非常災害対策本部が設置されたもの。

【出典】中央防災会議ホームページ

震を挙げた。阪神・淡路大震災以降も、平成12年鳥取県西部地震、平成13年芸予地震、平成15年宮城県沖を震源とする地震、十勝沖地震、平成16年新潟県中越地震、平成17年福岡県西方沖地震、宮城県沖地震、平成19年能登半島地震、新潟県中越沖地震と各地域で直下型地震が2～3年おきに発生している。今後、間違いなく発生する巨大地震や各地域の直下型に対して、できるだけ被害を少なくするための対策を持たなければならない。

2　阪神・淡路大震災以降の我が国の災害医療対応計画

6,434名という未曾有の死者を出した平成7年1月17日の阪神・淡路大震災を契機に、我が国における災害医療の本格的な研究・実践が始まった。同年3月に発足した厚生省「阪神・淡路大震災を契機とした災害医療体制のあり方に関する研究会」(以下「あり方研究会」)では、表8-3のように医療に関する主な教訓を整理し、緊急提言として9つの重点強化項目を掲げた[1]。これを受け、厚生省（当時）は「災害時における初期救急医療体制の充実強化」として

表8－4の各災害医療対応事業について整備を進めた。以下に、いくつかの項目に関して詳述する。

表8－3　厚生省「阪神・淡路大震災を契機とした災害医療体制のあり方に関する研究会」

阪神・淡路大震災における医療に関する主な教訓
・情報収集が困難であった（調整・指示を行うべき県庁・市役所）
・円滑な患者搬送，医療物資の供給が困難であった
・ライフライン途絶による医療機関における診療能力の低下
・トリアージ未実施
・防災訓練，備蓄など事前の対策が不十分
・保健所の機能
・PTSDなどの精神科的対策の問題

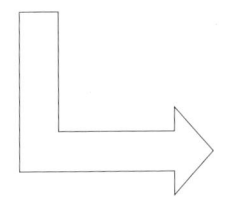

平成7年5月29日
緊急提言

1　災害医療情報システム
2　災害医療拠点病院
3　地域レベルの災害対策強化
4　病院レベルでの災害対策強化
5　医薬品等の供給システム
6　広域搬送システム
7　災害に対する総合研究
8　医療関係者の訓練
9　国民の初期医療

表8－4　「災害時における初期救急医療体制の充実強化について」（健康政策局長通知）平成8年5月

・病院防災マニュアル作成ガイドライン活用促進
・救急医療情報システムに広域災害機能を付加
・災害拠点病院の整備
・都道府県域を超えた応援協定の締結推進
・地方防災会議との連携
・保健所機能の強化
・トリアージの普及・標準化

(1)　広域災害救急医療情報システム[2]

ア　導入の経緯

　　阪神・淡路大震災においては、情報の重要性が強く認識された。震災当日、被災地内の多くの病院が機能を失っていたわけであるが[3]（図8－

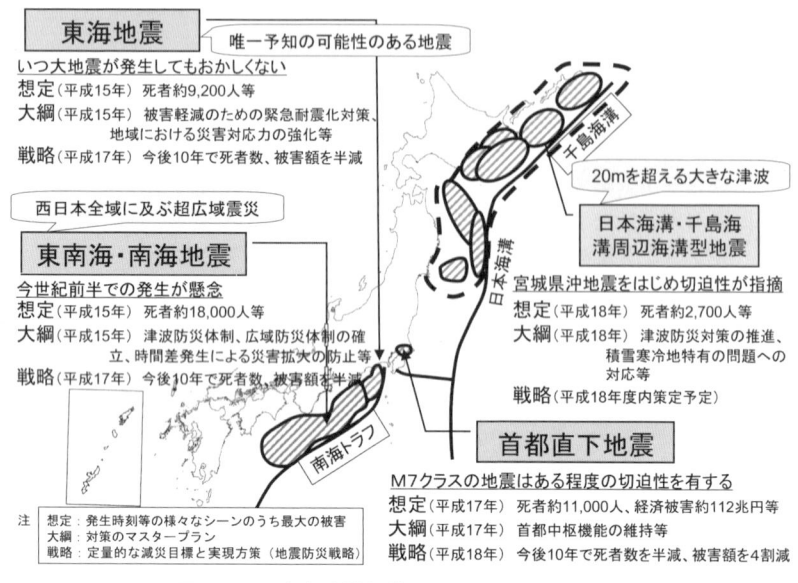

図8-1　中央防災会議における地震防災対策

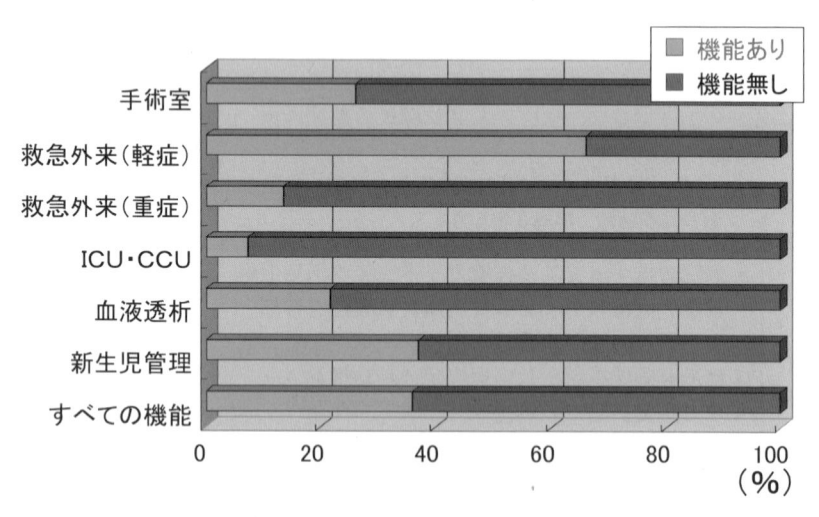

東海地震　唯一予知の可能性のある地震
いつ大地震が発生してもおかしくない
想定（平成15年）死者約9,200人等
大綱（平成15年）被害軽減のための緊急耐震化対策、地域における災害対応力の強化等
戦略（平成17年）今後10年で死者数、被害額を半減

西日本全域に及ぶ超広域震災
東南海・南海地震
今世紀前半での発生が懸念
想定（平成15年）死者約18,000人等
大綱（平成15年）津波防災体制、広域防災体制の確立、時間差発生による災害拡大の防止等
戦略（平成17年）今後10年で死者数、被害額を半減

20mを超える大きな津波
日本海溝・千島海溝周辺海溝型地震
宮城県沖地震をはじめ切迫性が指摘
想定（平成18年）死者約2,700人等
大綱（平成18年）津波防災対策の推進、積雪寒冷地特有の問題への対応等
戦略（平成18年度内策定予定）

首都直下地震
M7クラスの地震はある程度の切迫性を有する
想定（平成17年）死者約11,000人、経済被害約112兆円等
大綱（平成17年）首都中枢機能の維持等
戦略（平成18年）今後10年で死者数を半減、被害額を4割減

注　想定：発生時刻等の様々なシーンのうち最大の被害
　　大綱：対策のマスタープラン
　　戦略：定量的な減災目標と実現方策（地震防災戦略）

図8-2　被災地の224病院における被災当日の病院機能

2）、被害が甚大であった病院へ患者が集中する傾向や病床数200に満たない中小個人病院に1,000人あまりの患者が殺到し、被害の中心から少し離れた大学病院を受診した傷病者は意外に少数であったという、病院

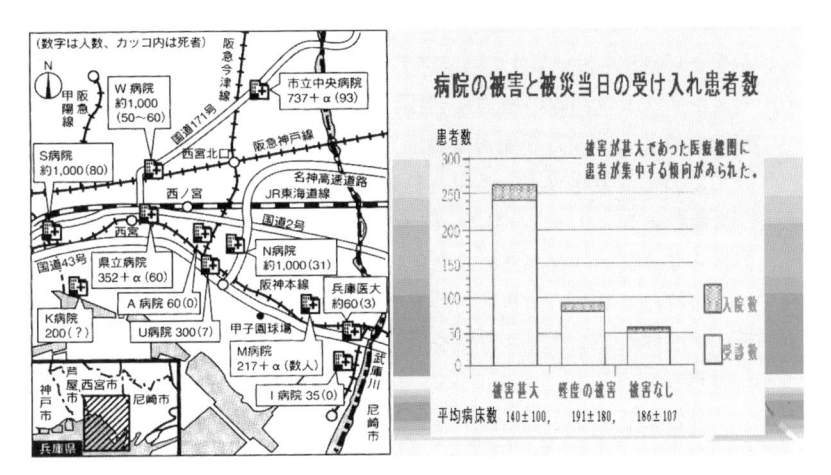

図8－3　震災時の病院状況

の診療能力と患者数の極端なアンバランスが発生した[3), 4)]（図8－3）。これは病院の被災状況や被災患者がどの医療施設に集中しているかなどの情報が把握できなかったために発生したものである。診療能力を大きく超えた患者数を収容した場合には、受け入れ可能な医療施設への患者後方搬送を行うことが、医療レベルを維持する上では重要である。しかしながら、被災して病院機能自体が麻痺した中で多数の患者の診療に追われている被災地内医療機関のスタッフ自らが、患者後方搬送の手配（搬送先医療機関の選定、搬送手段の手配、搬送の段取りの調整などなど）を行わなければならなかったわけである。こういった状況を回避するべく、広域災害救急医療情報システムの整備が進められた。平成8年から導入が開始され、平成20年2月現在42都道府県が導入している。

イ　システム概要

災害発生時には、これらの情報が被災地内の災害医療拠点病院その他の医療機関から入力され、各都道府県ごとに開設された「都道府県センター」のサーバーにデータとして保存される。この情報データを被災地内外の医療機関、医療関係団体、消防本部、保健所、市町村行政機関が、それぞれの役割に応じて必要となる情報を閲覧し、対応することが可能となる（図8－4）。

平成11年度の補正予算により、電子会議室、メーリングリスト、広域災害GIS、災害時一斉通報などの様々な機能が付加され、平成15年3

月にはさらに、広域災害救急医療バックアップセンターの機能強化（ホームページのリニューアル、バックアップセンターの東西二重化、インターネットアクセス回線の増強）、全国共通の災害情報の追加、変更（「患者転送要請」と「受入患者可能数」の入出力項目を一致）、災害運用切り替えに関する実施方法の追加、変更、未導入都道府県（災害拠点病院及び救命救急センター）の参加、医療機関基礎情報の収集をシステム化等々のさらなる機能強化が進められている。

災害時のこれらの情報は、端末を持っていない一般住民や民間ボランティア団体もインターネットを通じて「広域災害・救急医療情報システムのホームページ（アドレス：http://www.emis.or.jp/）」へアクセスできるようになっている。またこのホームページでは、通常時は災害医療支援拠点病院に関する情報（指定病院、ヘリポートの整備状況など）を提供している。

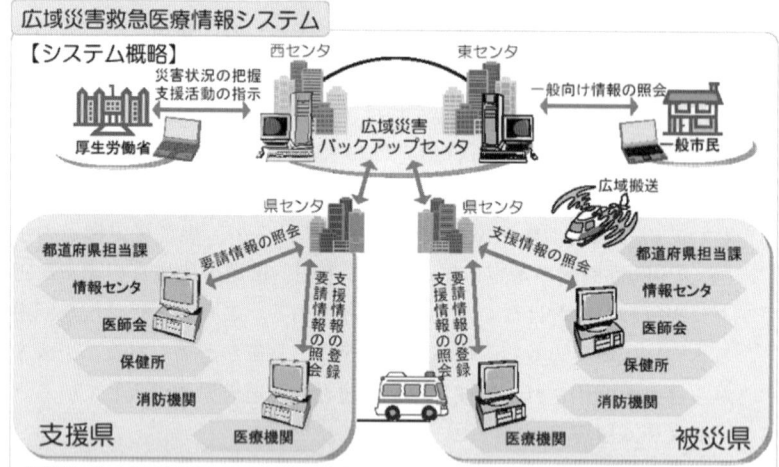

図8－4

ウ　システムの課題とバージョンアップ

災害時、被災地内外の医療機関の情報を共有し、医療関係団体、消防本部、保健所、市町村行政機関が、有効な災害医療対応を実施すること

を目的として整備された本システムであるが、実際の災害時に情報入力の実施率が極めて低いことが、毎回問題とされた。平成16年の中越地震でも、被災地内医療機関からの情報がほとんど入力されておらず、マスコミから強く非難されることとなった。入力不徹底の解消を目的として、平成19年4月に図8－5のようなシステム改定が実施され、また全国規模、各県レベルでの入力訓練が精力的に実施されている。

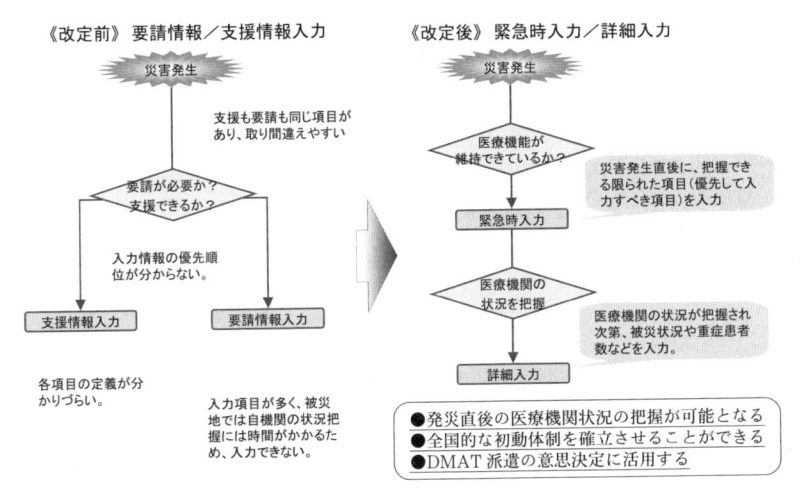

図8－5　システム改定内容

(2) 災害拠点病院

「あり方研究会」では、「地域単位での対応の強化」を強調している。ここでいう地域単位とは二次救急医療圏若しくは保健所の所轄管区としており、この単位における情報ネットワークの確立を重要視している。各二次救急医療圏には、それぞれ核となる二次救急医療施設があるが、これらの病院を「災害拠点病院」として指定し、その施設や設備の機能強化のための補助金制度が設けられた。「災害拠点病院」に求められる機能としては、表8－5のような項目が挙げられており、各二次医療圏ごとに1か所以上の「地域」災害医療拠点病院及び各都道府県に1か所「基幹」災害医療拠点病院の整備が進められ、平成17年8月現在の指定状況は、52の「基幹」拠点病院及び501の「地域」拠点病院の指定が終了しており、未指定の地域はごくわずかを残すのみという状態となっている（表8－6）。

表8-5 災害拠点病院の要件

A．地域災害拠点病院 　1．高度な救命医療を施す診療機能 　　　多発外傷　挫滅症候群　広範囲熱傷 　2．傷病者広域搬送への対応機能 　　　ヘリコプターの離発着場は必須 　3．自己完結型の医療チームの派遣機能 　4．地域の医療機関への応急用医療資器材の貸出し B．基幹災害拠点病院 　　上記機能の強化と訓練・研修

平成8年5月10日「災害時における初期救急医療体制の充実強化について」
健康政策局長から都道府県知事あて

表8-6 災害拠点病院指定状況

平成17年8月現在 548　施設 ・52　基幹災害医療センター ・501　地域災害医療センター 　　　　（基幹災害医療センターとの重複5病院を含む） 　国が開設した病院が38病院、自治体が253病院、その他が240病院 医療施設整備費補助金 　建物：新築・増改築　補強、備蓄庫、自家発電装置、水槽、ヘリポート、医療機器など

ア　災害拠点病院におけるソフト面、ハード面の整備現状

　厚生労働省調査（平成13年6月の災害医療体制のあり方に関する検討会報告書）によると、ハード面の整備としては、備蓄倉庫（48%）、施設の耐震構造化（68%）、ヘリポートの確保（85%）等に関しては比較的順調であるが、自家発電装置の設置（2～3日分）（33%）、受水槽の設置（2～3日分）（17%）といった状況である。その後の正式な調査結果が発表されていないが、災害時に病院機能を維持するためのインフラ整備は、災害拠点病院といえどもまだまだの状況である。このように災害拠点病院の指定は、ほぼ全国的に完了したと考えられるが、災害時の危機管理体制の確立が急務である災害拠点病院の準備状況は、残念な

から全く不十分と言わざるを得ない。

イ　今後の課題

　消防・警察といった災害に対して「人員を待機させて対応する」機関と違い、医療機関は通常の診療業務を行っている。昨今の医療を取り巻く環境は「医師不足」に代表されるように、極めて深刻な「人手不足」に見舞われている。この状況下で、本来業務の「診療」以外に、災害発生時に実施することが求められている「災害対応」は、人手不足の病院からさらに人的資源を拠出させることである。この事実一つ取っても、医療機関が災害対応を実施していくことの困難さを示している。

　災害対応のための様々な資器材備蓄、医薬品備蓄、自家発電のための燃料備蓄、食料・水の備蓄などは、医療機関に対して恒常的支出を強いるものである。これらの「災害に対する備え」に対しては、医業収入につながるものではないため、完全に病院の持ち出しとなっている。災害時、地域の医療を支えるという社会的責務を負っている医療機関の自助努力によって成り立っている構図であるが、財政状況は極めて深刻で、病院自体の存続がやっとの現状である。不採算となる災害のための備えに対する公的な財政支援が不可欠である。

3　我が国の災害医療の新しい展開

(1)　「避けられた災害死」

　救助隊員が救出中は意識清明であった被災者が、救出とともに急変し、心停止に至ったクラッシュ症候群、手足を挟んだ重量物を除去できず、現場での切断もできず迫り来る火の手に巻き込まれた例、ヘリコプター搬送も十分行えず、被災地内で適切な初期医療や手術・透析治療が受けられぬまま命を落とした例。平成7年の阪神・淡路大震災では、このような「避けられた災害死」が多く存在した（平成13年度厚生科学特別研究「災害派遣医療チーム［DMAT］の標準化」報告書より抜粋)[5]。

　我が国においては、従来から都道府県又は市町村立病院・診療所や医師会の医師等が救護班を編成し活動するほか、災害救助法に基づき日本赤十字社が都道府県から業務委託を受けて災害医療活動を行うこととなっている。医療救護班は主に48時間以降の避難所の仮設診療所や巡回診療を担当してきたが、救命の観点からみた災害医療として十分とは言えなかった。

可及的早期にトレーニングを受けた医療チームが災害現場に出向くことが、「避けられた災害死」の回避につながると考えられる。

(2) 災害現場に医師・看護師が出動する意義

　JR福知山線列車事故では、多くの病院から医療チームが自主的に現場に駆けつけ、災害現場で外傷蘇生処置（安定化処置）を実施し、多くの尊い命を救命につなげる結果となった。もしも医療チームが現場に駆けつけていなければ、運転士を含め108名という死者数は、さらに20～30名は増加していたものと考えられる。従来、我が国では大規模事故災害の現場医療は、ゼロに近いと評されてきた。今回のJR福知山線列車事故での現場医療対応は、現在、様々な角度から検証され、問題点も指摘されてはいるが、明らかに災害現場に医師・看護師が出向くことの意義を実証した事例であると考える。

(3) DMAT（Disaster Medical Assistance Team；災害派遣医療チーム）とは

　災害現場に出動し救命医療を提供する医療チームをDMATと称する。平成13年度厚生特別科学研究：「日本における災害時派遣医療チーム（DMAT）の標準化に関する研究」（主任研究者　辺見　弘）研究班報告書では、DMATの定義として、「大規模事故災害、広域地震災害などの際に、災害現場・被災地域内で迅速に救命治療を行えるための専門的な訓練を受けた、機動性を有する災害派遣医療チーム」であるとした。医師を中心に、看護師や調整員（事務員）などの医療従事者から編成される。同報告書では、想定される主な任務を、災害急性期における被災地域内での情報収集、トリアージや応急治療、被災地域内医療機関の支援、被災地外への航空搬送などとした。

　ア　DMAT整備に関する行政の動き

　　東京都は全国に先駆けて平成16年8月に東京DMATを発足させた。東京DMATは、同年の東京都重点事業の一つとして指定され、都内の7つの災害拠点病院より迅速にDMATを派遣できる体制（登録隊員；医師・看護師90名）を整備した。平成17年度は、さらに指定病院を13まで広げ、登録隊員も247名に増員している。このDMAT体制整備に先立ち、解決するべき諸課題への対応・重要な方針決定を目的として「東京DMAT計画運営検討委員会」が平成15年12月に設置され、東京DMAT発足までに、様々な体制上の整備が進められたことが、特筆す

べきことと考えている。

　また厚生労働省は平成16年度補正予算により、南関東大地震、東海地震や東南海・南海地震等、複数の都道府県にまたがる広域地震災害発生の際、発災後数時間から48時間までの超急性期に災害現場に派遣され、災害時救命医療を提供するDMATの編成／整備することを決定した。全国に200以上のチームを整備する計画で、携行医療器材や研修のための予算措置を講じた。

　イ　DMATの防災計画上の位置づけ

　平成17年7月の中央防災会議（座長；小泉純一郎　当時首相）において、我が国の防災対策の根幹をなす防災基本計画を修正した。この修正において、広域災害における救急・医療体制の整備及びDMATの充実・活用推進がうたわれ、防災基本計画上以下のように位置づけられた。

・国は、災害発生時に迅速な派遣が可能な災害派遣医療チーム（DMAT）に参加する、医師、看護師等に対する教育研修を推進するものとする。
・国（厚生労働省、文部科学省）、日本赤十字社及び被災地域外の地方公共団体は、医師を確保し救護班・災害派遣医療チーム（DMAT）を編成するとともに、必要に応じて、公的医療機関・民間医療機関からの救護班・災害派遣医療チーム（DMAT）の派遣を要請するものとする。

　この防災基本計画に基づき、今後DMATの地方自治体における災害時の運用について、地方防災計画に反映されていくこととなる。

　ウ　日本DMAT活動指針

　平成18年2月、厚生労働省は「日本DMAT活動指針」を発表した。以下、要点を説明する。

　(ア)　DMAT派遣要請（図8－6）

　　被災都道府県は、当該自治体外からの医療の支援が必要な規模の災害に対し、DMATの派遣をその他都道府県、厚生労働省、文部科学省、国立病院機構等に要請する。被災地外都道府県は、被災都道府県の要請に応じ、厚生労働省と連携し、管内のDMAT指定医療機関、日本赤十字社支部へDMATの派遣を要請する。また厚生労働省は、広域災害救急医療情報システムを通じて、都道府県、文部科学省、国立病院機構、DMAT指定医療機関に要請の連絡を行う。

　　要請を受けたDMAT指定医療機関は、都道府県、厚生労働省、文

部科学省、国立病院機構等の要請を受け、事前の計画、協定等に基づきDMATを派遣する。ドクターヘリを持つDMAT指定医療機関は、他のDMAT指定医療機関と同様に、都道府県から派遣要請を受ける。その際、現地までの移動手段や被災地内外でのDMATの活動を支援する目的で必要に応じてドクターヘリを活用することができる。

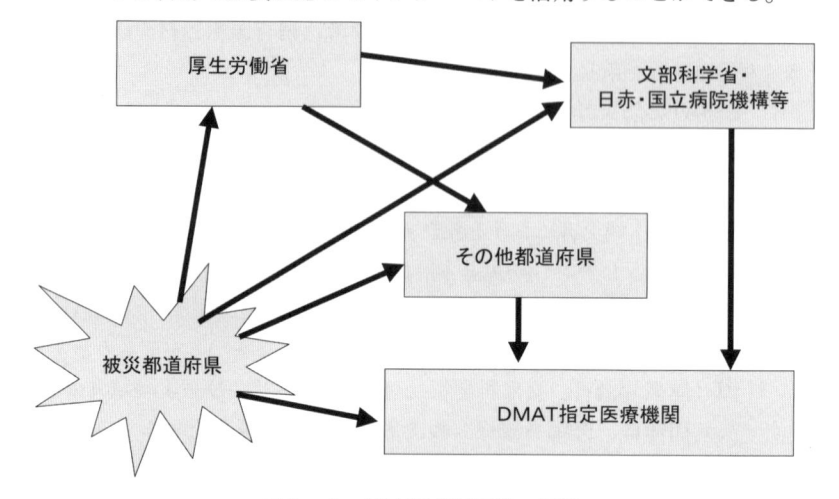

図8-6　DMAT派遣要請の経路

(イ)　**DMATの活動**（図8-7）[6]

　DMATは医師・看護師・調整員を含む5名を1チームとして活動する。その活動内容は活動場所ごとに解説する。

a　被災地での活動
　(a)　被災地で活動するDMATは、原則として、被災地内の災害拠点病院に設置される現地本部に参集し、その調整下で被災地で活動を行う。
　(b)　被災地で活動するDMAT等は、原則的として、自力で移動する。
　(c)　被災地で活動するDMATは、域内搬送、病院支援及び現場活動を主業務とする。
　(d)　域内搬送
　　　消防ヘリ、救急車等に近隣・域内の後方搬送時の医療支援を行う。
　(e)　病院支援

被災地内病院における診療の支援を行う。多数傷病者のトリアージ、治療、後方搬送の調整を行う。
  (f) 現場活動
     現場活動を担当するDMATは、当該地域で活動中の消防機関等と連携し、トリアージ、緊急治療、がれきの下の医療等を行う。
     ※避難所での救護所運営は当初の活動とはしない。

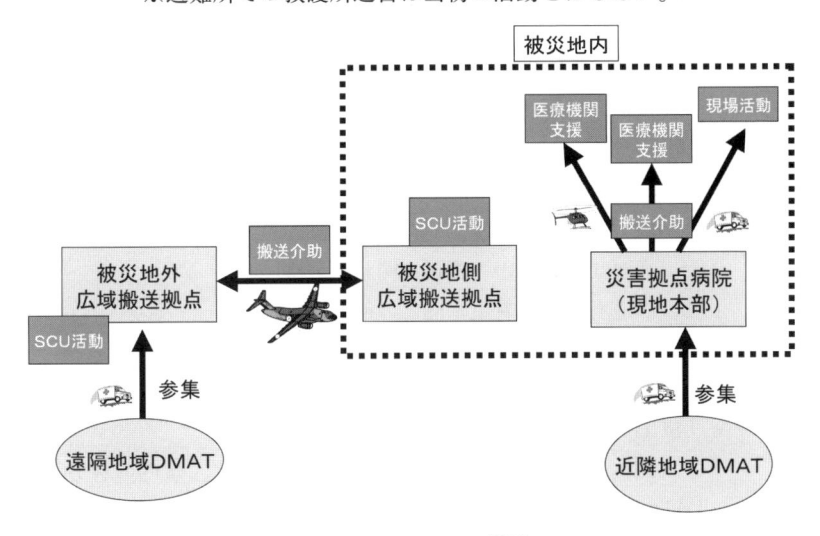

図8－7　DMATの活動

 b　広域医療搬送
    広域医療搬送については後述する。
 c　ドクターヘリの活用
  (a) ドクターヘリは、必要に応じて広域医療搬送、域内活動に関わるDMATの派遣・移動や患者の搬送を行うことができる。
  (b) ドクターヘリは、必要に応じて不足する医療・資器材の輸送など後方支援（ロジスティック）のためにも活用することができる。
  (c) 現地本部は、ドクターヘリを持つ医療機関からのDMATと連携し、被災地域内に参集した複数のドクターヘリの活用を調整する。
  (d) ドクターヘリを運航する航空会社は、DMATの活動や後方支援（ロジスティック）のために可能な限り支援する。
  (e) 都道府県は、ドクターヘリによるDMATの派遣に関して必要

な支援を行う。
(ウ) **各本部の役割**（図8－8）
DMATの活動を支援、調整するため、以下のような各種本部を設置する。
a　DMAT派遣医療機関内本部
自施設から派遣したDMATの活動を把握し、必要な支援、連絡、調整を行う。
b　DMAT域内活動現地本部（現地本部）
被災地内の災害拠点病院等に設置される。以下の事項を業務とする。
(a)　域内の被災情報等を収集
(b)　域内で活動する各DMATの活動調整
(c)　必要な機材などの調達に関わる調整
(d)　都道府県災害対策本部との連絡、調整
(e)　適宜厚生労働省DMAT本部に情報提供
(f)　その他必要な事務
c　SCU—DMAT本部（SCU本部）
都道府県（被災地内、被災地外ともに）は、管内の各SCUにDMATの医療活動を統括するSCU本部を設置する。以下の事項を業務とする。
(a)　被災地医療機関、SCU、広域搬送計画の情報収集
(b)　各DMATの活動調整
(c)　輸送手段、機材などの調達に関わる調整
(d)　都道府県災害対策本部との連絡、調整
(e)　適宜厚生労働省本部に情報提供
(f)　その他必要な事務
d　厚生労働省医政局災害医療対策室
DMAT派遣要請時に厚生労働省の本部機能を果たす。災害医療センターは厚生労働省医政局災害医療対策室に対し、DMATの活動全般に関わる事務的支援、技術的助言を行う。以下の事項を業務とする。
(a)　DMAT派遣チームの登録
(b)　政府内での調整、DMAT派遣チームへの情報提供

(c) 搬送手段（自衛隊等）の調整、情報提供
(d) アクセス状況などの情報提供
(e) 活動をモニター、適宜指示
(f) 被災地外の患者受入医療機関の確保
(g) 必要な物資、輸送手段の調達

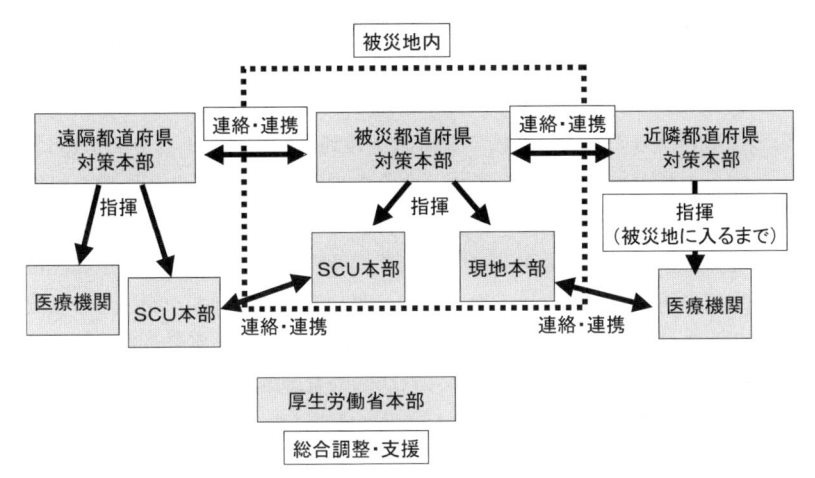

図8-8　各本部の指揮系統

エ　日本DMAT研修

　独立行政法人国立病院機構災害医療センターは、厚生労働省から委託を受け、「日本DMAT隊員養成研修会」を実施している。医師、看護師、調整員を含む5名を1チームとして、1回の研修で10チームを養成している。研修は4日間にわたり行われ、内容は、災害時の医療活動についての基本的な知識取得のための講義、災害医療活動の机上演習、トリアージ、応急処置や通信の実技、SCUの運営実習、自衛隊機実機を使用した訓練等である。平成18年9月から兵庫県災害医療センターでも、同一の内容の研修会が開始され、平成19年12月時点で272施設386チーム（2,391名）の研修が修了している。さらに今後、地域ブロック（東北、北関東等々）ごとに、研修拠点を整備し、DMAT研修を実施していく計画である。研修内容が共通・標準化されたものであると災害医療センターが認証すれば、厚生労働省は当該研修会を「日本DMAT隊員養成研修会」として認定する。24時間いつでも200チームの出動を可能とするためには、1,000チームのDMATを要請する必要がある。

(4) 災害時広域医療搬送
　ア　広域地震災害時における広域医療搬送の必要性
　　　前述の厚生省「あり方研究会」の緊急提言に「広域搬送体制の整備」がうたわれている。阪神・淡路大震災発災当日、被災地内の224医療機関において、救急外来（重症部門）、ICU、手術室、血液透析等、重症救急患者に対応する部門において、軒並み診療能力がダウンしていた（図8-2）。図8-3は発災当日、西宮市内の医療機関が受け入れた傷病者数（死者数）を示したものである。100～300床程度の中小医療機関に数百から千名もの地域の傷病者が殺到し、わずか1日で30～100名の方々の死亡を確認している。これらの中には、通常の救急医療を提供すれば救命できた傷病者が多数含まれていた。被災地内の医療機関では、電気・水道などがストップし、病院機能自体が麻痺している中で、懐中電灯の明かりを頼りに、次々に押し寄せてくる患者を診療しなければならない状態にあった。行うべき医療を提供できず、患者が死亡していく状況に身を置かざるを得なかった医師や看護師達の中には、いまだ心的外傷（トラウマ）を背負っている方々が多数いる。一方、被災地からわずか20km離れた病院では、全く普段と変わりない診療が行われていた。このことから得られた重要な教訓の一つは、「被災地内の機能を失っている病院で重症患者を治療しても救命は極めて困難であるとともに、被災地内医療機関へ多大な負担と混乱をもたらす。よって重症患者は被災地外へ広域に後方搬送し、機能の整った被災地域外の医療機関で高度な医療を提供し、救命につなげるべきである」というものである。
　　　実際は、阪神・淡路大震災発災当日に航空機により後方搬送された患者は、たったの1名であった。
　　　以上のような経緯で「広域医療搬送体制の整備」が「あり方研究会」において緊急提言の一つとして採択された。
　イ　我が国の広域医療搬送計画について
　　　前述のように阪神・淡路大震災において、被災地外の医療施設へ迅速に搬送し治療することにより救命可能であったと考えられる傷病者が多数存在していたという教訓をもとに、多くの災害医療専門家が、その後の様々な機会を捉えて広域災害時の広域後方搬送の必要性を訴えた。しかしながらその実現には、省庁・行政機関の枠組みを超えた全国家的取り組みが求められることから、しばらくの間、行政レベルでの具体化に

向けた動きはなかった。正確には、旧国土庁が中心となり広域災害時の患者航空搬送に関する検討会が実施されたが、航空機を有する関係各省庁・機関から、「災害急性期に患者搬送用の航空機を拠出することは困難である」との回答が出され、この広域医療搬送計画は頓挫していた状況が続いていた。

平成15年8月29日の災害応急対策関係閣僚意見交換会において、「南関東直下型地震に関する内閣総理大臣指示事項」として、4項目の指示が出された。その中で広域医療搬送に関連する部分としては以下の2つがある。

① 厚生労働省は、発災時に迅速に救護班を派遣し、重篤患者を搬送するための計画を定めること。
② 関係省庁及び防衛庁は協議して、医師・患者や消防・警察の部隊を搬送する際の自衛隊機の利用計画を定めること。自衛隊以外の関係機関の航空機並びに艦船の活用についても検討すること。

これらを含めた4項目について総理より「以上について、内閣府及び関係省庁は連携して、早急に作業を進め、防災担当大臣が中心となり取りまとめて、私に報告をしてほしい。」という指示が出された。これを受け、政府・内閣府は関係省庁と連携して「広域緊急医療WG会議」を設置し、南関東大地震（八都県市）を念頭に置いた広域医療搬送の計画策定を開始した。総理官邸・内閣府が主導となり「南関東地域の大規模地震時における広域医療搬送活動アクションプラン第1次申し合わせ（平成10年8月：中央防災会議主事会議）」の考え方に基づき、ようやく具体的な広域医療搬送の計画策定が実現した。

(ア) 政府の広域医療搬送計画について

　a　広域医療搬送の概要

　　広域医療搬送は以下のような流れで行われることを想定している（図8-9）。

　　① 地震発生後、速やかに広域医療搬送活動に従事する災害派遣医療チーム（DMAT）等が被災地外の拠点に参集し、航空機等により被災地内の広域搬送拠点へ移動

　　② 被災地内の広域搬送拠点へ派遣されたDMAT等は、拠点内に患者を一時収容する広域搬送拠点臨時医療施設（SCU）の設置を補助するとともに、一部は被災地の都道府県が調整したヘリコ

プター等で被災地内の災害拠点病院等へ移動し、広域医療搬送対象患者を選出し、被災地内の災害拠点病院等から被災地内広域搬送拠点まで搬送
③　搬送した患者をSCUへ収容し、広域搬送の順位を決定するための再トリアージ及び必要な追加医療処置を実施
④　搬送順位に従って、広域搬送用自衛隊機で被災地外の広域搬送拠点へ搬送し、広域搬送拠点から救急車等により被災地外の医療施設へ搬送して治療する

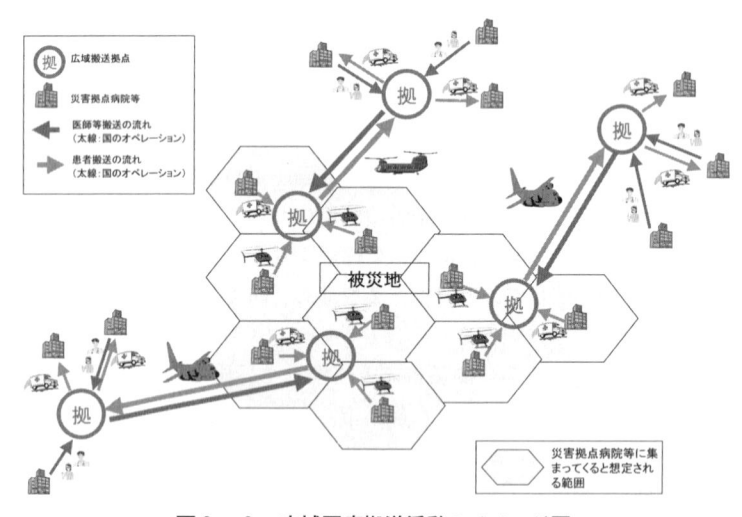

図8-9　広域医療搬送活動のイメージ図

b　東海地震における広域医療搬送計画[7]

現在事前に計画を作成・検討している大規模地震は以下の3つである。
①　東海地震（予知型・突発型）
②　東南海・南海地震
③　首都直下地震

長期的かつ総合的な視点から防災上必要な諸施策の基本について、国・地方公共団体・指定公共機関等における各々の役割などが防災基本計画の震災対策編に定められているが、東海地震など各地震対策を推進するにあたって必要な対策の進め方を具体的に定めるため、地震毎に策定されている計画は東海地震を例にすると下記のとおり

となっている。
① 東海地震対策大綱
② 東海地震応急対策活動要領
③ 「東海地震応急対策活動要領」に基づく具体的な活動内容に係る計画

「①東海地震対策大綱」については、地震に対する予防対策、災害発生時の応急対策、復旧・復興対策など災害対策の全般についての全体計画の概要をまとめたものであり、「②東海地震応急対策活動要領」については、災害発生時における政府などの広域的活動の手続き内容等を具体化したものである。③の具体的な活動内容に係る計画については、「②応急対策活動要領」の内容の一部をさらに具体的な数値等の目標を定めた計画であり、実際に地震が発生し、広域医療搬送を実施する際の広域搬送の目標患者数などが記載されているのがこの具体的な活動内容に係る計画である。大綱・応急対策活動要領については、東海地震、東南海・南海地震、首都直下地震それぞれについて、平成18年4月21日までに策定済みとなっている。

発生の切迫性が高いと考えられている東海地震対策に関して、被害想定に基づき、東海地震発生時の広域医療搬送についての検討が本格的に開始されるのと同時期に、厚生労働科学研究「災害時における広域緊急医療のあり方に関する研究（分担研究者　大友康裕）」において、広域医療搬送計画検討の中で生じていた広域搬送患者の適応疾患と優先順位、航空機内での患者搬送環境・搬送設備などの課題について検討した。この結果を参考に東海地震に関する広域医療搬送計画が検討され、平成16年6月29日の中央防災会議幹事会において初めて、東海地震（予知型）発生時の広域搬送拠点、派遣する救護班の規模と参集場所、広域搬送目標患者数、患者搬送先などの具体的な計画が策定された[7]。

(a) 広域医療搬送の目的・対象（表8-7）

対象患者を頭・胸・腹部等の中程度の外傷患者、クラッシュ症候群患者、広域熱傷患者とし、24時間以内に400〜600名、それ以降130〜180名の重症傷病者搬送が計画されている。

表8－7　広域搬送対象疾患と優先順位、発生予測数（東海地震モデル）
想定広域搬送対象患者数（東海地震モデル）

想定搬送時間 （発災後後方医療施設収容完了までの時間）	体幹四肢外傷	頭部外傷	クラッシュ症候群	広範囲熱傷
3時間	3～10	3～10		
8時間（緊急度A）	30～50	10～15	50～80	
24時間（緊急度B）	50～80	20～30	220～300	20～35
72時間			130～180	

広域搬送適応患者数
　8時間以内　　100～150
　24時間以内　400～600
　その後　　　130～180

(b)　DMAT等の参集拠点（図8－10）

　被災地内の広域搬送拠点に移動するために自衛隊機等に搭乗するための拠点として、北海道：千歳空港、宮城県：仙台空港、東京都：羽田空港、大阪府：伊丹空港、福岡県：福岡空港の全国5か所を設定し、各参集拠点付近のDMAT等派遣可能病院から参集状況などを本部等へ連絡する病院を事前指定することとしている。

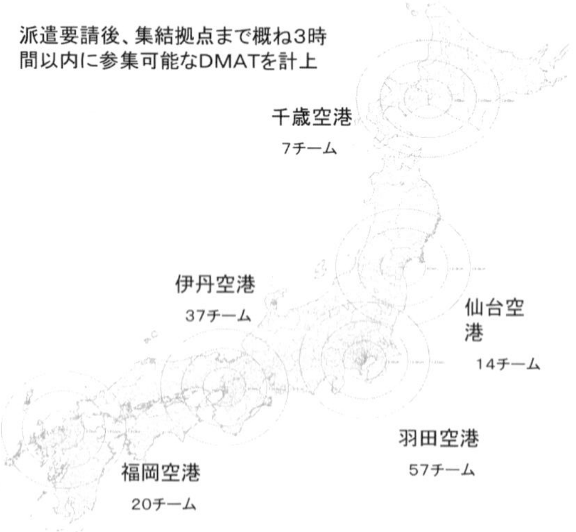

派遣要請後、集結拠点まで概ね3時間以内に参集可能なDMATを計上

千歳空港
7チーム

伊丹空港
37チーム

仙台空港
14チーム

羽田空港
57チーム

福岡空港
20チーム

図8－10　拠点別第1次派遣DMAT集結数

(c) 被災地内広域搬送拠点（図8－11）

SCUを設置し被災地外へ患者搬送するための拠点を、静岡県：浜松基地・静浜基地・県立愛鷹広域公園、愛知県：名古屋飛行場（小牧基地）、山梨県：小瀬スポーツ公園の5か所としている。

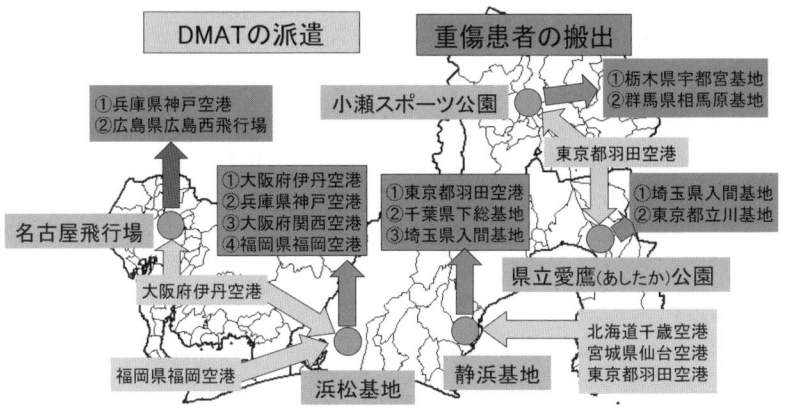

図8－11 「東海地震応急対策活動要領」に基づく広域医療搬送計画

(d) 被災地内搬送手段（災害拠点病院等から被災地内広域搬送拠点まで）

被災地内での患者搬送は原則ヘリコプターによることとしているが、迅速な搬送が可能である場合は救急車等による陸上搬送も可能としている。

(e) 広域搬送手段（被災地内広域搬送拠点から被災地外広域搬送拠点まで）

被災地内から被災地外への患者搬送は原則として自衛隊航空機を使用することとしている。

(f) 被災地外広域搬送拠点（図8－11）

被災地外の広域搬送拠点は原則として、栃木県：宇都宮駐屯地、群馬県：相馬原駐屯地、埼玉県：入間基地、千葉県：下総航空基地、東京都：羽田空港・立川駐屯地、大阪府：伊丹空港・関西国際空港、兵庫県：神戸空港、広島県：広島西飛行場、福岡県：福岡空港の11か所としている。

(g) 被災地外広域搬送拠点から患者受入医療施設までの搬送

被災地外広域搬送拠点からは原則として、非被災都道府県の消防本部あるいは患者受入医療施設の救急車による搬送としている。

4 おわりに

以上、我が国の災害医療対応について述べた。今後の課題として、DMATに関しては、①DMAT派遣要請の早期発出方法の仕組み、②DMATの活動のための資機材の整備、③移動手段などのロジスティック面での整備、④派遣の際の身分保障などが挙げられる。災害医療全体に関しても、行政区を横断する連携や自治体間の応援協定の促進、地域防災会議への医療従事者の関与促進など課題は山積している。

【参考文献】

1) 厚生省健康政策局指導課：災害に備えた事前の体制整備．21世紀の災害医療体制，へるす出版，東京，1996：25－48
2) 大友康裕：災害医療情報ネットワークについて．救急医療ジャーナル 1998：6：12－18
3) 吉岡敏治ほか：受け入れ病院での救急医療 1．大阪大学医学部付属病院特殊救急部の場合．救急医学 1995：19：1682－1686
4) 鵜飼 卓：阪神・淡路大震災，鵜飼 卓他編著，事例から学ぶ災害医療．南江堂，東京，1995：35－48
5) 平成13年度厚生労働科学特別研究「災害派遣医療チーム［DMAT］の標準化に関する研究」報告書
6) 厚生労働省DMAT隊員養成基礎研修会テキスト（研修会で配布）
7) 平成15－17年度厚生労働科学研究「災害時における広域緊急医療のあり方に関する研究」総合報告書

(東京医科歯科大学大学院救急災害医学分野教授　大友　康裕)

第9章　二次救急医療機関（私的医療機関）の現状とあり方

I　東京都の場合

1　はじめに

(1)　背　景

　平成10年、厚生省（現厚生労働省）は救急医療体制基本問題検討会で、二次救急医療に対し、消防法に基づき救急搬送されていた救急告示制度と厚生省の補助金事業による輪番制度の一元化を発表した。さらに医療法改正に伴い、保健医療計画に救急医療が必須記載事項となり、この中で、各地域での救急事情を考慮し、新たな体制が求められた[1]。平成11年当時、三次救急医療体制がほぼ整った東京都では、二次救急医療体制が問題となった。当時、東京都の二次救急医療体制は、救急告示医療機関が輪番制度である補完体制に組み込まれており、輪番の当番でないことを理由に救急車の受け入れを拒否するなど、本来の機能を果たしていない医療機関が少なくなかった。

　また、休日夜間の救急医療の質の確保ができないこと、不採算であることなどを理由に、療養型病床に転換するなど、救急告示を撤回する医療機関が増加し、救急告示医療機関は昭和62年の515施設をピークに減少し、平成10年で413施設となっていた（図9－1）。一方、救急医療需要は年々増加しており、休日夜間は診療可能な科目が昼間に比べ少なくなることも要因となり、特に休日・夜間の病院選定に時間がかかり苦慮する状況であった。

　平成10年、東京都では「救急医療対策協議会」（表9－1）のもと、救急医療体制の見直しが行われた。東京都医師会は東京都病院協会の協力の

もと、二次救急医療における休日夜間の診療実態を調べ、東京消防庁の搬送実績、福祉保健局（旧衛生局）の実態調査をもとに患者発生数、必要病床数を割り出し、現状に沿った病院選定を行った。

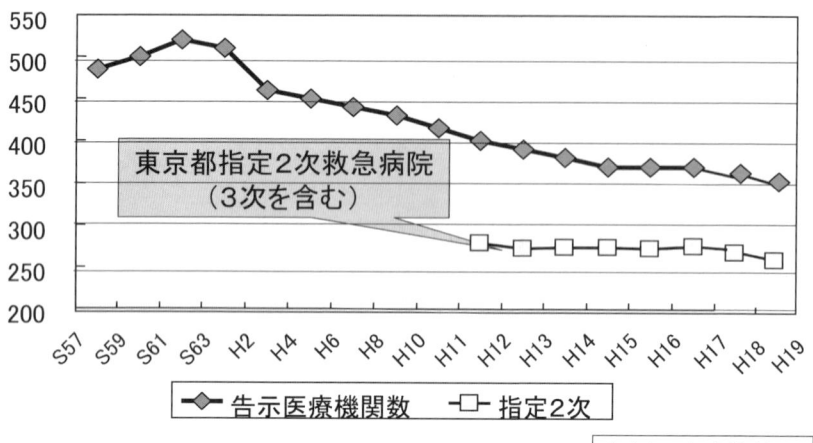

図9－1　東京都救急告示医療機関数の推移（島しょを含む）

表9－1　救急医療対策協議会の実施状況

救急医療対策協議会報告書	報告年月
東京都における今後の救急医療体制の在り方について	平成10年12月
東京都における今後の小児救急医療体制の在り方について	平成12年9月
今後の夜間歯科応急診療体制の在り方について	平成13年8月
小児三次救急医療ネットワークの構築について	平成17年2月
新たな救命救急センターの整備の在り方について	平成18年10月
迅速・適切な救急医療の確保について	平成20年2月

(2)　固定通年制の指定二次救急医療機関の発足

大都市東京都は昼間人口と夜間人口に極端な差があり、救急患者発生数を算定したところ、必要医療機関数は232施設となった。また、過去の救

急搬送受け入れ病院の実態を調査した。413の救急告示医療機関のうち、年間500台以上の救急車を受け入れている医療機関は239施設で、全救急患者の93.5%となっていた（図9－2）。入院患者数の発生理論値からは250病院で必要病床は各2.7床となった。その結果、新たな二次救急医療体制の要件を、固定制・通年制とし、24時間体制で必ず診察し、必要な検査等ができる体制が必要で、救急ベッドとして毎日最低3床確保しておくこと等が要件となった。この基準に従って二次保健医療圏単位に過去の救急車搬入実績等を基準に病院選定を行い、278医療機関が選定された。3科対応病院・2科対応病院・単科対応病院と各地域の実状を踏まえた体制となり、各医療圏単位においても適正な配置となり、地区医師会に周知連携をとり、全国に先駆け固定通年制とした二次救急医療新体制のもと、病院選定の迅速化を図り、都民や救急隊にも分かりやすい「休日・全夜間救急診療事業」を平成11年4月から運用開始した。救急車の受け入れ状況も良好となり、病院選定がスムーズに行われ、全国平均が延長されている中、病院到着時間が27.3分から26.7分と、約1分短縮された。病床利用率を各二次医療圏別に検討したが、島しょを除き、すべて50%以上利用されており、平均で66.9%と満足できる結果であった。自力来院患者数は、休日・全夜間においては、救急車来院1人に対し自力来院4人の割合であることが報告されている[2]。

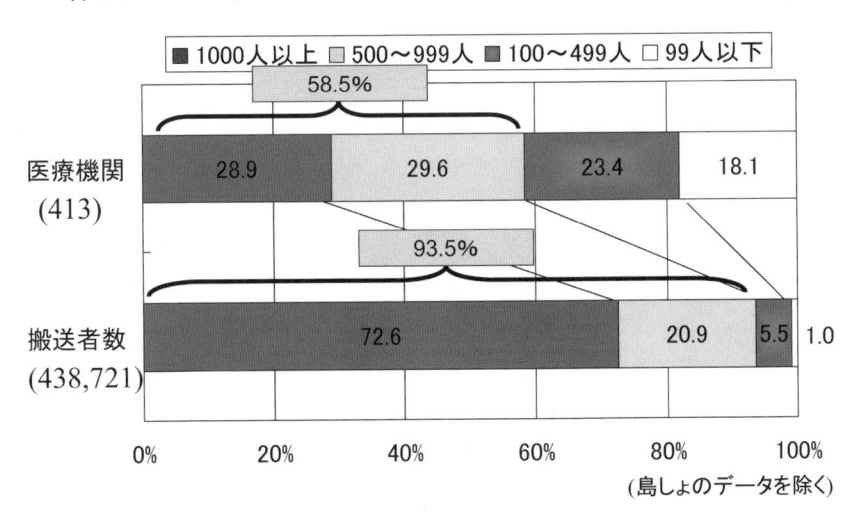

図9－2　救急車の医療機関利用状況（平成10年）

2 東京都の救急医療体制

(1) 東京消防庁　搬送活動実態

　急激に増加する東京都の救急需要に対応し、迅速かつ的確な医療を提供することが要求され、東京消防庁の搬送活動実態（平成18年）は、都内全搬送件数の約95.8%が二次救急に代表される一般救急病院等に搬送されている[3]（図9－3右）。開設主体別収容医療機関と収容人員を見ると表9－2のように、私的医療機関が大部分を占めており、これは東京の特徴でもある。また、救急搬送初診時程度を見ると軽症が60.3%と最も多く、年々増加傾向である[3]。さらに、「重症・重篤」は全搬送の7.8%であり、このうち全救命救急センターが扱う件数は全体の3.6%である。「重症・重篤」の半数は二次救急医療機関が対応している[3]（図9－3左）。必然的に二次救急医療機関の質の向上が必須であり、休日・全夜間診療事業制度は、5年で見直しを考えたが、小児救急医療のあり方が問題となり、内科系救急から、小児科救急を独立させる必要がある状況となり、平成13年、小児救急医療事業を新たに立ち上げ[4]、都内46医療機関で小児科医の常駐を開始し、現在の体制になっている。平成19年の東京都の救急医療体制表と救急医療事業の患者取り扱い実績の推移を表9－3・9－4に示す（周産期

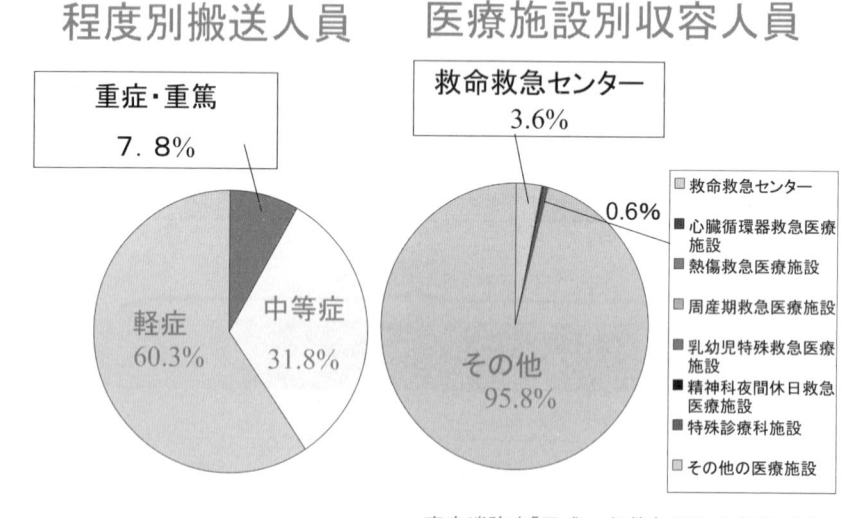

程度別搬送人員

重症・重篤　7.8%
軽症　60.3%
中等症　31.8%

医療施設別収容人員

救命救急センター　3.6%
その他　95.8%
0.6%

- 救命救急センター
- 心臓循環器救急医療施設
- 熱傷救急医療施設
- 周産期救急医療施設
- 乳幼児特殊救急医療施設
- 精神科夜間休日救急医療施設
- 特殊診療科施設
- その他の医療施設

東京消防庁「平成18年救急活動の実態」より

図9－3　程度別搬送人員と医療施設別収容人員

第9章　二次救急医療機関（私的医療機関）の現状とあり方

救急・熱傷・CCUネット等の特殊救急医療事業は、記述を他機会とする）。

表9－2　開設主体別収容医療機関数及び搬送人員（平成18年）

医療機関数			搬送人員	
24	3.0%	国　立	44,405	7.1%
33	4.2%	公　立	70,868	11.3%
10	1.3%	公　的	28,632	4.6%
725	91.5%	私　的	482,638	77.0%
792	100.0%	全　体	626,543	100.0%

資料：東京消防庁

表9－3　東京都における救急医療体制（平成19年）

		事業名		診療時間	施設数	事業主体
初期	入院を必要としない急病患者に対する医療の確保	休日診療（在宅当番医制）		休日昼間（内科・小児科）	117	区市町村
		準夜診療（在宅当番医制）		休日準夜（内科・小児科）	43	区市町村
		休日診療（眼・耳）（在宅当番医制）		休日昼間	眼科　1～4　耳鼻科　6	都
		休日診療（歯科）（在宅当番医制・一部固定制）		休日昼間	区部　38　多摩　26	区　都
		休日夜間急患センター（固定制）		休日昼間・準夜　土曜準夜	49	区市町村
		小児初期救急平日夜間診療（固定制）		平日準夜（小児科）	29	区市町村
		精神科初期救急（輪番制）		休日昼間　平日土曜準夜	3	都
二次	入院を要する中・重症患者に対する医療の確保	休日・全夜間診療（固定制）		休日及び全夜間（内科・外科・小児科）	265（うち小児科：47）	都
		休日診療（耳・眼）（輪番制）		休日昼間	耳鼻科　2　眼科　1	都
		特殊救急	心臓循環器	土曜夜間・休日	輪番制　7～11	都
			熱傷	土曜夜間・休日	輪番制　1～2	
			精神科二次	休日及び全夜間	輪番制　3	
			同上（身体合併）	休日及び全夜間	輪番制　3	
			精神科緊急医療	休日及び全夜間	輪番制　4	
三次	生命危機が切迫している重症・重篤患者に対する救命医療の確保	救命救急センター		全日24時間	固定制　22　国立：　3　都立：　3　公立：　2　公的：　1　民間：　13	都

表9－4 救急医療事業の患者取扱実績

(単位：人)

区　分			11年度	13年度	15年度	17年度	18年度
初期	休日診療（内科・小児科）		181,249	176,782	193,249	188,771	196,547
	準夜診療		17,355	16,988	12,341	13,925	13,670
	休日夜間急患センター		139,865	139,781	170,924	178,968	182,348
	初　期　小　計		338,469	333,551	376,514	381,664	392,565
			(100)	(99)	(111)	(113)	(116)
二次	休日・全夜間診療事業	内科系・外科系	1,584,375	1,447,165	1,507,162	1,489,464	1,469,283
		小児科		270,484	317,869	341,141	323,420
	二　次　小　計		1,584,375	1,717,649	1,825,031	1,830,605	1,792,703
			(100)	(108)	(115)	(116)	(113)
三次	救命救急センター		15,109	17,280	19,013	23,069	22,832
			(100)	(114)	(126)	(153)	(151)

※1　初期・二次救急は、各当番日における患者取扱延実績
※2　三次救急は、東京消防庁が救命救急センターへ搬送した件数で、暦年集計
※3　(　)は11年度を100とした場合の指数

(2) 救急需要の増加と指定二次救急医療機関の減少

　救急搬送件数の増加に伴い（図9－4）、救急隊が病院選定に苦慮する

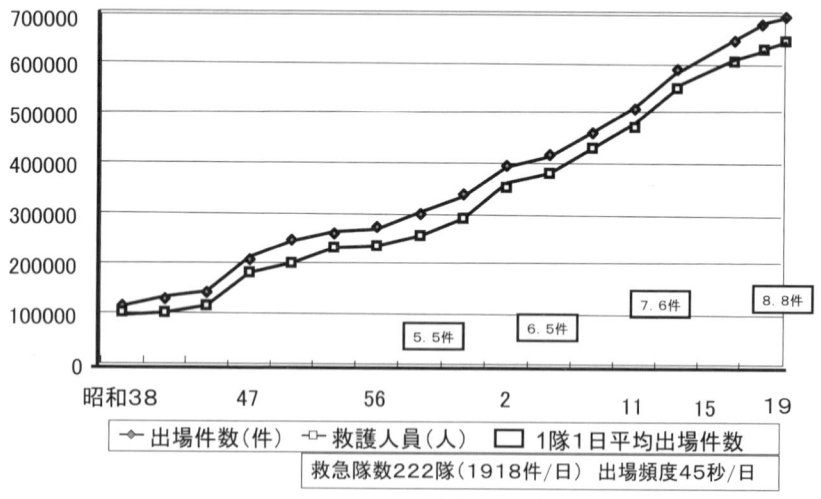

東京消防庁「平成19年救急活動の実態」より

図9－4　救急出場件数の推移

第9章　二次救急医療機関（私的医療機関）の現状とあり方　　　257

事態が多くなっている。都民の救急に対するニーズは多様化し、より専門性を求める事案が増えている。その中で、救急需要が東京都の救急医療体制から外れ、病院選定に時間を要してしまう事案が発生し、最悪の場合には傷病者の容態が悪化し三次医療施設への搬送を余儀なくされる場合も発生する。現在では、報道でも取り上げられているように、三次救急医療機関ですら受け入れ困難な状態が続く。また、医療体制は整備されても、現実にはオーバーフローであり機能しないことも多く、ひとたび二次救急医療機関が受け入れると、転送先が選定されないことも多い。

　一方、救急医療機関にも問題がある。救急専門医の絶対的不足・当直医師不足である。指定二次救急を担う医療機関の大半が民間病院であり（表9－2）、夜間の救急は大学等の医師に当直を委ねている。当直医の技量により、日々受け入れ可能な傷病者の程度が変化する。さらに、7：1看護による民間病院の看護師不足は深刻で、医療安全の確保の重要性も相まってベッド閉鎖に追い込まれている。そのため、救急医療機関は満床状態が続く。また、高齢者の救急需要が増大していることから、長期化が予想される患者・家族背景を理解し、急性期を脱した症例を受け入れてくれる亜急性期及び慢性期の病院が不足しており、後方搬送先が不足している。

　さらに救急を取り巻く環境には問題が山積状態であり、現在、医療機関側の対応としては、すでに万策尽きた状態である。厚生労働省は、平成20年度、医療制度改革に救急医療の充実を掲げているが、全国各地域の緊急課題を解決するには、問題がありすぎる。各都道府県の緊急回避措置が求められる。

　ここで、東京都の現状について過去の取り組みと現在の問題点を挙げ、解決策を模索する。

　ア　救急搬送患者数の増加（平成14年と平成18年の比較で＋6％）

　　救急車の利用は、年々増加の一途であり、東京都では救急需要対策を検討した。

　　救急車を利用した都民に対し、アンケートを行い、その実態が検討された。消防に関する世論調査（平成18年）においては、「生命の危険があると思った（28.8％）」、「軽症や重症の判断がつかなかった（21.8％）」、「自力で歩ける状態でなかった（52.0％）」等、適正な利用法と思われる事案が多い中、「交通手段がなかった（3.6％）」、「どこの病院に行けばよいかわからなかった（8.1％）」、「夜間・休日で診察時間外だった

（16.6％）」、「かかりつけの病院が休診だった（0.8％）」、「救急車で病院に行った方が優先的に診てくれると思った（0.8％）」等の回答もあり、救急車の利用や救急医療機関の受診に関し、その判断に資する情報が十分に提供されていないことが浮き彫りとなった。東京消防庁では、平成16年2月「救急需要対策検討委員会」を開催した。また、平成18年3月に第26期救急業務懇話会が「救急業務における傷病者の緊急性に関する優先順位の決定（トリアージ）及びその導入のための環境整備はいかにあるべきか」を答申[5]した。この答申を受け具体的対策として、救急民間コールセンターの開設、救急現場トリアージ、救急相談センターの開設、病院救急車の共同利用（総務省消防庁モデル事業）などを具現化してきた。

イ　高齢者搬送人員の増加（平成14年と平成18年の比較で＋19％）

高齢者の救急要請は年々増加している。少子高齢化の現状を反映しているものと考えられるが、特に後期高齢者の入院については、認知症の合併や、感染症の持ち込みなど院内感染問題などもあり、入院が慎重にならざる得ない。さらに、休日深夜に寝たきり状態の食欲不振、発熱、腰痛などは、急性期を脱したあとの介護度が高く、看護師不足の中でその対応は困難が予想され、さらに後方施設の相対的不足などから入院の

地域別病床数（対10万人）　　　2007年11月

地域	病床数
北海道	38
東北	31
関東	20
中部	33
近畿	33
中国	39
四国	52
九州・沖縄	59
日本全国	33

全国回復期リハビリテーション病棟連絡協議会

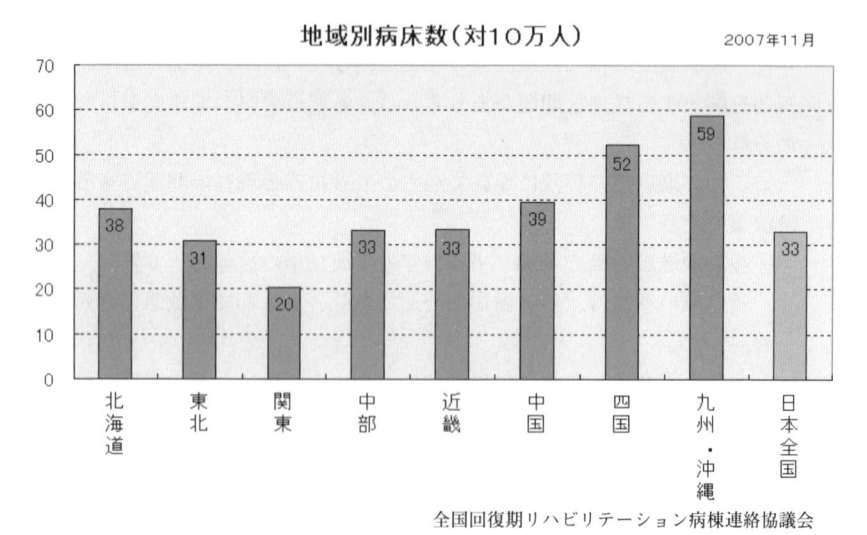

図9－5　回復期リハビリテーション病床数資料

第9章 二次救急医療機関（私的医療機関）の現状とあり方 259

長期化につながり、どの救急医療機関も適応ベッドが不足している（図9－5：全国回復期リハビリテーション病棟連絡協議会：2007.11ホームページ資料より）。

ウ 救命救急センターへの搬送人員の増加（平成14年と平成18年の比較で＋27%）

東京都は現在22施設の救命センターが稼働しており、重症重篤患者の対応に追われている。東京都は三次救急医療体制について「救急医療対策協議会」（表9－1）を開催し、平成18年10月に「新たな救命救急センターの整備の在り方について」を報告し、平成19年には新たな救命救急センターを追加した（平成18年まで18施設であったのが、平成19年2月までに22施設に増えている。）。また、三次対応が増加した要因に、東京消防庁で開催されるメディカルコントロール協議会において救急隊の活動基準の見直しが行われた。外傷患者のトラウマバイパスなど、救命救急センターの活用により、プリベンタブルデス回避に向け精度が上がった。また、二次医療機関で収容不能患者の受け入れも三次救急医療機関が受け入れを余儀なくされており、現在、慢性的に閉塞感が感じられる。

エ 救急告示医療機関の減少（平成14年4月1日：374→平成19年4月1日：342）

東京都の救急告示医療機関は昭和62年の515施設をピークに減少し、平成11年で403施設となった。このうち二次救急指定医療機関は278医療機関である。平成19年4月の時点で医療機関数は目立った変化はないが、この間、二次救急医療機関は新規参画40施設、廃院・救急撤回が43施設

表9－5 東京都二次救急医療機関数

＊休日・全夜間診療事業参画医療機関状況（11年度～19年度）

指定・撤回区分		11年度	12年度	13年度	14年度	15年度	16年度	17年度	18年度	19年度	合計
指定	200床以上	97	0	2	2	1	6	1	1	0	13
	200床以下	171	3	3	5	1	5	2	4	4	27
	診療所	10	0	0	0	0	0	0	0	0	0
											40
撤回	200床以上	0	0	3	0	0	0	0	1	1	5
	200床以下	0	5	9	4	4	0	4	6	3	35
	診療所	0	0	0	0	1	1	0	1	0	3
		278	276	269	272	269	279	278	275	275	43 計 －3

と入れ替わりが見られる。平成19年度末342施設うち、二次救急医療機関は275施設となっている。内訳を分析すると、200床以下の医療機関の撤回が35施設と目立つ（表9－5）。

オ　病院選定に要する時間の増加（平成11年：13分18秒→平成18年：17分33秒）（表9－6）

　　搬送人員数及び病院選定時間については、東京消防庁データに基づく。表9－6は平成11年からの東京消防庁の救急車出場から帰署までの時間経過（平均値）を示しているが、出場から現場到着までは、過去8年間でも5分24秒から6分30秒と大きな変化がないが、現場から搬送開始までの時間が13分18秒から17分33秒と時間を要している。現場処置の基準の拡大など、現場における活動内容の増加も影響しているものの、病院選定に時間を要していることがうかがえる。病院着から帰署までの時間が78分45秒と延長しており、医療機関内での引き継ぎに時間がかかっている。結果として、1回の出場にかかる時間が延長しており、地域に救急車が不在となり都民の安心・安全に不安を招く結果につながる。

表9－6　救急隊の活動時間（東京消防庁資料から抜粋）

	出動～現場到着	現場到着～搬送開始（現発）	搬送開始～病院到着	病院到着～病院出発（引揚げ）	病院出発～帰署・所	全活動時間
H11	5分24秒	13分18秒	8分30秒	22分24秒	14分12秒	63分48秒
		27分12秒		36分36秒		
H13	5分54秒	14分12秒	8分48秒	24分54秒	15分30秒	69分18秒
		28分54秒		40分24秒		
H15	6分42秒	15分00秒	8分54秒	29分18秒	16分12秒	76分06秒
		30分36秒		45分30秒		
H17	6分30秒	16分36秒	9分18秒	31分36秒	17分06秒	81分06秒
		32分24秒		48分42秒		
H18	6分10秒	17分33秒	9分39秒	26分26秒	18分58秒	78分46秒
		33分22秒		45分24秒		

カ　特殊事案対策の搬送困難事例の増加

　(ｱ)　結核及び結核疑い傷病者の対策

　　　昭和26年の制定以来、我が国の結核対策を推進してきた結核予防法が平成19年3月末で廃止されて感染症法に統合され、二類感染症となった。しかし、結核は過去の病気ではなく、平成18年には都内で3,351

人の患者発生が報告（速報値）されており、中でも、若者、外国人、路上生活者の患者発生に特徴づけられる「都市型結核」が問題となっている。しかし東京都では、結核病院が相次ぎ廃院し、結核病床は減少している。

　従来、医療提供体制として、空床ベッドの不足により、休日・夜間に結核が疑われる患者の受け入れが困難な事案が増加していた。平成13年3月、「東京都結核緊急医療ネットワーク」を構築し、都内21の救急病院にて個室個別空調（ヘパフィルター）装置を設置し、一般救急医療機関での一時受け入れ事業が開始された。さらに都市型結核の克服に向けた結核対策強化のために、東京都結核予防推進プランの策定（平成19年3月27日）がなされた。アルコール依存の合併・HIV合併結核・精神合併結核など深刻化・多様化する結核医療供給体制の対策が盛り込まれたが、具体的な病床確保については言及していない[6]。

(イ) 精神症状と身体合併患者の受け入れ

　東京の二次救急医療機関は、精神科の標榜がなく、精神症状と身体合併患者は、病院選定困難となる。そこで精神症状・身体合併の傷病者の収容は、精神科を有する医療機関が協力する体制として「精神科救急医療情報センター」が平成15年度から開始した。病院選定困難事案には精神科二次医療体制（入院医療）として、休日・夜間（輪番制：3床（3病院）/日）精神科病棟を有する都立病院・大学病院が協力するとしている。しかし、精神病棟は、大学病院、都立病院とも満床のことが多く、実際は二次救急病院で身体症状を治療するのみであり、入院が必要となると、病院選定に苦慮している。

　平成17年3月、東京都医師会救急委員会は、指定二次救急医療機関にアンケートを行い、精神・身体合併症例で対応に苦慮した症例の抽出及び分析を行った。結果は、精神・身体合併症例の身体治療後の精神科対応が不十分であり、都市部は、精神・身体合併症例の入院施設が絶対的不足であり新たな対策が必要であった。また、精神科救急医療情報センターの一般救急病院に対しての情報提供体制の整備が望まれる[7]。

3 救急医療提供における問題点

(1) 二次救急医療機関（休日・全夜間事業参画医療機関の間でも、提供可能な医療内容やレベルに幅があるのが現状）

　東京都医師会は、小児救急医療体制をスタートした1年後の平成14年に救急医療機関に対し、救急医療機関機能を調査した。東京都医師会救急委員会では、救急医療機関の質の向上を目指して様々な取り組みに努力している。その一つは、「救急医療評価スタンダードとスコアリングガイドラインに関する研究」（平成13年度厚生科学研究：医療技術評価総合研究事業：主任研究者；坂本哲也）の研究報告書[8]をもとに、東京都の要件、さらに東京の特殊性を踏まえ作成された「東京都における二次医療機関の質的向上について」の調査である。東京都医師会は、全救急医療機関に調査を行い、救急医療の現状把握とスタンダードガイドラインとして一定のベンチマークになり得ると判断したものである。この調査結果は、東京都医師会救急委員会会長諮問の答申書（平成15年3月）に発表した[9]。各医療機関がこの報告書をもとに質の向上を目指し、現在も活用されている。

　主として施設のStructureに焦点をあてた総論実態調査では、「500床以上の病院（A群）」は、全体の8.3%（14/168）にあたり、全救急患者の16%を受け入れて、三次救急と同等のStructureを保持していた。「200〜499床の指定二次救急医療機関（B群）」20.8%（35/168）が全救急患者の20%の救急患者取り扱いで、当直医師1人当たりの負担は、500床規模の病院の2〜3倍であり、厳しい状況の中で、迅速な画像診断対応など質を維持する努力がうかがえた。ただし、緊急手術など24時間体制に当たらない病院も存在している。「50〜199床の指定二次救急医療機関（C群）」56.5%（95/168）は、救急取り扱い件数は、規模に応じて減少するが、全体の20〜30%の取り扱い実績であり、B群と並んで二次救急医療機関の双璧をなす。ただし、複数医師による当直や、画像診断、臨床検査等で24時間体制が困難な日があることも判明した。「50床未満の指定二次救急医療機関（D群）」は14.2%（24/168）で規模に比較すると1施設当たりでは指定二次救急医療機関として多数の救急患者受け入れをしており、努力がうかがわれる。特に救急車来院で外来転帰が軽症の割合が多く、初療の取り扱いでD群と比較して7.5倍と多かった。指定二次救急非参画医療機関（非参画）は救急患者取り扱い件数が少なく、Structureの整備状況も不

十分であった。

(2) 二次救急医療機関のベッド満床

指定二次救急医療機関の救急患者用ベッドは、慢性的な満床状態であり、入院の可能性のある救急患者の円滑な受け入れが困難となっている。東京都においては、一般ベッドの確保は、医療計画上で過剰と判断されてきた。しかし、平成18年厚生労働省大臣官房統計情報部「病院報告概況」（図9－6）で明らかなように、人口10万人対病院病床数は都道府県別では、東京都が全国でも相対的に少ないことがわかる。さらに、昼間人口は圧倒的に多いことは、明白である。東京都では平成10年に傷病発生数に関し、夜間人口・昼間人口の相関関係を調査した。結果、日々の傷病者発生率は「昼間人口×0.33＋夜間人口×0.65」R＝0.96で相関した。さらに、休日・全夜間診療事業のベッド確保状況と利用率を示す（表9－7）。平成11年度、確保病床数は770床／日で利用率は67.7％で、救急要請のあった全搬送患者の97.2％が三次を含む指定二次救急医療機関に搬送されていた。その後徐々に利用率が高くなり、平成18年度は、「外科系」「内科系」で83.3％となっている。東京都の地域性による偏在や重症度などに適応するベッドが必ずしも確保できず、二次救急医療機関の入院に関して、満床となる日が目立つ。

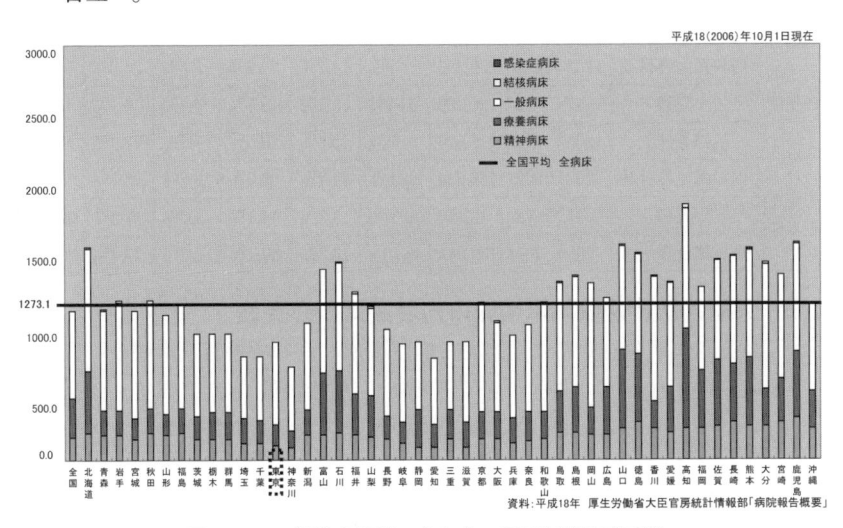

図9－6　都道府県別にみた人口10万対病院病床数

表9－7　休日・全夜間診療事業実績等集計

		指定状況		確保状況		入院率			来院割合	
		施設	病床	総数	利用率	全体	救急車	自力	救急車	自力
11年度	総合計	278	770	281,787	67.7%	12.0%	29.9%	7.6%	19.7%	80.3%
12年度	総合計	272	764	280,085	70.7%	12.1%	29.3%	7.6%	20.7%	79.3%
13年度	内科系・外科系	269	709	258,785	73.4%	13.1%	30.1%	8.0%	23.3%	76.7%
	小児科	51	73	26,645	56.1%	5.5%	13.8%	4.9%	7.0%	93.0%
	総合計	274	782	285,430	71.8%	11.9%	29.2%	7.4%	20.8%	79.2%
14年度	内科系・外科系	269	712	259,880	76.6%	13.1%	30.7%	7.9%	22.9%	77.1%
	小児科	47	73	13,286	59.1%	4.2%	12.6%	3.7%	6.3%	93.7%
	総合計	274	785	286,525	74.6%	11.7%	29.8%	7.1%	20.1%	79.9%
15年度	内科系・外科系	269	708	257,004	81.3%	13.9%	31.1%	8.4%	24.2%	75.9%
	小児科	48	75	27,450	57.1%	4.9%	14.6%	4.3%	6.4%	93.6%
	総合計	272	781	285,846	78.6%	12.3%	30.3%	7.5%	21.1%	78.9%
16年度	内科系・外科系	272	709	258,785	82.4%	13.8%	31.0%	8.2%	24.8%	75.2%
	小児科	49	75	27,375	57.9%	4.8%	14.4%	4.1%	6.5%	93.5%
	総合計	275	782	286,160	80.1%	12.2%	30.1%	7.3%	21.5%	78.5%
17年度	内科系・外科系	271	704	256,960	81.2%	14.0%	30.6%	8.3%	25.6%	74.4%
	小児科	52	79	28,835	59.0%	5.0%	15.2%	4.3%	6.2%	93.8%
	総合計	276	783	285,795	78.9%	12.3%	29.8%	7.4%	22.0%	78.0%
18年度	内科系・外科系	262	686	250,390	83.3%	14.2%	30.2%	8.6%	26.0%	74.0%
	小児科	47	72	26,280	62.7%	5.1%	15.5%	4.4%	6.1%	93.9%
	総合計	266	758	276,670	81.4%	12.6%	29.5%	7.7%	22.4%	77.6%
19年度上半期	内科系・外科系	262	692	126,636	82.6%	14.7%	29.9%	9.2%	26.7%	73.3%
	小児科	47	72	13,176	56.6%	5.3%	14.1%	4.7%	7.0%	93.0%
	総合計	266	764	139,812	80.1%	13.2%	29.1%	8.3%	23.4%	76.6%

(3) 東京消防庁病院端末情報の内容変更の必要性

　　救急隊が病院選定時に活用する病院端末は、診療科目、診療の可否、手術の可否、ベッドの空き状況（男女別）、施設状況（CT、高圧タンク、透析）について表示している。東京都の指定二次救急病院に対しシステム入力の毎日2回更新を義務づけていたが、近年、より確実な情報入力が必要となり随時入力を義務づけた。現在その入力率はほぼ100％である。しかし、対応可能な症状の内容や専門的な診療に関する情報（t-PA使用・緊急内視鏡など）等は網羅されておらず、また、現在東京消防庁が行ってい

る広域災害情報システムは、通常モードでは一方向の情報収集であり、隣接する他の医療機関の診療情報が確認できないため、医療機関にとっては円滑な病院選定に支障を生じている。

(4) **転院搬送に使われる消防救急車**

収容した救急医療機関のベッドが満床の場合は、救急患者の一時的な処置が終了した時点で転院搬送（後方搬送）を行うが、緊急性を有する場合は消防救急車を利用することとなり、その結果、待機中の救急車が不足し、地域における救急患者の迅速な搬送体制に影響を及ぼすおそれがある。

(5) **医師確保困難**

二次救急医療機関においては、救急専門医の絶対的不足・当直医師不足である。

二次救急病院を担う医療機関の大半が民間病院であり[3]、夜間の救急は大学等のアルバイト医師に当直を委ねている。夜間や休日については各診療科の医師が交代で対応している医療機関においても、専門分化した医師にとっては、専門外の診療を拒否したり、処置が困難な場合も発生し、当直医の技量により、日々受け入れ可能な傷病者の程度が変わってしまう。救急医学を学んだ医師の配置が望まれるが、医学教育の中で救急研修が充実する方策が必要であり、新臨床研修制度にかかる期待は大きい。しかし、日本の医師数は世界保健機構（WHO）と経済協力開発機構（OECD）の報告書では明らかに少ない。人口1,000人あたりの医師数は、日本が1.9人

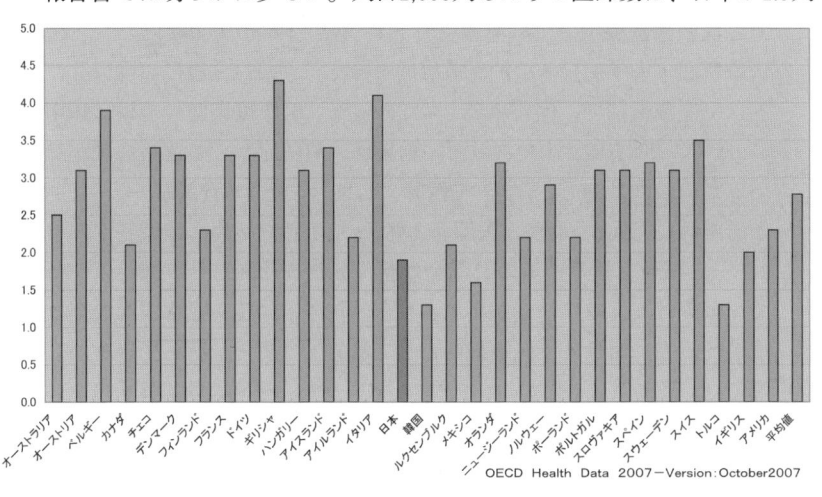

OECD Health Data 2007-Version:October2007

図9-7　医師数の国際比較（人口1,000人当たり）

に対しドイツ3.4人、フランス3.4人、アメリカ2.3人であり、OECD加盟国平均3.1人を大きく下回り、30か国中27位である。平均値に戻すまでに12万人の医師不足であり、この差は年々広がっている（図9－7）。

今後、いかなる科の専門医であっても、救急医療に参加ができるような対策が必要であり、東京都医師会は、ACLS・JATC・ICLS等の講習会に積極的に参加するよう求めるとともに、コース開催のインストラクターが疲弊しないよう配慮する必要がある。

(6) 救急専任看護師の確保困難

救急車の需要は増加の一途をたどっており、救急看護の充実が望まれている。三次救急救急施設では、救急看護認定看護師が配置されていることは常識となっているが、二次救急を担う私的医療機関では、救急看護認定看護師はおろか、救急専任看護師の配置さえ苦慮する施設が多いことは容易に想像できるところである。特に7：1看護基準に対し、大病院に就職が流れる傾向もあり、二次救急医療機関の大半を占める民間病院は看護師の確保が不十分のまま、あるいはベッド一部閉鎖で対応せざるを得ない状況である。しかし、救急医療があらゆる部署とのチーム医療であることから、看護師への期待度は大きく、救急看護師の専門性を強く求められている。

平成16年、東京都病院協会急性期医療委員会は東京都の二次救急医療機関における看護師の専門性についてのアンケート調査を行った。東京都指定二次救急医療機関で救急車受け入れ実績が年間1,000件以上（三次救急医療機関・大学病院・公的医療機関を除く。）の111施設にお願いした。回答は61医療機関で、回答率55.0％であった。61医療機関の規模は19床から579床で、平均191.1床であった。結果は、消防庁からの連絡を誰が受けているかの設問に対し、「すべて医師」41％、「すべて看護師」5％、「医師か看護師」37％、「事務と医師」8％、「その他」2％、未回答7％であった（n＝59）。救急領域の看護師に期待される役割とその機能の一つとして、救急外来トリアージが要求される。平成14年度東京都医師会全救急医療機関調査における「医療機関として救急トリアージ行っているか」の設問では、63％（n＝214）にとどまっていたが、今回、救急外来のトリアージは誰が行うかの設問に対し「すべて医師」25％、「すべて看護師」20％、「医師・看護師」42％であり、全体の87％（n＝59）であり、調査対象医療機関が救急に熱心であることがうかがえる。救急室に少なくとも1人は

専任看護師を配置しているかの設問に対し、「専任」69%、「兼任」21%、「未回答」10%（n＝60）であった。平成14年度東京都医師会の調査時では、専任配置は25%（n＝215）にとどまっていた。東京都医師会の調査と比較し、救急に専任の看護師の配置は定着しつつあり、各病院の努力がうかがわれる。

　救急看護師は院内において重要な役割を担っており、役割は院内において拡大しつつある。救急外来部門は、基準看護体制には組み込まれておらず、診療報酬上の評価が望まれる。救急看護師を目指す看護師が少なく、人材確保の困難さがうかがえる。救急看護認定看護師については二次救急医療施設においては普及しておらず、取得の困難さがうかがえた。認定看護師の資格取得に限らず、救急の技術取得に関わる講習会等への積極的な参加が望まれる。

4　都民の救急医療に対する意識・社会状況の変化

　少子化、核家族化、単身世帯増により、突発不測の傷病に対する不安は、救急要請に直結する。特に一人暮らし高齢者は、相談相手がいないなどの理由で夜間に救急医療機関を受診する。また若い世帯では、救急医療の知識が不十分であることが専門医療に対する過度のニーズの高まりを引き起こす。さらに共働き世帯が増加し、通常の医療の延長である時間外診療として救急医療を利用する傾向（コンビニ化）が目立つ。特に小児救急医療が無料化され、その傾向は拍車がかかっている。医療保険制度は、3割負担が多く、景気低迷の影響もあり、未払など一部に問題患者の存在が目立ち、社会問題化している。特に救急部門は未払者が多く、各医療機関は、この問題に苦慮している。

　また、高齢化の進展による問題として、家族介護に疲弊し、救急で入院すると面会にすら来なくなる家族など、施設入所者や超高齢者に対する救急医療は、急性期を脱したあとの入院の長期化や介護度の高さも相まって救急医療機関が敬遠する傾向にある。

5　救急医療現場の疲弊

　以上のデータから東京都救急医療体制はもはや限界に達していることが分かる。救急医療機関数や人員体制は減傾向であり、救急患者数は増加傾向である。

さらに、高度・専門医療や複数診療科の場合の患者受け入れ体制整備も困難を極めている。一方、都民のニーズは、高齢化・少子化などの社会状況の影響があり、救急医療体制と通常診療体制の差異が理解されていない。「突発不測の傷病者が、いつでも、どこでも、だれでも、症状に応じた適切な医療が受けられる」という大前提があり、さらに「迅速かつ的確な診断治療が要求される時代」となり、もはや医療費削減・ベッド削減などの国策に対応する術は見あたらない。特に医師不足に加え、救急医療に対する訴訟の増加は医師の萎縮医療につながっており、病院の連携や集約化を行ったところで都民のニーズに応えきれないであろう。

6 新たな対策

平成20年度医療制度改革においては、病院選定時間の増加により迅速な搬送体制の維持が懸念され、最近の報道などにより救急医療の受診に対する不安感が増し、「安心の医療」への危惧が社会問題化していることを反映し、診療報酬において8年ぶりに評価された。しかし、本来あるべき姿とはかけ離れているとしか言えない。国の対策として劇的な変化は望めず、各都道府県の緊急対策が必要である。東京都においては平成20年2月、新たに救急医療対策協議会を立ち上げ「迅速・適切な救急医療の確保について」の検討に入った。一方、東京消防庁も懇話会・MC協議会で新たな対策が協議されている。東京都の救急医療体制を都民に周知する方策も必要である。

(1) 空床ベッドの確保

救急医療体制として東京都が行っている指定二次救急医療体制のベッド確保の枠を広げる。現状は766ベッドの確保で利用率が82%である。各医療機関が努力し、空床ベッドを各施設1ベッドずつ確保しておくと275ベッドが増え、利用率が60%となり、救急隊による病院選定が容易になるであろう。空床ベッドの確保の鍵は後方施設の充実にかかっている。

(2) 救急医療機関で働く夜勤の医師等の処遇充実と過労疲弊防止対策

深刻化する医師不足問題に対応し、早急に対策を検討するため、政府・与党が「緊急医師不足対策特命委員会」を設置した（平成19年4月27日）。医師不足は特定の地域の問題ではなく、日本全体の問題と認識している。東京都病院協会の勤務医実態アンケートにおいて、急性期病院では、勤務時間が週40時間以上60時間との回答が48.3%と最も多く、勤務はきついと

した回答は90.9%に及ぶ（表9-8）。各医療機関のベッドが増えても、働くスタッフが疲弊してはならない。夜勤明けで仕事がフリーになる施設はほぼ皆無であり、かかる交代医師の確保が必要である。緊急的に夜勤医師確保の人件費補填の措置が望まれる。

表9-8　勤務医の勤務実態に関するアンケート調査

東京都病院協会
急性期医療委員会

現在の勤務時間は、週何時間位ですか？	全体での集計 n＝220		急性期病院 n＝174		急性期以外の病院 n＝46	
30時間以内	0	0.0%	0	0.0%	0	0.0%
31～40時間	56	25.5%	29	16.7%	27	58.7%
41～50時間	61	27.7%	49	28.2%	12	26.1%
51～60時間	38	17.3%	35	20.1%	3	6.5%
61～70時間	33	15.0%	32	18.4%	2	4.3%
71～80時間	20	9.1%	20	11.5%	0	0.0%
81～90時間	4	1.8%	3	1.7%	1	2.2%
91～100時間	2	0.9%	1	0.6%	1	2.2%
無回答	6	2.7%	5	2.9%	0	0.0%
平均			56.8時間		45.3時間	

救急の当直勤務について、どのように感じていますか？	n＝124		n＝110		n＝14	
勤務がきつく、できるならやりたくない。	46	37.1%	44	40.0%	2	14.3%
勤務はきついが、やむを得ないと思っている。	66	53.2%	56	50.9%	9	64.3%
その他	12	9.7%	10	9.1%	2	14.3%
無回答	0	0.0%	0	0.0%	1	7.1%

(3) 救急車の常時確保に対する需要対策（救急民間コールセンター・病院救急車の共同利用）

　救急需要が急激に増えている東京都は、具体的な対策に乗り出した。その一つが救急民間コールセンターの利用促進である。東京消防庁が救急需要対策として、平成17年4月に開始し、患者搬送事業者（民間救急）の配車を一括して行っている。後方搬送としての病院間搬送では不救急の場合が多く、利用促進が必要である。しかし料金体系の一本化など課題が残っており、今後の体制整備が期待される。また救命講習を受けたタクシー運転手が乗務するサポートキャブの配車も開始している（図9-8）。一方、病院間搬送においても緊急性がある場合に病院が保有する救急車の利用が考えられる。現在、東京都では病院保有の救急車が40台ほど登録されてい

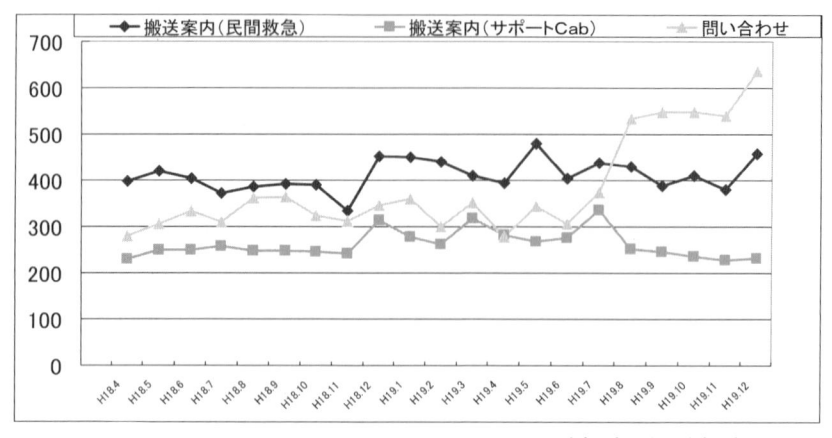

図9－8　民間救急コールセンター（利用状況）

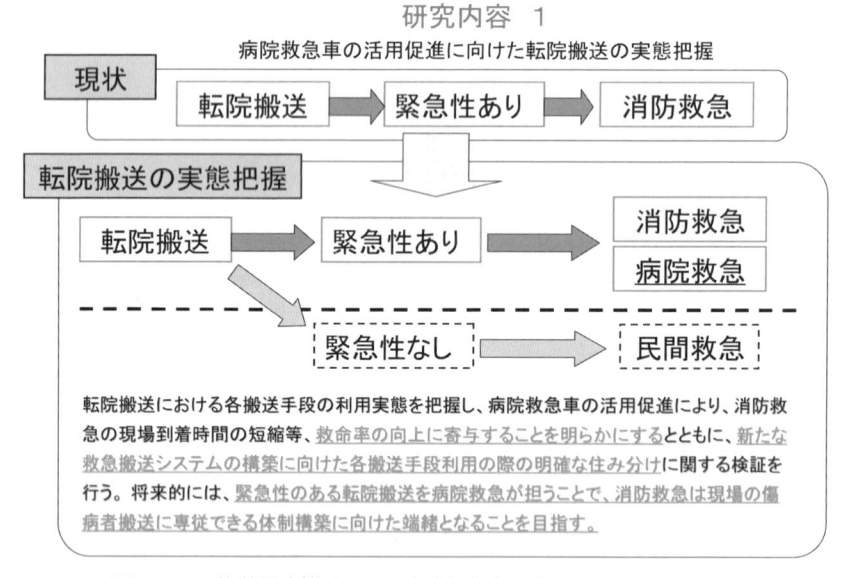

平成18年4月～平成19年12月

研究内容　1
病院救急車の活用促進に向けた転院搬送の実態把握

現状：転院搬送 → 緊急性あり → 消防救急

転院搬送の実態把握：
転院搬送 → 緊急性あり → 消防救急／病院救急
　　　　　→ 緊急性なし → 民間救急

転院搬送における各搬送手段の利用実態を把握し、病院救急車の活用促進により、消防救急の現場到着時間の短縮等、救命率の向上に寄与することを明らかにするとともに、新たな救急搬送システムの構築に向けた各搬送手段利用の際の明確な住み分けに関する検証を行う。将来的には、緊急性のある転院搬送を病院救急が担うことで、消防救急は現場の傷病者搬送に専従できる体制構築に向けた端緒となることを目指す。

図9－9　複数医療機関による病院救急車の共同利用に関する研究

るが、経済的問題もあり利用されていない[10]。病院救急車の共同利用（総務省消防庁モデル事業）の具現化に向け研究調査中であるが（図9－9）、救急医療体制として病院救急車が機能すれば、消防救急車がより迅速かつ適切に傷病者に対応することが可能となり、救命効果の向上に相当寄与す

第9章　二次救急医療機関（私的医療機関）の現状とあり方　271

るものと考えられる。

(4) 救急現場トリアージの都民の理解と啓蒙

平成19年6月から開始した救命士による救急車現場トリアージは、外傷を中心に軽症例が対象となるべくチェックリストが用意されている。しかし、現在、積極的な広報もなされておらず、当初の予想よりはるかに少ない（表9-9）。適正利用を強く求めることで、反面本来利用すべき状態であっても利用を控えてしまう危険性もあり、この運用は今後とも慎重に行うべきである。

表9-9　救急搬送トリアージ該当件数とその内訳（H19）

	日数	月間救急出場件数	トリアージ該当件数		同意あり		同意なし	
6月	30日間	54,321件	49件	0.09%	37件	76%	12件	24%
7月	31日間	56,788件	33件	0.06%	21件	64%	12件	36%
8月	31日間	62,166件	27件	0.04%	12件	44%	15件	56%
9月	30日間	54,569件	26件	0.05%	15件	58%	11件	42%
10月	31日間	56,314件	17件	0.03%	9件	53%	8件	47%
11月	30日間	55,379件	11件	0.02%	6件	55%	5件	45%
12月	31日間	64,568件	21件	0.03%	11件	52%	10件	48%
計	214日間	404,105件	183件	0.05%	111件	61%	72件	39%

(5) 救急相談センターの開設

救急業務懇話会の答申を受け、救急相談センター（#7119）が平成19年6月に運用を開始した。東京消防庁内に設置されたこの業務は、東京都医師会の医師約250名が登録され、交代で1名が常駐し、相談に当たる看護師への助言や直接対応に当たる。1日平均728.4件の問い合わせがあり、救急医療機関案内が652.7件、救急相談は67.4件である（表9-10）。救急車の利用を躊躇している相談者もあり、相談者の2割に当たる119番転送があった。今後、この相談業務が周知されると、都民に対する救急医療体制の啓蒙にもつながり、合理的な体制と考えられる。

表9-10 東京消防庁救急相談センター受付状況等について（速報値）

受付の状況〔平成19年6月1日（金）9時00分から12月31日（月）23時59分まで〕

区分			累計	1日平均
受付件数			155,881	728.4
医療機関案内			139,685	652.7
救急相談			14,420	67.4
相談結果	救急要請		1,851	8.6
	医療機関案内		7,011	32.8
	かかりつけ案内		2,657	12.4
	応急手当指導		1,645	7.7
	他機関案内	民間救急コールセンター	38	0.2
		ひまわり	175	0.8
		母と子の健康相談室	13	0.1
		精神科救急医療情報センター	38	0.2
		中毒110番	53	0.2
		その他	102	0.5
	看護師への医師助言		4,428	20.7
	医師直接対応		215	1
	医務課監督員対応		56	0.3
	相談者による途中切断等		211	1
	その他		2,138	10

(6) 東京消防庁の指令システムの刷新

　現在の東京消防庁の病院選定システムは、各医療機関の病院端末からリアルタイムに診療の可否、入院ベッドの有無が入力され、その情報をもとに医療機関選定をするシステムである。さらに転院搬送となると、消防庁に転院先選定を依頼している状況にあり、各医療機関が他の医療機関情報を検索することができない。今後は、双方向制のシステムが必須である。

第9章 二次救急医療機関（私的医療機関）の現状とあり方 273

コンピュータを駆使した医療システムについては、救急委員会としては、システムに、病診連携を含め、二次医療圏単位の医療圏内医療情報のリアルタイムの入力を期待する。この情報に必要なものは、救急医療のみならず、慢性期病棟・リハビリ病棟・療養型病床群（医療型）等急性期を脱した患者の転院先施設情報、療養型病床（介護保険型）、介護老人保健施設、特別養護老人ホーム、ケアマネジャーにも情報が提供できることであろう。現在までに、第27期東京消防庁救急業務懇話会において「情報通信革新を踏まえた効率的かつ効果的な救急活動はいかにあるべきか」について答申がなされた[11]、さらに、第28期同懇話会では、「救急活動における消防と医療機関相互の情報共有化はいかにあるべきか」[12] が議論され、画面にのみ頼る情報の交換ではなく、動画を用い、顔の見える情報交換も有用とし、その具現化が進んでいる。

(7) **中核的二次救急病院の名称付与と後方施設の充実と実績評価の方策**

三次救急医療が各医療圏ごとにほぼ配置され、今後は指定二次救急医療機関の中から、中核的二次医療機関を選定し、一般指定二次救急医療機関の対応困難事案に対応するなどの対策も必要である。また、指定二次救急病院の名称では利用する都民に理解されないため、地域救急医療センター等分かりやすい名称が必要である。しかし、上述したように東京都は入院ベッド数が相対的に少なく、さらに急性期を脱した後の受け皿医療機関ベッドも少ない。回復リハビリテーション病床や医療療養病床の効率の良い運用施策として、急性期を脱した後の早期転院受入を評価する対策が望まれる。

(8) **都民への広報と啓蒙**

東京都・消防庁・医師会は共同歩調をもって都民に対し救急医療の現状を周知し、少子・高齢者社会に対応すべく、今後の政策を明確に広報すべきである。

7 おわりに

平成20年4月から新たな医療計画がスタートし、各都道府県主導で医療機能を遂行する上での数値目標の記載をする、4疾患・5事業が始まる。東京都の救急医療体制においては、受ける救急医療機関は私的医療機関が多く、その医療現場の声が反映される必要がある。東京都医師会は主導的立場にあり、公私

病院を問わずこの問題に全力を投入する時期である。また、医師会を始め、行政機関も、現状と改革について情報発信を行い、報道関係者を含め都民に理解していただく必要がある。将来の救急医療体制の長期的な理想像でなく、まさに明日からの体制を確保すべく迅速な対応が求められる。

【参考文献】

1) 厚生省：「救急医療体制基本問題検討会」報告書1997；3-9
2) 東京都医師会救急委員会：「東京都の救急医療体制の見直しについて」報告書1998；1-13
3) 東京消防庁：「救急活動の実体平成18年」報告書2007；3,50,67
4) 東京都：「救急医療対策協議会；東京都における小児救急医療体制のあり方について」報告書　2000.9；2-12
5) 東京消防庁：「救急業務における傷病者の緊急性に関する選別（トリアージ）及びその導入の為の環境整備はいかにあるべきか」第26期東京消防庁救急業務懇話会答申書2007.3；1-23
6) 東京都：東京都結核予防推進プラン「現代型・都市型結核の克服に向けた都と区市町村との一体的取組のために」；医療供給体制2007.3；21-22
7) 東京都医師会救急委員会：「東京都の救急医療の充実について：2．精神・身体合併症の対策について」答申書　2005.3；51-67
8) 坂本哲也：「救急医療評価スタンダードとスコアリングガイドラインに関する研究」　平成13年度厚生科学研究（医療技術評価総合研究事業）研究報告書2002；15-21
9) 東京都医師会救急委員会：「東京都における二次医療機関の質的向上について」答申書　2003；5-15
10) 東京都医師会救急委員会：「救急搬送における需給対策について」2007.3；58-63
11) 東京消防庁：第27期救急業務懇話会「情報通信革新を踏まえた効率的かつ効果的な救急活動はいかにあるべきか」2007.3；1-15
12) 東京消防庁：第28期救急業務懇話会「救急活動における消防と医療機関相互の情報共有化はいかにあるべきか」2008.3；7-9

（医療法人社団誠和会白鬚橋病院院長、東京都医師会救急委員会委員長　石原　哲）

第9章　二次救急医療機関（私的医療機関）の現状とあり方　　　275

II　広島市における病院群輪番制の経緯
　　－特に臓器別診療科の導入を中心に－

1　はじめに

　社会は有史以来の速さで急激に変化しており、医療界も例外ではない。救急医療提供体制は、セーフティネットとして極めて重要な社会基盤であって、その整備は一刻の停滞も許されない領域である。したがって、急激な変化に対して現状を十分に把握・分析しながら、地域の特性に応じた柔軟な対応が求められる。

　病院群輪番制は、地域に定着したという理由で、補助金改革の一環として平成18年度から国の補助金が廃止された。多くの地域でこの体制がとられてきたが、地域によってその活動は様々であることも指摘されている[1]。広島市においては、18年度以降も広島市の継続事業とされ、広島市医師会が実務を担当して継続されている。

　本稿では、大きく再編をせまられている救急医療提供体制について、広島市において平成18年に導入された臓器別診療科による区分変更の経緯を中心に述べ、併せて同時に進行中である他の整備についても触れることにしたい。

2　救急車搬送の実態

(1)　救急搬送数と輪番制時間帯搬送数との推移

　以下の検討は広島市消防局の資料によった。平成8年から10年間、平成18年までの推移をみたが、5年ごと、すなわち、平成8年、13年、18年の3時点を中心に検討した。輪番制時間帯とは、休日の昼間・夜間と平日の夜間（18時～翌8時）である。

　10年間で救急搬送数は25,060件から39,200件へ約1.5倍に増加した。輪番制時間帯の搬送数の比率は57.8%から55.7%と全体に占める割合では大差がないものの、実件数では総数と同じ割合で増加し、1.5倍に増加していた。

(2)　一次・二次・三次医療機関における時間帯別患者収容数の推移

平成8年から10年後の平成18年の全搬送数推移を一次・二次・三次の医療機関別にみると、一次では3,608件から2,987件と0.83倍に減少し、二次では20,069件から33,783件と1.68倍に増加、三次においても1,383件から2,430件へ、1.76倍に増加していた（図9－10・9－11・9－12）。

　総数でみると平成18年では、二次医療機関に搬送される割合は全体の86.2%という圧倒的多数を占めていた。一次医療機関は7.6%、三次医療機関は6.2%であった。

　時間帯別にみると、総搬送数における輪番制時間帯の占める割合は、二次・三次ではともに約60%で10年間変化していないが、一次医療機関では48.3%から29.9%に減少していることが目立った傾向であった。広島市部の救急搬送における一次救急の減少は、夜間においても顕著で、二次医療機関へ患者が集中する傾向を示している。

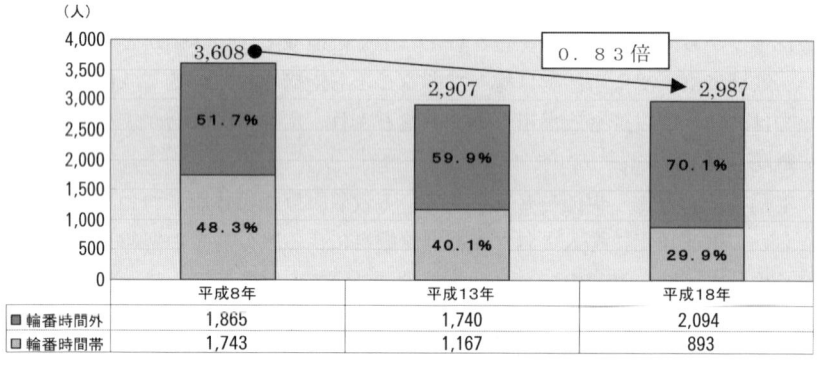

(人)	平成8年	平成13年	平成18年
輪番時間外	1,865	1,740	2,094
輪番時間帯	1,743	1,167	893

図9－10　一次医療機関の時間帯別患者収容数の推移

(人)	平成8年	平成13年	平成18年
輪番時間外	8,227	11,718	14,288
輪番時間帯	11,842	17,689	19,495

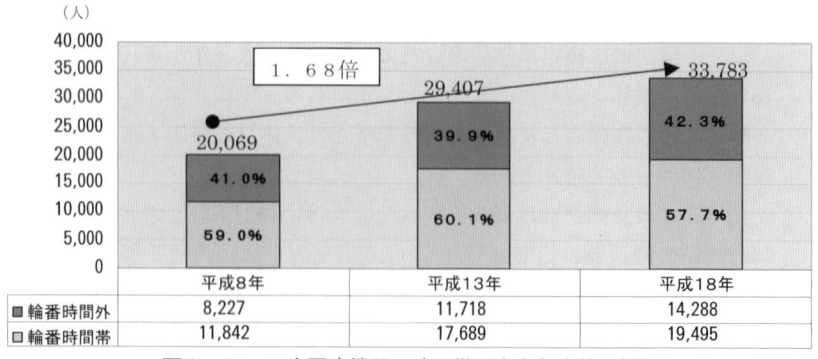

図9－11　二次医療機関の時間帯別患者収容数の推移

第9章　二次救急医療機関（私的医療機関）の現状とあり方　　277

	平成8年	平成13年	平成18年
合計	1,383	1,671	2,430
輪番時間外	493 (35.6%)	668 (40.0%)	996 (41.0%)
輪番時間帯	890 (64.6%)	1,003 (60.0%)	1,434 (59.0%)

平成8年→平成18年：1.76倍

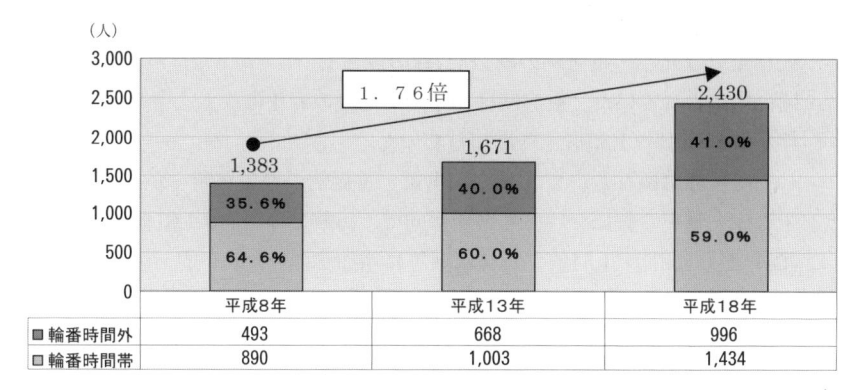

図9－12　三次医療機関の時間帯別患者収容数の推移

(3) 輪番制時間帯における、一次・二次・三次医療機関別及び重症度割合について

　平成8年から18年の最近10年間の推移について、輪番制時間帯における、一次・二次・三次医療機関別の搬送患者の重症度割合を図9－13・9－14・9－15に示した。なお、患者の重症度については、搬送時（初診時）の医師による判断によるもので、軽症＝入院を要しないもの、中等症＝1日以上の入院を要するもの、重症＝入院が20日を超えると見込まれるもの、重篤＝生命の危機に瀕しているものとした。

　総数でみると、輪番制時間帯では一次医療機関が1,743件から893件と0.51倍という減少の傾向が顕著である。これに対して二次・三次医療機関では、それぞれ、1.64倍、1.61倍に増加している。

　二次医療機関についてみると、重症度別では、軽症が6,060件から12,043件と倍増していることが明らかであり、割合でみても51.2%から61.7%と増えている。本来初期の軽症患者の二次医療機関への集中が、全体の増加の主因であることを示している。一次・二次・三次医療機関別で重症度を完全にトリアージして搬送することは困難なため、ある割合で種々の程度の患者が混在することはやむを得ないことであるが、二次医療機関への過度の集中は大きな問題となっている。

　一次医療機関では、死亡・重篤・重症例が75件から22件に減少している。直近の医療機関に搬送されることは完全にはなくならないであろうが、明らかに救急隊による階層別のトリアージが進んでいる。二次医療機関でも、死亡・重篤を合わせると、平成8年の219件から平成18年の150件と減少し

ており、死亡・重篤例は三次に搬送される傾向が定着してきつつある。平成18年では死亡・重篤例の総数527件のうち372件（70.6％）が三次医療機関に搬送されていた。重症例は10年間で総数の変化はなく、中等症は4,851件から6,559件（1.35倍）に増加していた。

　三次医療機関において、死亡・重篤・重症例の増加が明らかであるが、中等症・軽症の数においても増加傾向で、総数での増加率1.61倍に対して、408件から630件（1.54倍）とほぼ同等に増加していた。

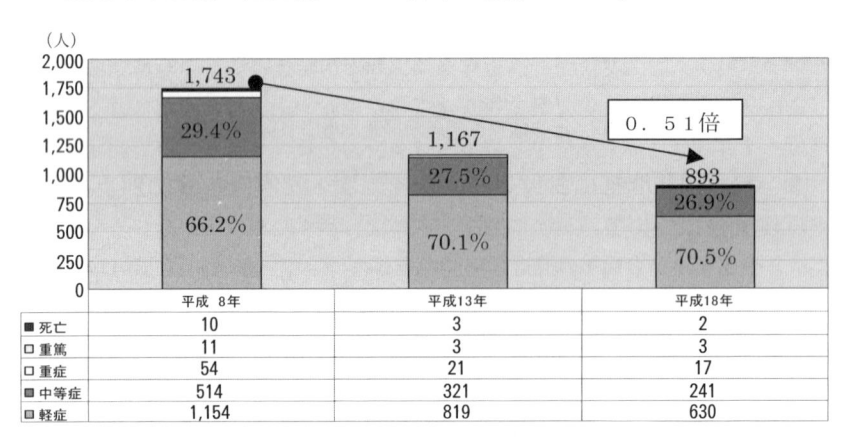

(人)	平成8年	平成13年	平成18年
■死亡	10	3	2
□重篤	11	3	3
□重症	54	21	17
■中等症	514	321	241
□軽症	1,154	819	630

図9－13　輪番時間帯の一次医療機関の重症度割合

(人)	平成8年	平成13年	平成18年
■死亡	77	75	46
□重篤	142	117	104
□重症	712	790	743
■中等症	4,851	6,645	6,559
□軽症	6,060	10,062	12,043

図9－14　輪番時間帯の二次医療機関の重症度割合

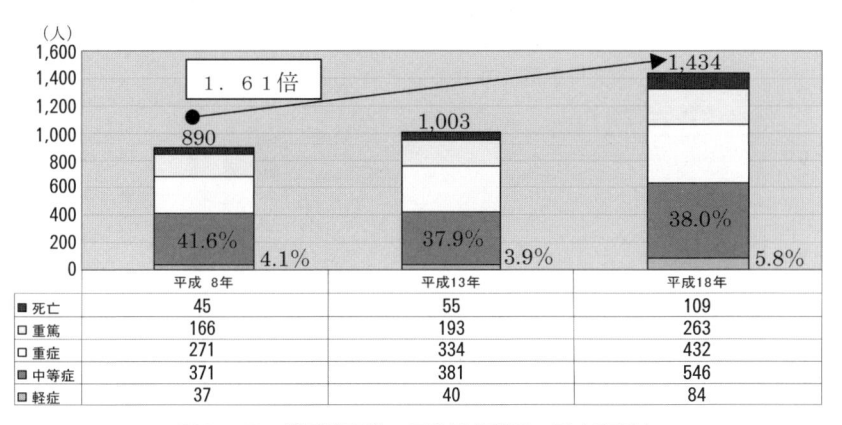

第9章 二次救急医療機関（私的医療機関）の現状とあり方　　279

	平成8年	平成13年	平成18年
■死亡	45	55	109
□重篤	166	193	263
□重症	271	334	432
■中等症	371	381	546
□軽症	37	40	84

図9-15　輪番時間帯の三次医療機関の重症度割合

(4)　最近3年間の交渉回数別収容者数、収容困難理由

　平成16年、17年、18年の3年間において、救急要請に対して収容可能となるまでの電話要請数ごとの収容患者数比を図9-16に示した。

　1回で収容可能であった比率はこの3年間で85.3％から77.2％に減少しており、複数回の要請を要する件数が明らかに増加傾向にあり「電話によるたらい回し」として問題になっている。広島県においては、「広島県救急情報ネットワークシステム」がリニューアルされたが[2]）、広島市消防局では5医療機関に交渉しても収容先が決まらない事例を対象に、iモードを用いて、複数の医療機関に一斉に「音声メッセージによる受入要請」を行うシステムの利用が平成19年8月から開始されている。

　収容困難理由について図9-17に示した。診療中が拒否理由である件数は30％強を占め、満床が理由である割合の約20％を合計すると、この2つの理由で50％を超えていた。最近3年間での特徴は、処置困難が拒否理由である件数で、平成16年の12.9％から平成18年には24.3％に増加していることである。この項目が拡大傾向にあることは専門外と合わせると30％を超えており、広島市という都市圏においても、昼間は充実している診療機能が、夜間においては十分機能できていないことを示している。すなわち、二次という医療機能からみると、相応の専門性が求められるが、輪番制時間帯におけるマンパワーの不足から十分な機能を発揮することができない実態を示唆しているのではないか。また、逆にリスク・マネジメントの側面からみると、市民の過度な要求に対して十分応えられない事例などの場合には、診療例としては萎縮診療に陥っているという側面も考えられる。

総合診療医が養成されていない現状では、医師が専門性を発揮できる体制として臓器別診療科を機能させることが必要ではないか。

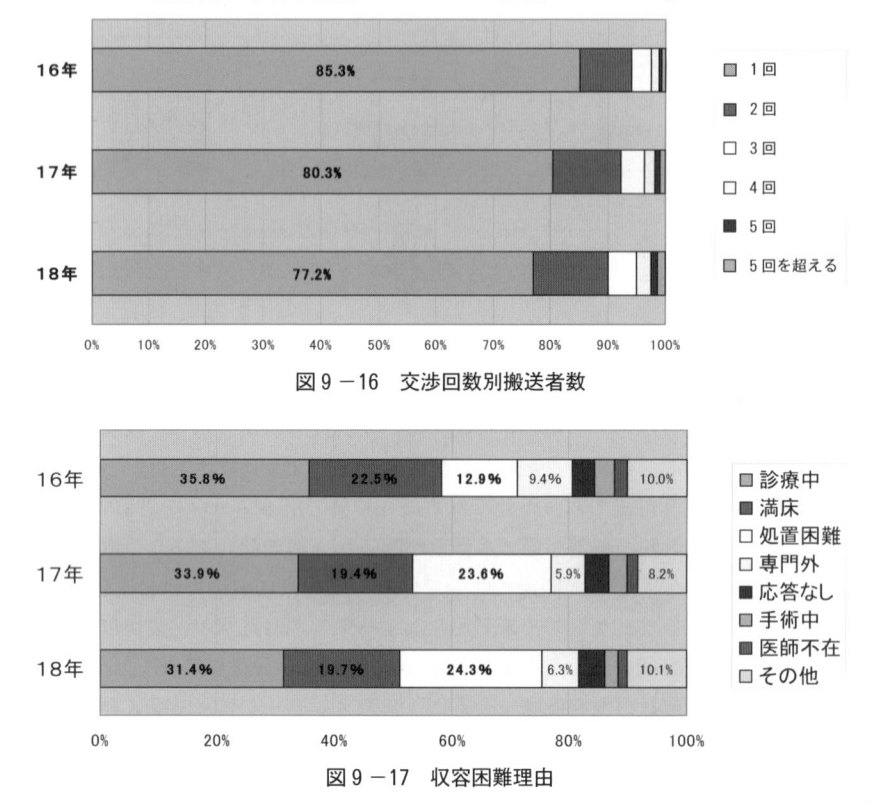

図9-16　交渉回数別搬送者数

図9-17　収容困難理由

(5) 診療科目別の搬送件数推移

広島市消防局資料により、平成15年から4年間の診療科目別の件数を3の臓器別診療科にあわせて組み直したのが表9-11である。

内科全般では、平成15年に15,168件、平成18年は15,617件でほぼ同じ件数である。その内訳は、一般内科が少し減少傾向であるのに比べて、4年間の件数推移は、呼吸器科では約4.0倍、循環器科は1.4倍、消化器科は6.7倍と増加し、救急隊による臓器別診療科に相当するトリアージがなされつつあることを示している。整形外科及び脳神経外科では大略件数に変化がないが、外科が2,026件（5.6%）から1,411（3.7%）と減少しており、外科の役割が相対的に低下していることを示している。集中治療科の区分はほぼ三次に相当するが、急速に整備されプラトーに達していることがうかがえる。

第9章 二次救急医療機関（私的医療機関）の現状とあり方

表9-11

区分	内科				小児科	外科	整形外科	脳神経外科	集中治療科	眼科	耳鼻咽喉科	泌尿器科	皮膚科	精神神経科	その他		総計
	内科	呼吸器科	循環器科	消化器科											歯科	その他	
15年	12,890	229	1,934	115	1,588	2,026	7,754	7,010	766	129	461	343	164	703	84	204	36,400
16年	11,825	932	2,502	536	1,755	1,895	7,601	7,237	2,027	130	433	361	157	722	90	229	38,432
17年	11,927	927	2,335	525	1,675	1,621	7,768	7,489	2,335	128	479	340	144	769	78	104	38,644
18年	11,547	907	2,395	768	1,730	1,411	7,630	7,579	2,418	123	453	375	136	850	94	74	38,490

3 広島地区（旧広島市域）における病院群輪番制の経緯

(1) 制度発足時の経緯

　平成7年に広島県地域保健対策協議会における救急医療対策特別委員会の提言に基づき、平成8年に広島市連合地区保健対策協議会によって検討が進められ、平成9年3月から実質の病院群輪番制が再編開始された。事業費は約4千万円で国・県・市が分担し、運営協議会を広島市医師会内に設置して実務に当たることになった。

　表9-12のように5疾病・診療科の区分とされ、一日あたりの当番病院は内科(3)、外科(2)、整形外科(2)、脳神経外科(2)、小児科(1)の計9病院（内科の市立舟入病院は小児科を含む）で担当することとなった。この当番病院の頻度と当番日の設定は、当時の救急車搬送数の実績に基づいてなされ、参加病院へのアンケートによる意向調査を踏まえて作成されたもので、参加病院数は27病院であった。これ以前には外科系病院が輪番制に組み入れられておらず、外科系の実績のある医療機関の組み入れが再編の目的であったので、外傷に焦点が当たった区分となっている。

表9-12 当番病院数・空床確保

疾病・診療科の区分	1回当たりの当番病院数	空床確保
非外傷性疾患　　　（内科）	3	4床以上を1病院、1床以上を2病院
下記以外の外傷　　（外科）	2	2床以上を1病院、1床以上を1病院
骨折その他　　　（整形外科）	2	2床以上を1病院、1床以上を1病院
頭部外傷その他（脳神経外科）	2	2床以上を1病院、1床以上を1病院

(2) 臓器別診療科導入について

　疾病構造の変化、医療の専門細分化が進み、救急医療提供体制として二次輪番制の機能に応じた対応が求められることから、平成12年広島市連合地区地域保健対策協議会にあて、臓器別診療科の導入の提案がなされ、報告書（平成13年3月）にその旨が明記された。その後一時停滞していたが、救急医療上の様々な問題が発生してきた。すなわち、①収容不可回答の増加、②内科輪番病院の減少、③外科の搬送数の減少、④重症拒否例の増加、⑤市民の要求高度化（専門医志向）、⑥リスク・マネジメントなどである。これらの諸問題の改善のために臓器別診療科の導入が改めて提案され、平成16年に参加30病院にアンケート調査が行われた。その結果、約2／3の賛成を得て区分の再編成が行われることになった。平成18年4月からの変更後の区分を表9－13に示す。

表9－13　当番病院数・空床確保

診療科の区分	1回当たりの当番病院数	空床確保
一般内科	4～5	4床以上を1病院 1床以上3～4病院
呼吸器科		
循環器科		
消化器科		
一般外科		
整形外科	2～3	2床以上を1病院 1床以上1～2病院
脳神経外科	2～3	2床以上を1病院 1床以上1～2病院

　その区分変更の要点は、呼吸器科、循環器科、消化器科を独立させ、これらの担当科は搬送数が減少傾向にある外科系病院の参加を促すことによって、内科系の当番病院の減少を補うことであった。また、医師には、自分の専門領域で技術を発揮する環境に整備することが目的であった。さらに総合診療科を想定して、一般内科、一般外科を残すことにした。

　この新しい区分は、平成18年4月から運用が開始されている。参加病院に対しては毎年意向調査が行われるが、診療可能な診療科は重複して登録することになっている。平成19年の参加病院の一覧を表9－14に示した。

第9章 二次救急医療機関（私的医療機関）の現状とあり方

広島市の輪番制参加病院の特徴は、表9－14のように中・小規模の医療法人立の民間医療機関が多いことである。特に外科系については、外科、整形外科、脳神経外科は民間医療機関が主力となって輪番制を担っている。最近の傾向で大きな問題の一つは、内科系病院の参加辞退が増え、輪番制の維持が困難になりつつあることである。平成15年度から平成18年度の4年間に、7病院が内科系を縮小あるいは辞退している。その原因は、医師・看護師・コメディカルの不足と、配置するための経済的裏付けのないこと

表9－14　平成19年度病院群輪番制参加病院《広島地区》一覧

NO	医療機関名	開設者別	所在地	一般急性期病床	その他の病床	参加科目
1	A脳神経外科病院	医法	西区	58床	回復；42床	内・整・脳
2	I病院	医法	中区	60床	医療；31床　介護；8床	消・外・脳
3	I・K病院	医法	佐伯区	90床	医療；20床　亜急；10床	脳
4	I病院	医法	西区	50床		消・外・整
5	O病院	医法	東区	64床	医療；50床　亜急；8床　特疾；52床	内・呼・消・外・脳
6	O外科病院	医法	中区	50床	医療；60床	内・消・外
7	K整形外科病院	医法	西区	17床	医療；12床　介護；6床	整
8	K病院	医法	中区	90床	回復；39床　亜急；14床	脳
9	K病院	医法	中区	30床	亜急；9床	内
10	S病院	医法	中区	52床	回復；51床　緩和；18床	消・外・整
11	T病院	企立	中区	211床	回復；41床	内・循・消・外・整
12	T総合病院	医法（特定）	中区	394床		循
13	N病院	医法	西区	93床	医療；36床　介護；67床	内
14	H・H整形外科消化器科病院	医法	中区	60床	回復；27床　医療；32床	整
15	H整形外科病院	医法	中区	100床	回復；50床　亜急；10床	整
16	H病院	医法	中区	12床	医療；39床	整
17	H病院	医法	中区	59床	医療；36床	外・整
18	H整形外科病院	医法	中区	54床	亜急；6床	整
19	H・K病院	共済組合	中区	250床		内・外
20	H・A民病院	公・民	安芸区	80床	医療；60床	内・呼・消・外
21	H・S病院	市立	中区	715床	精神；43床	内
22	F病院	市立	中区	160床	感染；50床	内・呼・消・小児
23	H・S病院	日赤	中区	636床	亜急；30床	内・呼・消・外・整・脳
24	H・T病院	鉄共済会	東区	286床	亜急；16床	内・外・整
25	F・S病院	医法	西区	149床	亜急；16床	整
26	M病院	企立	安芸郡	300床		循・消・外・整・脳
27	Y病院	共済組合	中区	113床	医療；47床　結核；59床	呼

である。また、医師については、専門外診療に対するリスク・マネジメントから、総合診療科的な夜間診療に対する拒否傾向が強いことが大きい。現在は、臓器別診療科導入によって、多少は緩和されたが、今後は手当が図られなければ継続が困難になるおそれが危惧されている。

(3) 平成18年における輪番時間帯の搬送先の種別について

平成18年の輪番時間帯において、輪番参加病院に搬送される割合は64.8％を占め、公的病院が24.3％、その他の病院が7.5％、医院・診療所が3.4％であった（表9－15）。輪番参加病院に搬送された14,150件（64.8％）のうち、当番病院が7,643件（35.0％）で、非当番病院が6,507（29.8％）であり、輪番参加病院は非当番であっても当番日とほぼ同程度の救急搬送を受け入れていた。この点では、広島市の輪番制の実態は、東京都で行われている固定制輪番に近く、救急搬送のトリアージが、既に専門性を加味した形で当番日に関係なくなされていることが考えられる。

表9－15　輪番時間帯の期間別患者収容数（平成18年）

区　分		人数（％）	
輪番参加病院	当番	7,643（35.0％）	14,150（64.8％）
	非当番	6,507（29.8％）	
公的病院※		5,321（24.3％）	
その他の病院		1,644（7.5％）	
医院・診療所		732（3.4％）	
合計		21,847（100.0％）	

※　公的病院
県立広島病院・広島大学病院・広島市民病院救命救急センター・安佐市民病院など

4　二次輪番制と連携体制

(1) 初期救急医療機関との連携

臓器別診療科を導入した二次輪番制が専門・特化した機能を発揮するためには、充実した初期救急の基盤の上に成り立たねばならないのは自明の理である。しかしながら、実態は2に述べたように、初期の患者が二次輪

番を受診することが多くなることによって、本来の入院治療を要する救急要請に対し、診療中などの理由により収容できない事例が多発しており、初期救急提供体制の充実が求められている。

　広島市における休日・夜間の初期救急医療体制については、新しい対応が開始されたところであり、簡単に紹介する。

　その一つは市民病院群（3病院）の再編であり、平成18年12月から広島市民病院に、救急救命センターに加えて、救急外来の機能を有する救急部が設置され、運用が開始された。広島市民病院に来院するすべての第一次的な受入窓口として、24時間365日2診体制で診療が行われている。この再編は、従来市立舟入病院が担ってきた夜間内科救急を移管するもので、舟入病院は小児救急病院として特化し、併せて舟入病院には準夜帯の夜間診療機能が残された。

　広島市民病院における内科的ERの開設は、従来集中治療型として機能してきた救命救急センター機能に、救急診療機能を大幅に持たせたもので、各科相乗り型を加えた形を目指しているようである。開設されて間もないが、既に患者集中を生じつつあるようで、軽症例が約80％以上を占めることが問題になっている。また、入院の必要な救急患者を収容し続けることから救急要請に対応できず拒否せざるを得ない例を生じ、さらには本来の一般急性期医療に必要なベッドを圧迫することも現実問題となりつつある。

　他の一つの動きは、広島市医師会の主導による、公設民営型の準夜帯夜間診療所の開設である。現時点では最終段階に入っており、実現が待たれている。

　これらの初期救急医療体制の整備に必須の要素は、入院機能を有する医療機関のバックアップ体制であり、病院群輪番制が専門性を担保する形で更に充実することが望まれる。

　これからの展開によるが、ER型救急部は救急センターとして充実・整備されるべき大きな柱となる可能性があり、機能を明確化した二次輪番制病院群との連携によるダブル・ラインで機能してゆくのではないか。

(2)　三次医療機関との連携

　広島市においては、三次救急医療体制として、広島市立広島市民病院・県立広島病院の救命救急センターと、高度救命救急センターとして広島大学病院の3病院が機能している。基本的には「重症及び複数の診療科領域にわたるすべての救急患者を24時間体制で受け入れる」ことになっている

が、既にオーバーフローを来しており、満床による収容不能例が問題となっている。元来、すべてのクリティカルケースを三次救急医療機関に搬送することは不可能であり、従来からクリティカルケースに陥りやすい、脳血管障害や心筋梗塞の症例は、輪番病院群が多くを担って実績を上げており、重症・重篤例の診療実績も高い。今後の4疾患・5事業の機能明確化の過程で、三次の位置づけの再検討と整合性を持った形で整備が進められなければならない。

　救急搬送数からみた外傷の割合は、内因性疾患の増加からその割合が低下してきているが、絶対数としては依然として多くを占める。特に重症患者では、全国統計によると「外傷等」(10.8万人)、「脳疾患」(8.3万人)、「心疾患」(7.2万人)と集計されており、外傷の重要性は依然として高い。[3] 重症外傷治療においては、近年の三次救急を中心とした貢献が顕著で、プレホスピタルケア（病院前救護）とメディカルコントロール体制が大きく関与して整備されつつある。現状ではオーバートリアージを容認する考えから、高エネルギー外傷など重症と想定される患者をまず三次に搬送することが救急隊を中心に定着しつつあり、その結果三次への搬送数が増加し、そのためにオーバーフローを来すという新たな問題が生じている。この解決策として今後は、「下り搬送」の仕組みが必要となってきており、機能を明確化した二次医療機関との連携が整備されることと、アドバンストトリアージを実施する医療機関選定の提言もなされている。[2] 臓器別診療科の導入はこの流れに沿うものと思われるが、外傷については別個に重症度を中心に系統的に整備される必要があり、今後の課題である。

　平成17年の臓器別診療科を導入する時点のアンケート調査で、輪番制参加病院に対して、併せて多発外傷に対する意向調整を行った。その結果、「他の二次・三次との連携があれば協力できる」との回答が多くを占め、単独では対応が困難であることが浮かび上がった。最近の医療技術の進歩にあわせて、中・小の外科系病院が単独で機能的にマンパワーをそろえ、集中治療室に準ずる施設を整備することは人的・経済的に容易ではない。今後設備・運営費的な公的補助なしには難しい。

5　医療提供体制としての輪番制

(1)　提供体制としての輪番制

　平成17年12月に救急告示制度の見直し（案）が示され、これにより制度上は、従来の救急告示制度病院と初期・二次・三次救急医療体制とが併存していたものが一元化が図られている[4]。それは区分として、①初期救急医療担当機関、②入院機能を有する救急医療機関、③救命救急センターの三類型として一元化するというものである。内容において、構造・過程・結果に分けて述べられているが、実際の運用にはいまだ確定的なものは不明確で、次に述べる新しい医療計画とともに整合性を持って整備されるには、今後相当の年数を要するのではないか。入院機能を有する救急医療機関とは、地域救急医療センター的なものが構想されているようにみえるが、広島市民病院のER型救急部がそれに相当するのかもしれない。一方、救急車搬入の多くを担っている広島市の輪番制病院群をどのように位置づけ機能させるかはこれからの課題である。

　輪番制に代表される二次医療機関は、広島市では施設数としては充足されているが、夜間に求められる機能を発揮するためには、臓器別診療化による専門化・集約化の方向は避けられない。そして、単に二次に限定するのではなく、専門分野については、初期から二．五次まで広く対応して受け入れ機能を拡大することも必要ではないか。そのためのマンパワーの充足が手当されなければならないのではないか。このことによって、ER型救急施設への過度の集中を緩和することになる。すなわち、輪番制病院群とER型機関とのダブルラインが妥当な提供体制ではなかろうか。

　新しい医療計画は平成20年4月からスタートすることになっている[5]。この4疾患・5事業については、都道府県が主体的に地域に応じて、必要となる医療機能を明らかにした上で、それぞれの医療機能を担う医療機関の名称や、計画を遂行する上での数値目標を記載することになっている。事業として救急医療や小児救急が位置づけられているが、疾患ごとの実態に基づく分析が不可欠であり、加えて第一線の不十分な医療現場の声が反映されることが大切である。今我々は再編成の変革期に立っている重要な時期といえよう。制度による誘導は強直的なものではなく、柔軟に対応できるフレキシビリティを有するものでなくてはならない。各自治体における総合力が問われている。

初療として、診療所における時間外診療について診療報酬上の誘導がなされようとしている。診療所においても夜診体制をとるには相応のスタッフを配置することが必要であることは輪番制と同様であり、採算性を考慮しないのでは誘導は不可能である。この意味では、開業医師による人員支援が可能な医師会主導の公設民営型の夜間診療所は、一定の役割を担うことが期待される。

救急医療センターとして北米型ERが各地で運用され始めている。最大の問題点は医師の確保であり、従来の集中治療に特化した救命救急科の医師養成と異なる視点、すなわち総合診療科的な医療知識・技術を備えた医師の養成も急務である。施設を整えても、機能を発揮するには何よりも医師の技量によるのであり、経験のある医師の活用と、何よりも若手医師達が将来専門医として処遇される、未来に向かって展望が開けたものでなくてはならない。従来の専門特化に向かってきた専門医制度に加えて、総合診療医、救急専門医が明確に位置づけられなければならない。

6　おわりに

平成18年に広島市において導入された、病院群輪番制の臓器別診療科による区分変更について、救急車搬送からみた背景・経緯を述べ、課題についても指摘した。広島市消防局には、救急車搬送の詳細な資料を提供していただいた。ここに記して深甚なる謝意を表する。

最後に極めて重い問題を提起しておきたい。すなわち、死亡者数は、2025年に現在の約1.5倍156万人に増加すると推計され、それは高齢者の増加による。救急の現場でも高齢者の増加は既に現実であり、更に加速される。医療者は最善の医療を提供することが使命であり、この理想の追求には、今以上の大幅なマンパワー、コストの投入が不可欠である。尊厳ある死の問題も避けられない。医療が経済的制約を有している以上、国民はどこまで社会保障としての基盤整備を望むのか極めて重大な決断を迫られている。我々医療者は、国民的合意形成のために、正しく情報を発信する責任がある。

【参考文献】
1）厚生労働省「救急医療対策事業調査」2005
2）谷川功一；救急医療・災害医療体制専門委員会活動報告、広島県地域保

健対策協議会救急医療・災害医療体制専門委員会　2007, 12.
3）総務省消防庁「救急・救助の現状」平成18年版
4）坂本哲也；平成17年度厚生労働省科学研究事業「救急医療スタンダード評価とスコアリングガイドラインを利用したベンチマーキングに関する研究」の中間報告　2005, 10.
5）疾病又は事業ごとの医療体制構築に係る指針；厚労省、医政指発第072001号　2007, 7.

　（曙会シムラ病院理事長（病院群輪番制運営協議会委員長）　種村　一磨、
　　祐仁会川上医院理事長（広島市医師会理事）　川上　正仁、
　　まりも会平松整形外科病院理事長（広島市医師会長）　平松　恵一〉

第9章　編者のまとめ

　二次医療機関の多くが医師会を中心とした私的救急医療機関であり、我が国の救急医療を長年にわたって支えてきた医療機関である。その医療機関がいま、崩壊しつつある。その原因については既に第1章で述べた。

　そのような状況下にあって、石原氏の論文（第9章Ⅰ）に見られるように、医師会は二次医療機関その他の各種診療科の役割を維持しようと努力している。

　また、種村氏の論文（第9章Ⅱ）でも医師会として二次救急医療機関である病院群輪番制を維持しようと、臓器別診療科の導入など、二次救急医療体制の円滑な運用に努力している。しかし、なかなか理想的な体制を組めない現状がある。

第10章　国公立救急医療機関の現状とあり方

I　公的救急医療機関の現状とあり方

1　はじめに

　日本の救急医療体制は、救急患者の重症度によって救急医療機関を初期、二次、三次の3つに分類していることに特徴があり、施設数では私的救急医療機関が多数を占めているが、近年、公的救急医療機関の果たす役割が増す傾向にある。本稿では、公的救急医療機関－特に地域の救命救急医療の砦とも言える救命救急センターの現状と課題について述べる。

2　日本における公的救急医療機関の現状

　救急医療は『医療の原点』と言われ、国民生活と密接な関わりを持ち、地域における救急医療体制の確立は非常に重要である。地域救急医療体制の中で重要な役割を担う救急病院は、私的救急医療機関と公的救急医療機関に分けられるが、施設数は私的救急医療機関が圧倒的に多い。従来、研究や教育に軸足を置く国立大学医学部の多くは、地域の救急医療に対して十分な貢献を行っているとは言えなかった。さらに、優秀な救急専門医を育成するために不可欠と考えられる救急医学講座の開設も遅れていた。平成9年12月、厚生省は救急医療体制基本問題検討会報告書において、大学附属病院の使命は『二次医療圏を越えた広域をカバーする救命救急センターとして機能し、地域の救急医療体制の充実に貢献すべきである』とした。さらに近年、救急医療に関する様々な問題のため、私的救急医療機関が減少傾向を示すようになり、公的救急医療機関に

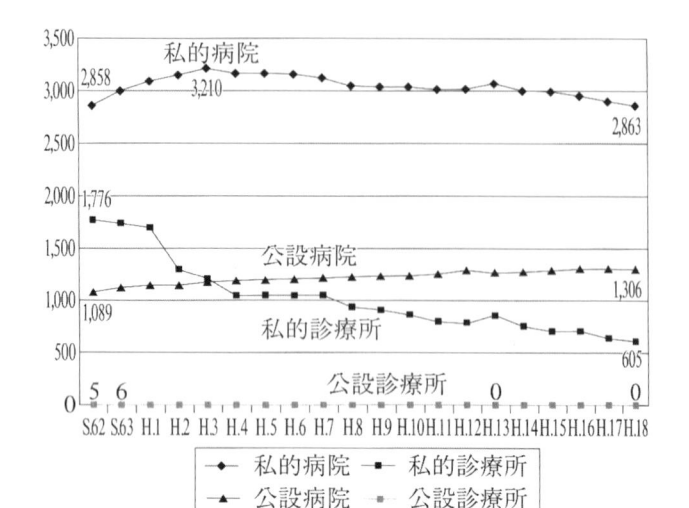

図10－1　救急告示医療機関の年次推移

資料：消防庁「救急・救助の現況」

文献1）より引用

注目が集まるようになった。図10－1に救急告示医療機関の年次推移を示す[1]。全体の約3分の2を私的救急医療機関が占めているが、その実数は減少傾向にある。救急専任医師の確保や経営上の問題などにより救急患者の受け入れが困難となる医療機関の増加が問題視されている。救急医療は待ったなしの医療であり、24時間365日、常に最高の救急医療を提供できる体制が理想的である。私的救急医療機関の減少を受け、公的救急医療機関の役割はますます増加するものと思われ、公的救急医療機関の実数は微増傾向にある（図10－1）。

三次救急医療機関、すなわち救命救急医療を担う全国の救命救急センターの整備も進んでいる。表10－1に示すとおり、日本には救命救急センターとして合計205施設が認定されている（平成20年1月1日現在）。その中には、広範囲熱傷、急性中毒、指肢切断などの特殊救急疾患にも対応できる高度救命救急センターや、地域の実情に応じて認定されるベッド数のやや少ない新型救命救急センターも含まれている。高度救命救急センターは、通常の救命救急センターでは対応困難な救急患者の収容にも当たり、救急医療の最後の砦とも言える救急医療機関であるが、全国で21施設のみであり、いまだ十分とは言えない。表10－2には公的・私的救急医療機関別の救命救急センターの施設数を示した。公的医療機関（国・公立大学、国・公立病院）が110施設、私的医療機関（私

立大学、私立病院）が95施設であり、公的医療機関がやや多くを占めている。いわゆる二次救急医療機関と異なり、地域の救命救急医療の核となる救命救急センターは、都道府県レベルで整備される救急医療体制において重要な位置を占めるため、公立病院（県立病院や市立病院など）に設置される頻度（全国で77施設）が多いと考えられる。しかしながら、近年、厚生労働省の主導で行われた、救命救急センターの再評価において、レベルアップを求められた救命救急センターが公的救急医療機関に多く認められた。時間外も含めた救急専任医師の確保が最も重要な課題と考えられる。国立大学病院への設置も12施設と増加しており、国立大学が地域救急医療体制に果たす役割も増していると考えられる[2]。一方、広域救急医療体制において重要な役割を担うドクターヘリの基幹施設は私的救急医療機関が中心であるが、最近では国立病院や国立大学病院にも設置されるようになり、今後の発展が期待される。

表10-1 救命救急センターの施設数と分類（平成20年1月1日現在）

分類	施設数
救命救急センター	167施設
高度救命救急センター	21施設
新型救命救急センター	17施設
合計	205施設

表10-2 公的・私的医療機関別の救命救急センター数（平成20年1月1日現在）

	国立大学	公立大学	国立病院	公立病院	私立大学	私立病院
救命救急センター	5	1	15	69	24	53
高度救命救急センター	6	3	0	2	9	1
新型救命救急センター	1	0	2	6	2	6
合計	12	4	17	77	35	60

3 国立大学法人山口大学医学部附属病院高度救命救急センターの現状

平成6年6月、山口大学医学部に救急医学講座が開設され、山口大学における本格的な救急医学の教育が開始された。臨床の現場は集中治療部とともに総合治療センターの一角を担っていたが、救急患者の収容には一定の限界を認め

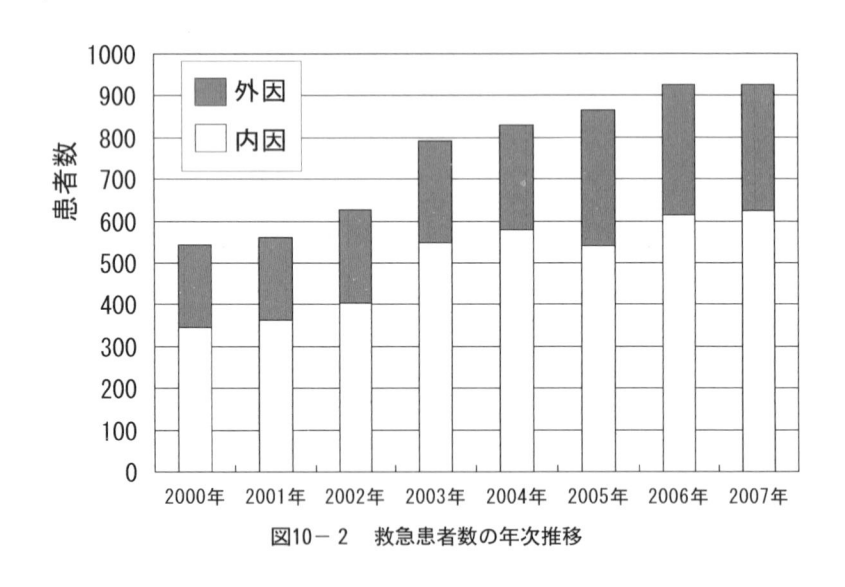

図10-2 救急患者数の年次推移

表10-3 傷病別患者数

内因	625（66%）	外因	325（34%）
心血管疾患	198（21%）	外傷	146（15%）
脳神経疾患	148（16%）	急性中毒	93（10%）
呼吸器疾患	32（3%）	熱傷	23（2%）
消化器疾患	49（5%）	心肺停止	34（4%）
重症感染症	24（3%）	その他	29（3%）
心肺停止	90（9%）		
その他	84（9%）		

平成18年4月1日～平成19年3月31日

ていた。平成11年4月、国立大学医学部附属病院における最初の救命救急センターが山口大学に設置され、平成12年1月から診療を開始した。さらに、平成12年3月には高度救命救急センターとして承認された。

センターは集中治療室（ICU）7床、冠動脈疾患治療室（CCU）3床、重症病床（HCU）10床の合計20床を有し、山口県西部地域を中心に三次救急患者を、また山口県全域の最重症患者を24時間365日体制で受け入れている。開設以来の患者数の年次推移を図10-2に示す。患者数は年々増加の一途をたどり、平成19年度には救急病棟の一部改修工事も行われた。表10-3に傷病別患者数を示す。急病（内因）が約3分の2を占め、特に心疾患や脳血管疾患の割合が高い。そのため、循環器内科や脳神経外科との連携が不可欠であり、毎朝のカンファレス等を通じて各症例の治療方針決定を行っている。さらに大学附属病院の全診療科・部の応援により、専門的な検査や治療が可能であり、救急疾患に対して高度の集学的・総合的医療が行われている。重症度（APACHE Ⅱ）から推定した予測死亡率よりも実死亡率は約2分の1と低く、質の高い救命救急医療を提供している。

病院前救護にも積極的に参加することでさらなる救命率の向上を目指して、平成15年8月からドクターカー、同年9月から消防防災ヘリコプターのドクターヘリ的運用を開始した。救急現場から医師による救命治療が可能なシステムであり、理想的な地域救急医療体制と考えられる。さらに救急専用のドクターヘリの導入も視野に入れつつ準備を行っている。

山口大学病院高度救命救急センターは、日本救急医学会指導医指定施設、救

表10-4　山口大学病院 高度救命救急センターの役割

1）救命救急センターとして山口県西部の三次救急を担う。
2）高度救命救急センターとして山口県全体の最重症患者（広範囲熱傷、急性中毒、指肢切断・再接着等）を受け入れる。
3）医学生、研修医、コメディカルスタッフ、救急救命士等に対する救急医学教育・臨床研修の場とする。
4）山口県中毒情報センターの一翼を担う。
5）情報通信ネットワークにより遠隔地の救急医療を支援する。
6）生体侵襲医学の臨床研究、臨床治験を担う。
7）救急医療を担う人材を養成する。

急科専門医指定施設、日本集中治療医学会専門医研修施設に認定されており、救急指導医や専門医の育成が可能である。これまでに、救急指導医5名、救急専門医14名を育成してきた。しかしながら、山口県内の救急医療機関のさらなる充実のためには、まだまだ人材不足と考えられる。医学部学生や研修医に対する啓蒙活動も積極的に行っているが、卒後臨床研修必修化の影響は大きく前途多難である。また、救命救急医療はチーム医療であり、医師のみならず看護師や救急救命士の教育も重要と考え、積極的に受け入れている。ワークステーション方式のドクターカーシステムは、救急救命士の再教育や、顔の見える関係の構築に非常に有効と考えられる。また医師にとっても救急隊員との現場活動の経験は、優秀な救急専門医の育成の上で大変有益である。

表10－4に、山口大学医学部附属病院高度救命救急センターの役割をまとめて示したが、山口県における地域救急医療体制の要として、最高の救命救急医療とともに教育の場を提供している。

4　公的救急医療機関の課題、あるべき姿

(1)　国・公立大学の場合

前述したように、我が国の救急医療機関に占める公的救急医療機関の割合は増加傾向にあり、従来消極的であった国立大学病院も積極的に救急医療に関わり始めている。特に大学病院における卒前・卒後教育は優秀な救急専門医を育成するために重要と考えられ、そのためには救急医学講座とともに、十分な救急患者数を有する救急部や救命救急センターが設置されていることが望ましい。すなわち、大学病院は地域医療に貢献する救急病院への救急専門医の派遣ソースとして機能すべきであると考える。救急医療に関心のある医学生や研修医は決して少なくなく、その受け皿として国・公立大学が重要であり、診療レベルのみならず勤務時間や給与などの勤務条件の改善も考慮する必要がある。特に勤務条件の改善は、いわゆるバーンアウトする医師を出さず、救急医育成のために必要不可欠である。

救急医療の発展には、救急医学に関する研究が不可欠であり、この部門における国立大学の果たす役割は非常に大きいと考えられる。最近では、救急医学に関する臨床研究のみならず、優れた基礎研究も行われるようになり、海外で行われる学術集会での発表や学術論文の掲載も増加している。救急医学に関する研究による医学博士が増加することは、我が国の救急医

療の発展にも貢献でき、大学がこの使命を全うするためには、研究費の獲得が必要である。

(2) 国・公立病院の場合

各都道府県の地域医療の中核をなす国・公立病院における救急診療の現状は施設間格差が大きく、改善すべき課題も山積みである。表10−2に示すように、国・公立病院には合わせて94施設に救命救急センターが設置されているが、救急専任医師の確保の面では必ずしも十分とは言えない。マンパワー不足のため、救命救急センターとはいえ、救急外来における初期診療が中心で、重症患者の集中治療が十分に行えないセンターも存在する。すべての救急病院において同レベルの救命救急医療が提供されることが理想であるが、現状でははなはだ困難であり、これまで以上に病院間の連携と中核病院（又は大学病院）への救急患者の集約化が不可避と考えられる。救急病院の連携を機能的に実施し、救急患者のたらい回しを防ぐためにも、救急医療情報システムの改善・整備が急務と考えられる。

救急患者の初期診療を重症度によらず実施する、いわゆる北米型ERのシステムの導入が進みつつある。救急医療に関する卒後臨床研修の場としても理想的であるが、ER指導医・専門医の育成は遅れている。ただし、卒後臨床研修医の確保には一定の効果があると予測され、病院の活性化にもつながると考えられる。私的救急医療機関が減少する中で、国・公立病院における救急医療は、地域救急医療体制における貢献のみならず、卒後臨床研修の場としても重要と考えられる。

5　まとめ

近年、我が国において医療崩壊が叫ばれ、地域の救急医療体制も改革が求められている。医師不足等のため救急医療から手を引かざるを得ない私的救急医療機関が増加しつつある。すべての国民に対して安心・安全な救急医療を常時提供できる体制が理想的であり、公的救急医療機関の果たすべき役割はますます大きくなると考えられる。

【参考文献】

1) 小濱啓次：都会でも救急医療の過疎化が起こっている．日臨救医誌 2007；10：509−516

2）有賀　徹，他：日本臨床救急医学会「地域救急医療体制検討委員会」の意義について．日臨救医誌　2007；10：301－305

（山口大学大学院医学系研究科救急・生体侵襲制御医学　笠岡　俊志、前川　剛志）

II 国立大学病院の現状とあり方

1 はじめに

　本稿では、国立大学附属病院における救急医療の現状と課題について論じた。まずは現状分析を試み、そのうえで問題点を抽出し、それに対する解決策を考察した。明らかになった問題点の多くは、国立大学病院のみに特有な問題ではない。すなわち、国立、私立大学を問わず、また、大学病院のみならず、一般病院とも救急医療体制を共通の問題としてとらえて改善への道を模索する必要があり、最終的には、あえて国立大学の立場を越えて考察を試みた。

2 現状分析

　トヨタ自動車は、徹底した「三現主義」に代表される改善運動で世界的企業に成長した。「三現主義」とは、現場・現物・現実の三つの「現」を重視することである。すなわち、問題が発生したときに、机上で判断するのではなく、現場で不具合の起きた現物を観て、どのような状態であるのか（現実）を確認することで解決を図る方法である。そこで、まずは、「三現主義」に基づいて国立大学附属病院における救急医療の現状分析を行いたい。

(1) 国立大学病院における救命救急（三次救急）

　　救急医学そのものが国立大学である大阪大学特殊救急部から始まったにもかかわらず、国立大学の救急医療への取組みは、私立大学病院のそれと比べて立ち後れていると言われてきた。しかしこの10年間で国立大学においても着実に救急診療体制が整備されてきた。平成20年1月の段階で高度救命救急センターを持つ国立大学は6施設となり、救命救急センターは5施設、新型救命救急センター1施設、計12施設が救命救急センターを擁している。救命救急センターを持たない大学でも多くは、三次救急を中心とした救急診療を行っている。ドクターヘリ拠点病院は今まで国立大学になかったが、平成20年度から大阪大学医学部附属病院に導入が決まった。基本的には、国立大学では教授1、准教授1、助教1のポストしかなく、こ

のことが人不足の根本的な原因となっている。救命救急センターで、24時間365日の勤務体制を組む場合、常時1名の医師を配置すると、その適正な勤務時間を勘案すると、5名の医師が必要となる。すなわち、常に3名の医師を配置するならば、15名の医師が必要となる。しかし、全国の国立大学で15名の救急医を確保できる大学はほとんど存在しないのが現実である。足りない医師確保は他科からの派遣に頼っていることが多い。

(2) 国立大学における救急医学講座

このような救命救急センターの設置と共に、救急医学講座が設置されている国立大学も年々増え、現在では、35の国立大学に救急医学講座が開講している。しかし、いまだ7つの国立大学には救急医学講座が設置されていない。診療面のみならず、教育面、研究面でも、救急医学を専門とする集団が存在しないことは由々しき問題である。そのような大学では、学生が、救急医学とは何たるかを知らずに医師になってしまう危険性があり、救急医学を知らなければ、その道に進む者も極めて限られてくるわけで、救急医育成の面でも悪循環に陥ってしまう。厚生労働省は、「救急科」としての専門医資格を認めており、専門医資格が認められているのに独立した講座を持てないのは、どう考えても不自然であろう。

(3) 国立大学病院で行われている救急診療

私立大学病院でも同じ傾向が見られるが、国立大学病院でも行われている救急診療はいわゆる集中治療を伴う三次救急が中心である。国立大学病院、私立大学病院を通じて一次救急から三次救急をすべて守備範囲としている大学は極めて少ない。しかし、卒後研修必修化にあたり、研修医に最も必要とされている救急医療教育の場は、一次、二次救急医療であるにもかかわらず、このように一次、二次救急医療領域において救急医による適切な指導が行われていない現況には問題があると言わざるを得ない。医師の間でも三次救急と、一次、二次救急との区別がついていない現状があり、三次救急医であれば、一次、二次救急疾患を診られるものだという誤解がある。日本の救急医療は三次救急主体で発展してきた歴史的経緯があり、一次、二次救急医療の適切な教育的指導ができる救急医の数が限られている。米国では、救急医のことをemergency physicianといい、emergency surgeonとは呼ばない。しかし、日本の救急医の多くは、trauma surgeonかcritical care physicianである。また、慢性的な救急医不足にあって、三次救急医療を死守するので精一杯である現状が、救急医が一次、二次救

急に守備範囲を広げることを困難にしている。また、昨今、中小の救急告示病院が告示を取り下げる傾向が強まり、本来であれば、一次、二次救急に対応すべき一般病院の機能が低下し、三次救急医療機関にしわ寄せが来ていることも、状況をさらに悪化させている。

(4) 地方の国立大学における現状

卒後研修必修化にあたり、地方大学から都市の大学への研修希望者が増え、地方の国立大学では研修医の数が激減する傾向も見られ、救急医療のみならず、すべての科において医師不足が顕在化してきている。特に地方の国立大学は、地域医療の最後の砦であり、この絶望的な状況から住民を守る責務を負っている。このような全科的な医師不足状況の中で、他科から応援の医師を救急部にローテートさせることは至難の業であり、大学上層部に明確で強力な救急診療に対するビジョンがない限り、救急部の運営に関連各科の医師を派遣させる状況にない。大学によっては入学時から、地元に残って研修を受け、地域医療に従事する人材を確保する動きが出ているが、卒業時までその気持ちが維持されているかの保障はなく、露骨に強制すると憲法上保障された「職業選択の自由」に抵触しかねず、地方における人材確保は容易ではない。

(5) 大都市の国立大学における現状

今回の卒後研修必修化にあたり、都市の大学では、研修希望者が増えているはずではあるが、誤解を恐れずに言及すれば、地方大学から都市の大学へ出てきた者は、自らの大都会でのクオリティオブライフの向上を目的としている者も多く、勤務条件の厳しい救急医をあえて志望する数は、都市の大学にいても非常に限られている。また、大学における最大のメリットである学位取得は、以前よりも魅力的な達成目標とは考えられておらず、特殊な専門疾患治療に特化された大学病院よりも、common disease を診療する機会の多い大学病院以外の一般病院でより早く、各科の専門医資格を目指す傾向が強まっている。このように、都市の国立大学でも慢性的な救急医不足の状況にあることは、地方の国立大学と変わらない。

(6) 他の診療科の救急医療への参画

いずれの国立大学病院においても救急医の数は充足していない。そのため、現状を乗り切るには、他科からの応援が欠かせない。しかし、救急医療の現場に飛び込もうという気持ちのある医師は少ない。だれしも、予定されたとおりの計画性のある仕事を好むもので、いつ、どのような救急患

者が飛び込んでくるか分からないような、予期できない精神的緊張状況は敬遠されがちである。そもそも救急への派遣を好まない医師が多い状況で、いかに他科からの応援を得るか、それには、前述したように、大学として、明確で強力な救急診療に対するビジョンが欠かせない。しかし、各科において救急医療に対しての理解が薄い場合、反対を押して強力な指揮権を発動せざるを得ず、その意味で、周囲からの批判にさらされる危険があり、上層部は及び腰になりがちである。だれしも嫌われ者にはなりたくないのである。そのためにも、時と場所を選ばず発生する救急疾患に苦しむ市民を救おうとする気持ちは「医の原点」であることを明確に医学部教育の段階から医師に浸透させる必要がある。

厚生労働科学研究「救急医療評価スタンダートとスコアリングガイドラインを利用したベンチマーキングに関する研究」（坂本班）では、適切な救命救急センターの運営を行うためには、ローテーションで初療を担当する専従救急科専門医6（うち指導医2）、初療、集中治療、手術の介助などにあたる循環器専門医、脳神経専門医を含む各科からの専従医5、ICU管理を担当、日勤対応が基本となる集中治療医3の計14名体制が望まれる人員体制であるとしている。しかし、現状は、救急科専門医約3,000人のうち救命救急センター勤務が734人で、救命救急センター専従救急科専門医が1施設あたり4.22人（734人）で、救命救急センターの34％（60施設）は救急科専門医が2人以下という状況である。また、救急科専門医以外の他科の救命救急センター専従医師は、1施設あたり9.12人（1,587人）である。専従という言葉の定義が明確でないため、1施設あたり9.12人の医師が本当に他科から救命救急センターへ専従で出向しているかは、にわかには信じ難いが、事実上、救命救急センターは救急医だけでは運営できていない。救急科専門医は年間約150名ずつ増加しているが、このペースでは、救急医が充足される日は遠い。

(7) **看護体制、コメディカル体制**

医師と同様、国立大学病院の救急部門の看護体制も慢性的な人不足に苦しんでいる。例を挙げれば、42国立大学のうち、救急外来勤務の看護師数が各勤務帯で1名以下（1名若しくは、なし）である大学は、17施設（40.5％）を占めている。また、救急認定看護師がいない国立大学病院も24施設（57.1％）あり、質的、量的な充実が望まれている。各国立大学の独立法人化により人員配置の自由度は高まっているはずであるが、救急診

療は医師だけでなく、看護師、検査技師、薬剤師、臨床工学技士、ソーシャルワーカーなどコメディカルの力が欠かせず、救急診療の充実のためには、彼らの質的、量的な充実も必要である。

(8) **研究機関としての国立大学附属病院**

　私立大学の中には、診療、教育に重点が置かれる大学も多いが、国立大学では、診療－教育－研究に等しく精力をつぎ込むことが要求される。そのなかで、国立大学附属病院の救急部門は、慢性的な人員不足を背景に、臨床と教育に多くの労力を割かれ、学究的な志向の強い医師には、「救急では論文が書けない」と評されることも多い。しかし、本来、救急医療は社会との接点も多く、学際的な研究の宝庫と言っても良く、人員不足が解消されさえすれば、最高の研究環境を提供することができるはずである。ここでも、人が少ないので研究に打ち込めない、研究に打ち込めないので、研究を志向する人間は集まらず、さらに人不足となる悪循環を来している。この悪循環を断ち切り、むしろ、「興味深い研究ができるので救急医になる」という流れを目指す必要があろう。

3　将来に向けての対策

　既に、現状の問題点や課題を挙げるうちに対策にも一部言及したが、以下に救急医療改善のための方策を探った。これらは、もはや国立大学病院に限った方策ではなく、救急医療全体に関わるものである。これらの方策をひとつひとつ前進させることが救急医療の改善に至るものと確信する。

(1) **救急医療における勤務の正常化**

　しかし、人は、理念だけで動かせるものではないことは、厳然たる事実であって、勤務条件を改善して、救急医の「快適な勤務環境」を達成する必要もある。現状では、勤務条件があまりにも過酷で、そのため志望者が減り、志望者が減れば勤務条件はさらに悪化するという悪循環に陥っている。これを是正するには国家の施策として、「医の原点」である救急医療に従事する者に正当な利益誘導を図り、悪循環を断ち切る必要がある。あらゆる意味で救急医療はハイリスクな職域であるといえる。ハイリスクな職域では、ハイリターンを保障しなければ、理念を維持できない。具体的には、救急疾患・時間外診療への診療報酬の改定が望まれる。

(2) 小児科、産科との共同戦線

既に10年以上前から社会問題化し、現在でもますます顕在化しているのが、小児救急医療と産科救急医療の問題である。今まで救急医は、「それは小児科の問題だから」、「それは産科の問題だから」、と、門外漢を決め込んでいたきらいがあった。しかし、社会の目はそれほど甘くない。今こそ、救急医が小児救急医療や産科救急医療に対しても我が事として、すべての市民のための救急医療を考えなければならない時期にきている。

佐賀大学救命救急センターでは、いわゆる、「佐賀大学方式」とでもいうべき新たな試みを始めている。佐賀大学では、一次から三次までのすべての救急診療を行うことを重要視し、小児救急を行ってきたが、平成19年4月より、小児科から救命救急センター専属の小児科医が派遣され、外傷担当の救急医と内因性疾患担当のセンター専属小児科医とのペアで一次から三次までのすべての小児救急疾患に対応することになった。中核病院である国立大学病院の救命救急センターであらゆる小児救急を診療する「佐賀大学方式」は、小児科医不足にあえぐ地方の小児救急医療体制再編の切り札となる可能性を秘めている。今後、産科との連携を含めて、救急医療全体の集約化を図れば、小児救急、産科救急は大いに改善でき得るものと思われる。いずれにしても、今後の救急医療体制の改善のためには、救急医が小児科、産科と共同戦線を組む発想が欠かせなくなってくる。

(3) General を診られる医師の養成の大切さ

これは、国立大学病院に限ったことではなく、私立大学病院も含め、救急医は専ら三次救急に従事し、一次、二次救急は、他科に任せていることが多い。その一次、二次救急に従事するそれぞれの科の専門医は自らの専門領域に関しては、卓越した臨床能力を示すが、実際には、専門科と専門科の狭間に落ち込み、不幸な転機をとる救急患者が見られるようになり、社会問題ともなっている。一次、二次救急における専門家、スペシャリスト、教育者が求められている。しかしながら三次救急の志向の強い救急医のなかには、一次、二次救急に対して、それを軽視するような傾向も見られる。例えば、一次、二次救急診療を行うことに対して、「風邪ひきを診させられる」と表現する者もいる。風邪という診断のもとに様々な致死的な疾患が見逃されている医療の現実に理解がない。一次、二次救急の醍醐味は、診断への過程にあり、三次救急の面白さはダイナミックな治療にある。このように、救急医自身も、一次救急から三次救急までをバランスよ

く診療し、診断にも治療にも強い救急医であるべきである。

　初期臨床研修必修化は、短期的に見ると、様々なデメリットを救急医療に与えているかにも見えるが、国家の施策である以上、この方針が軽々に転換するとも思えない。であれば、制度の欠陥をあげつらうよりも、ピンチはチャンスとばかりに、病院全体で前向きにこの制度に取り組むことを考えたほうが得策である。初期臨床研修必修化は、「命にかかわる疾患を見つけ出し、それに初期対応するスキルを身に付け、適切な専門医に安全に引き継ぐことができる」医師をつくることにある。この能力は、臨床医としての minimum requirement と言っても良い。この理念は素晴らしいもので、反対に言えば、今までの研修制度ではそれがなされなかったからこそ、制度が変わったのである。この理念は、まさに、一次、二次救急医療の本質を突いている。極論を言えば、初期臨床研修医に三次救急医療を行える能力は求められておらず、それよりももっと基本的な救急診療能力の獲得が求められている。もちろん、初期臨床研修医に三次救急医療を体験させることは悪いことではないが、基本的な目標達成がないがしろにされてはならない。いわば、新臨床研修医制度では、臓器別に専門分化された発想ではない、general な救急診療能力が求められている。初期研修医にこのような能力を獲得させる中心的な責務を救急医は負っていることを自覚すべきであろう。同時に初期研修医教育は病院全体の問題でもあるので、しかるべきサポートを各科から受ける権利があり、各科には救急診療部門を支える義務も生ずる。

(4)　いわゆる救急難民について

　昨今、一次、二次救急医療機関が減り、慢性的な医師不足もあいまって救急搬送先がなかなか見つからず、10件以上も病院への受け入れ要請が行われることが社会問題となっている。有吉らは、これを「救急難民」と呼んでいる。筆者らは、医師の専門分化が進みすぎたことが一因であると考えている。例えば、鼻出血を例に挙げると、要請を受けた病院は、「耳鼻科医のいる病院を当たってください」となり、耳鼻科専門医が当直している病院は極めて限られているため、患者が救急難民化するのである。決して鼻出血を軽視するものではないが、9割以上の鼻出血は緊急に耳鼻科専門医の診療は必要ではなく、初期救急臨床能力があれば、ほとんどが対応可能なのである。しかも、耳鼻科専門医は鼻出血の治療に専念するので、なぜ鼻出血を起こしたのか、という発想に欠けがちで、くも膜下出血で失

神を起こして顔面を打撲して鼻出血している患者を見落とすことにもなりかねない。これが、まさにすべての診療に general な診断力が必要な理由であり、それを教育することが新臨床研修必修化において救急医に求められているのである。救急部門における研修で、この general な診断力が身に付けば、その後、彼らが専門医となってからも救急初期診療が行える層が増えることになる。そうして、一次、二次救急医療機関の機能が強化され、救急難民も解決に向かう。各科の医師が、「私は、その患者は診られない」、「その患者は僕の科の病気ではない」などと言っているうちは、救急難民は増加の一途をたどるであろう。全人的医療という言葉は、もはや古い言葉であるが、いまだに日本の救急医療でそれが実現しているとは思えない。病人を診ずして病気を診る、高度に臓器別に専門化された医療が、救急医療崩壊の根源となっている。

(5) **総合診療部門との連携**

　各大学によって、総合診療部門の有無、規模、診療体制は異なるが、前項で挙げた general な診療能力、言い換えればプライマリーケアの能力の教育に関しては、総合診療部との連携が欠かせない。では、救急医の行う一次、二次救急と総合診療医の行う一次、二次救急とはどう違うのであろうか。救急医の行う一次、二次救急は外科系疾患と急性期疾患への指向が強い一方、総合診療医は慢性疾患の長期フォローや悪性腫瘍、内科疾患の複合例、老年医学への指向が強い。もちろん、施設によって両者の境界、棲み分けは異なってこようが、それぞれの指向性を尊重しながら、一次、二次救急の診療、教育を進める必要がある。その意味で、総合診療部がない大学病院では事態は深刻である。一次、二次救急のすべてが救急医にかかってしまう。健全な救急医療の展開のためには、健全な総合診療部門が不可欠であると言っていい。これからの医療の質の向上のためには、救急、総合診療はもちろんのこと、感染管理、医療安全など、臓器横断性、組織横断性の高い「よこ糸」的な病院機能の強化が欠かせない。

(6) **女性医師がのびのびと医業を続けられる環境の整備**

　医師不足が指摘されて久しいが、女性医師が、出産、育児を機に医業を道半ばで中断せざる得なくなり、そのまま家庭に入ってしまう例は枚挙にいとまがなく、こういった事態は国家的損失であるともいえる。小児科、産科には、女性医師が多く、こういった事情は小児科医、産科医不足の一因ともなっている。また、医学部、特に国立大学医学部入学者に占める女

性の割合は年々増えてきており、女性医師が結婚して子供を持ってものびのびと、一生医業を続けられる社会基盤の整備は急務である。このためには、大学病院で短時間ずつでも勤務できる制度の推進、24時間保育所の併設など、女性医師の社会環境の整備が欠かせない。救急部門は、他の部門よりもこういったタイムフレックスな考え方は容易なはずである。また、救急医では、いまだ女性医師の数が少なく、例を挙げれば、女性の救命救急センター長は、いまだ5人にも達していない。このことは、救急医の労働環境が過酷であることも一因となっていようが、労働環境の改善とともに、女性医師の日勤のみの勤務形態を可能にするなど、救急部門においても柔軟な対応を迫られている。

(7) 医学部教育の抜本的改革－医師の職業倫理の確立

　前述したように、救急医療が「医の原点」であることは、自明の理であるが、現在、残念ながら、「医の原点」であることが忘れ去られているような御時世であることは嘆かわしい。そもそも医学部教育において、医の職業倫理をしっかり教育する機会がほとんどないことに問題がある。医師における職業倫理は、日本において「医道」と称されるが、言い換えれば、「医師道」には明文化されたものがなく、極めて曖昧な概念となっている。厚生労働省の審議会に医道審議会なる組織があり、破廉恥罪や刑事罰の下った者への医師免許取り消しを行っていても、だれも「医道」、「医師道」を具体的かつ論理的に説明しようとはしなかった。

　西洋には、古代ギリシャの時代から、いわゆる「ヒポクラテスの誓い」と言われる明文化された医学の職業倫理綱領がある。また、英語には「ノーブレス・オブリッジ（noblesse oblige）」という言葉があり、人々から大きな尊敬を受けようとする人間は、高い倫理観を維持し、それ相応の義務も果たさねばならないという、いわば日本の武士道にも通ずる考え方がある。今ここで、我々は、日本独自の医師の職業倫理綱領を明確化する必要がある。

　そこで奥村は、「医師道」なるものの定義を試みている。「医師道」とは、日本古来の伝統文化である武士道に準じて、「心」、「技」、「体」より成ると主張する。「医師道」にとっての「心」とは、患者及びその家族、友人、同僚に対する思いやりの気持ちであり、コミュニケーション能力ととらえてもいい。別の言葉で言うと、接遇である。昨今、医療紛争が多発しているが、相手の気持ちを読めないために起こる接遇の問題に端を発すること

が実に多い。医師道にとっての「技」とは、医療技術にほかならない。医師は日々精進して、医療技術の向上に努めなければならない。どんなに気持ちがともなって知識があっても、注射が下手であれば患者の信頼と尊敬は得られない。「医師道」にとっての「体」とは、医学知識である。医師の血となり肉となる体は、常に真理を追い求める知識欲によって研ぎ澄まされるのである。これら、医師道における「心」、「技」、「体」のバランスとれた教育が、高い倫理観を持った医師育成の基本となる。

このような医師の職業倫理を医学部教育の大きな柱にすることが、今の医学部教育に最も求められている。医学部は、単なる職業訓練校になってしまってはならない。そうすれば、おのずと、「けがや急性疾患により医者に助けを求めている救急患者」を無視できないはずである。

4 まとめ

国立大学病院の救急診療を通して、救急医療体制改善への道を探った。最も根源的な抜本的対策は、医学部教育改革に尽きるものと考える。体制をいくら改善させても、その体制を支える「ひと」が、高い志を持ち、国民に尊敬される存在でなければ解決にならない。また、今後、公的病院が救急医療を担わなければならない状況はさらに進むものと考えられ、国立大学病院が前述したような救急医療に十分に対応できないような状況、環境にあることは、今後の我が国の救急医療体制の構築上大きな問題である。国はもっと人員と設備を国立大学病院の救急部門に注入し、特に教育と診療を充実すべきである。

(佐賀大学医学部危機管理医学教授　奥村　徹、
佐賀大学医学部救急医学教授　瀧　健治)

第10章　編者のまとめ

　国公立医療機関は国民や市民のための医療機関であり、本来は救急医療機関の中心的存在でなければならない。しかし、公立病院はいざ知らず国立病院、特に国立大学付属病院の多くは救急診療を拒否してきた。しかし、前川氏の論文（第10章Ⅰ）や奥村氏の論文（第10章Ⅱ）にもあるように、救急医療の充実に努力している国立大学も増えつつある。

　私的医療機関が救急診療から撤退しつつある現在、欧米諸国に見るように国公立医療機関が表に出て救急診療をしなければならない時代になりつつある。医療費の赤字は当然、国や都道府県、市町村が国民や市民のためにカバーしなければならない。

第11章　休日・夜間診療所の現状とあり方

1　休日・夜間診療システム成立前の状況

　休日・夜間診療所の現状を述べる前に、まずこのシステムが成立するまでの経過を説明しなければならない。救急に対する法規は、1964（昭和39）年に創設された救急隊の搬送先を確保するための救急医療機関の告示制度と、それに基づく厚生省「救急病院等を定める省令」しか存在せず、救急医療施設に関する規定も極めて不明確であり、救急医療体制の確保に手挙げした医療機関の協力によって支えられていた。一方で、不意の急病患者に対する搬送受け入れができない病院や診療所での取り扱いが医療法の「応召の義務」で縛られる中、いわゆる「たらい回し」と報道され社会問題となった。
　1970年代の救急医療体制は高度経済成長がピークを迎える年代であり、交通事故や産業災害による外科系救急患者への対応が中心であった。また、人口の急速な都市集中によって、ニュータウン開発が促進され、生活圏が次第に郊外へと拡大された。さらに週休2日制が普及してくると、地域医療を担う開業医にとっては、休日・夜間の内科系急患への対応が求められるようになってきた。
　外科系救急医療センターの新設が全国的に一応終了した1971（昭和46）年度に、厚生省は国・公立医療機関の救急整備費を予算に計上するが、私的病院の救急施設に対する配慮は皆無であった。このため、本来なら国や自治体が取り組むべき救急問題から生じる多くの不都合な事象が、結果として常に現場医師の責任とされたのである。しかも、消防搬送機関と救急告示医療機関の救急傷病者応需情報網の不備もその一例であった。
　こうした状況下で、厚生省は地域の医療関係者や住民との協議による当番医制度の実施を目指して、1972（昭和47）年度から、ようやく保健所単位の「休日・夜間診療所対策協議会」を設置し、この運営に必要な経費を補助するため救急医療国庫補助制度を設けた。さらに1974（昭和49）年度からは人口10万人

以上の市に休日・夜間診療所を設置し、その整備・運営費について助成措置を行った。しかし、この年代の救急医療行政は、基本的に地域医師会員が輪番で診療に当たる「在宅当番医制」に依存する域を出なかったのである。

1977（昭和52）年度から厚生省は初期・二次・三次の救急医療機関及び救急医療情報センターからなる救急医療体制の体系的な整備の推進、並びに新たな地域医師会の在宅当番医制に対する助成事業を開始することとなる。この事業は「救急医療対策事業実施要綱」に基づき実施され、地方公共団体は休日及び夜間の診療を行う急患センターを整備し地域住民の救急患者の医療を確保することとした。その後、全国的に地域の医療資源に基づき休日・夜間診療所の設置や在宅輪番医制度が拡大されていった。

この初期・二次・三次の救急医療体制は、当初、救急告示制度を補完する性格であったが、現在では地域における救急医療体制を確保することが求められるようになった。だが、必ずしもこれら医療機関が救急搬送先とはなっていないことから、住民や救急隊にとって分かりやすい制度とするため、1998（平成10）年、両制度の一元化が図られ、都道府県が策定する医療計画に救急医療体制の記載が盛り込まれた。

2　休日・夜間診療所の整備状況

厚生労働省の資料によると、2006（平成18）年3月31日現在、休日夜間急患センターは510か所、在宅当番医制実施地区は666地区である（表11−1）。北海道・東北・北陸・中四国・九州は在宅当番医制実施地区が多く、東京、神奈川、愛知、大阪など大都市においては休日夜間急患センターが多い傾向にあり、在宅当番医制実施地区はやや少ない傾向にあった。すなわち交通網の発達した地区においてはセンターが拠点化、集約化されていて、開業している医師が協力し、運営されている。一方、過疎地においては拠点化・集約化が困難であり在宅当番医制が実施されている。

人口の高齢化による疾病構造の変化により、救急告示医療機関では、外科系から内科系の救急患者への診療が拡大していき、徐々に休日・夜間診療所、在宅当番医への内科疾患の患者数が減少していく傾向にある。

表11-1　救急医療施設等設置状況

	救急告示医療施設数			休日夜間急患センター	在宅当番医制実施（地区数）	入院を要する救急医療施設	救命救急センター	救急医療情報センター
	総数	病院	診療所					
北海道	294	264	30	14	44	127	10	1
青森	64	56	8	3	8	21	2	1
岩手	59	57	2	3	14	41	3	1
宮城	73	69	4	8	16	41	4	1
秋田	33	33	0	5	7	20	1	1
山形	38	38	0	9	11	7	2	0
福島	59	59	0	5	15	68	3	1
茨城	105	102	3	11	17	50	4	1
栃木	83	61	22	9	6	29	5	1
群馬	102	79	23	8	13	62	2	1
埼玉	209	192	17	28	25	140	6	1
千葉	142	134	8	21	18	151	9	1
東京	354	335	19	62	45	276	21	1
神奈川	184	172	12	46	13	171	11	1
新潟	72	70	2	13	14	66	4	1
富山	60	41	19	5	11	20	2	1
石川	73	49	24	1	9	11	2	1
福井	71	47	24	3	11	9	1	1
山梨	46	37	9	1	10	34	1	1
長野	97	88	9	5	17	53	7	1
岐阜	82	74	8	8	17	44	6	1
静岡	130	82	48	13	24	63	6	1
愛知	232	184	48	40	22	115	12	1
三重	73	59	14	9	14	33	2	1
滋賀	34	34	0	9	3	23	4	1
京都	95	95	0	11	5	89	3	1
大阪	282	280	2	38	0	271	10	1
兵庫	201	190	11	21	27	180	5	1
奈良	41	41	0	11	4	45	3	1
和歌山	68	56	12	6	3	42	3	1
鳥取	25	23	2	4	0	21	2	0
島根	24	24	0	4	9	19	3	0
岡山	96	87	9	3	24	24	3	1
広島	161	125	36	11	27	63	5	1
山口	75	64	11	9	20	42	4	1
徳島	38	35	3	3	11	22	3	1
香川	81	59	22	1	9	17	2	1
愛媛	60	57	3	6	16	46	3	1
高知	40	37	3	1	6	31	2	1
福岡	144	139	5	22	24	299	8	1
佐賀	60	49	11	6	9	56	2	1
長崎	66	66	0	2	13	42	1	1
熊本	79	68	11	2	15	43	2	1
大分	54	50	4	1	15	38	1	1
宮崎	63	59	4	5	9	10	2	1
鹿児島	93	84	9	2	18	114	1	0
沖縄	25	25	0	2	0	25	3	0
計	4,640	4,129	511	510	666	3,214	201	42

注：救命救急センター及び救急医療情報センターは平成19年1月1日現在、その他は平成18年3月31日現在の数値を計上

3 小児科急病医療の現状

　小児救急医療に関しては、少子化に相まって保護者の権利意識が強くなり、また夫婦共働きにより小児の受診が小児科の夜間、時間外診療へとシフトしていった。救急病院の小児科窓口に患者が押し寄せることとなり、医療現場の疲弊を招くこととなった。そこで、医療資源の効率化から、休日・夜間診療所の小児科部門だけが独立し、複数の自治体が協力して、外来中心の小児救急センターを設置し、小児科開業医も参加することで、順調にセンター運営がなされている地域も存在するようになった。これには、診療報酬にて地域の開業医が参加しやすくなるように「夜間小児連携加算」などで政策誘導がなされている。しかし小児科医療は本来、不採算医療である。小児科医師の不足も重なり民間病院が小児科を廃止していくことにより、残された小児科がさらに過重労働を強いられる。拠点化・集約化には周りの環境を考えながら地域医療を混乱させないようにしていかなければならない。

4 日本医師会実施アンケート

　日本医師会が2007（平成19）年4月に「医師会と救急医療に関する調査」として819の郡市区医師会に休日・夜間の診療についてアンケートを行っている。回収は762郡市区医師会で回収率は93％であった。全地域をカバーする形で休日夜間急患センターがある医師会は、全体の41.3％であり、一部の地域をカバー若しくは隣接地域との共同設置の割合も含めると52.9％が実施していた（表11－2）。ブロック別に見ると、関東甲信越、東京ブロックにおいて全地域をカバーしての実施率が5割超と高く、隣接地域との共同設置（16.7％）が高い近畿ブロックも含めると、大都市圏での対応が進んでいることが分かる。また、その設置形態を見ると、「市区町村又は第3セクターが運営、医師会は何らかの形で協力」している割合が53.3％と半数を超える（表11－3）。「郡市区医師会又は管下地区医師会が設置、管理運営」をしているのが20.1％と続き、何らかの形で協力している割合が高い。近畿ブロックや東北ブロックで「市区町村又は第3セクターが運営、医師会は何らかの形で協力」している割合が高く、東京ブロックで「郡市区医師会又は管下地区医師会が設置、管理運営」している割合が他ブロックに比べて高かった。対応診療時間帯は「平日の18時ごろ～23時ごろ」が49.2％と約半数であり、「平日の23時ごろ～翌朝8時ごろ」は2割程

度であった（表11－4）。休日の対応は「8時ごろ～13時ごろ」、「13時ごろ～18時ごろ」が7割前後、「18時ごろ～23時ごろ」は半数強、「23時ごろ～翌朝8時ごろ」では2割が対応していた。ブロック別に見ると、関東甲信越、中国四国ブロックでは平日休日ともに「18時ごろ～23時ごろ」の対応率が高く、九州ブロックでは平日休日の「18時ごろ～翌朝8時ごろ」の夜間対応が進んでいる。一方、中部・近畿ブロックでは休日の「8時ごろ～18時ごろ」の日中時間帯の対応が進んでいた。診療科「内科」（91.1%）、「小児科」（90.4%）が9割と高く、「外科」は33.1%の対応率であった（表11－5）。東京や近畿ブロックでの「外科」の対応割合は低く、大都市圏での対応があまり進んでいないことがうかがえる。むしろこれは「外科」は二次医療機関が対応する体制になっている。小児科がない場合の小児患者への対応は「小児科以外の診療科で対応」している割合が24.6%となっている。

一方、在宅当番医制の実施状況を見ると、「管下の全地域で実施」が52.8%と半数を超える（表11－6）。「実施していない」医師会も31.6%で全体の3分の1程度存在する。ブロック別で見ると中国四国、九州ブロックの8割前後が全地域で実施しているが、近畿ブロックは74.6%が実施していない。大都市圏では半数強が実施していない。

表11－2　休日夜間急患センター実施状況

		回答者数	ある。全地域をカバーしている。	ある。一部のエリアをカバーしている。	ある。隣接する地域と共同で設置している。	ない	その他	ある合計
	全体	(n=762)	41.3	5.9	5.6	40.4	4.1	52.9 (%)
ブロック①	北海道ブロック	(n=44)	<u>29.5</u>	2.3	<u>0.0</u>	65.9	2.3	<u>31.8</u>
	東北ブロック	(n=75)	37.3	5.3	1.3	50.7	1.3	<u>44.0</u>
	関東甲信越ブロック	(n=147)	54.4	6.8	3.4	<u>26.5</u>	6.1	64.6
	東京ブロック	(n=42)	66.7	16.7	2.4	<u>14.3</u>	0.0	85.7
	中部ブロック	(n=116)	42.2	6.9	7.8	36.2	3.4	56.9
	近畿ブロック	(n=138)	43.5	3.6	16.7	<u>29.7</u>	3.6	63.6
	中国四国ブロック	(n=96)	<u>25.0</u>	4.2	3.1	59.4	6.3	<u>32.3</u>
	九州ブロック	(n=104)	<u>31.7</u>	5.8	1.0	53.8	4.8	<u>38.5</u>
ブロック②	大都市圏（首都圏、中京、近畿）	(n=308)	53.6	7.5	8.4	<u>25.3</u>	2.9	69.5
	大都市圏以外	(n=454)	<u>33.0</u>	4.8	3.7	50.7	4.8	<u>41.6</u>

※全体値より5ポイント以上のスコアは網かけ、5ポイント以下のスコアは斜体下線

表11-3 休日夜間急患センター設置形態

		回答者数	市区町村が設置、医師会協力運営第三セクター	市区町村が運営関与なし医師会第三セクター	郡市区医師会又は管理運営地区医師会	タ地域病院内医師会が設置運営センター	タ地域病院内医師会以外が管理運営センター	f1. その他	f2. その他（市町村が設置、医師会が管理運営）*	
全体		(n=492)	53.3	2.6	20.1	3.9	4.7	5.7	11.0	(%)
ブロック①	北海道ブロック	(n=14)	57.1	0.0	_0.0_	14.3	7.1	_0.0_	28.6	
	東北ブロック	(n=39)	64.1	2.6	_5.1_	0.0	7.7	15.4	_5.1_	
	関東甲信越ブロック	(n=118)	_45.8_	1.7	23.7	4.2	4.2	3.4	16.1	
	東京ブロック	(n=54)	_25.9_	1.9	40.7	9.3	0.0	1.9	24.1	
	中部ブロック	(n=88)	55.7	1.1	22.7	0.0	6.8	4.5	8.0	
	近畿ブロック	(n=101)	80.2	3.0	_8.9_	0.0	4.0	5.0	_1.0_	
	中国四国ブロック	(n=34)	_47.1_	5.9	23.5	5.9	5.9	8.8	_5.9_	
	九州ブロック	(n=44)	_34.1_	6.8	22.7	11.4	4.5	11.4	13.6	
ブロック②	大都市圏（首都圏、中京、近畿）	(n=279)	55.6	1.4	25.4	2.5	2.5	3.2	11.1	
	大都市圏以外	(n=213)	50.2	4.2	_13.1_	5.6	7.5	8.9	10.8	

※全体値より5ポイント以上のスコアは網かけ、5ポイント以下のスコアは斜体下線
*f2. その他（市町村が設置、医師会が管理運営）は、「その他」の自由記述欄に具体的に記載があったサンプルを独立させて集計

表11-4 休日夜間急患センター診療時間帯

		回答者数	平日～18時ごろ	平日18～23時ごろ	平日23時～翌朝8時ごろ	休日～13時ごろ	休日13～18時ごろ	休日18～23時ごろ	休日23時～翌朝8時ごろ	不明	
全体		(n=492)	49.2	20.1	70.5	68.7	55.9	19.1	1.6		(%)
ブロック①	北海道ブロック	(n=14)	64.3	64.3	_35.7_	_28.6_	64.3	64.3	0.0		
	東北ブロック	(n=39)	53.8	20.5	71.8	76.9	53.8	20.5	2.6		
	関東甲信越ブロック	(n=118)	66.3	_13.6_	62.7	_61.9_	66.9	_13.6_	2.5		
	東京ブロック	(n=54)	_38.9_	_3.7_	72.2	68.5	66.7	_5.6_	1.9		
	中部ブロック	(n=88)	46.6	_14.8_	79.5	73.9	_43.2_	14.8	1.1		
	近畿ブロック	(n=101)	_18.8_	23.8	81.2	80.2	_39.6_	18.8	0.0		
	中国四国ブロック	(n=34)	73.5	20.6	73.5	67.6	61.8	17.6	0.0		
	九州ブロック	(n=44)	65.9	45.5	_54.5_	_56.8_	70.5	45.5	4.5		
ブロック②	大都市圏（首都圏、中京、近畿）	(n=279)	_35.5_	_13.3_	77.1	75.3	_50.5_	_11.8_	1.1		
	大都市圏以外	(n=213)	67.1	29.1	_62.0_	_60.1_	62.9	28.6	2.3		

※全体値より5ポイント以上のスコアは網かけ、5ポイント以下のスコアは斜体下線

第11章 休日・夜間診療所の現状とあり方

表11－5 休日夜間急患センター診療科

(1) 診療科

		回答者数	内科	小児科	外科	耳鼻咽喉科	眼科	産婦人科	その他
全体		（n＝492）	91.1	90.4	33.1	11.6	9.3	5.7	10.0 (%)
ブロック①	北海道ブロック	（n＝14）	100.0	92.9	35.7	28.6	28.6	14.3	7.1
	東北ブロック	（n＝39）	92.3	92.3	48.7	12.8	12.8	5.1	17.9
	関東甲信越ブロック	（n＝118）	90.7	90.7	35.6	10.2	6.8	5.9	8.5
	東京ブロック	（n＝54）	*85.2*	94.4	*13.0*	*5.6*	*1.9*	1.9	*1.9*
	中部ブロック	（n＝88）	94.3	89.8	33.0	12.5	9.1	6.8	10.2
	近畿ブロック	（n＝101）	91.1	91.1	*16.8*	12.9	11.9	3.0	12.9
	中国四国ブロック	（n＝34）	91.2	*85.3*	38.2	8.8	5.9	2.9	8.8
	九州ブロック	（n＝44）	88.6	86.4	70.5	13.6	13.6	13.6	11.4
ブロック②	大都市圏（首都圏、中京、近畿）	（n＝279）	91.0	92.5	*22.2*	12.5	9.0	3.9	9.0
	大都市圏以外	（n＝213）	91.1	87.8	47.4	10.3	9.9	8.0	11.3

※全体値より5ポイント以上のスコアは網かけ、5ポイント以下のスコアは斜体下線

(2) 小児の患者への対応（軽症の場合）

		回答者数	小児科以外の診療科で対応	休日夜間診療実施小児科機関へ転送	その他
全体		（n＝492）	24.6	5.7	15.9 (%)
ブロック①	北海道ブロック	（n＝14）	35.7	7.1	*0.0*
	東北ブロック	（n＝39）	25.6	5.1	*7.7*
	関東甲信越ブロック	（n＝118）	29.7	2.5	22.9
	東京ブロック	（n＝54）	*16.7*	5.6	*9.3*
	中部ブロック	（n＝88）	31.8	5.7	*9.1*
	近畿ブロック	（n＝101）	*18.8*	5.9	22.8
	中国四国ブロック	（n＝34）	*14.7*	5.9	*8.8*
	九州ブロック	（n＝44）	22.7	13.6	20.5
ブロック②	大都市圏（首都圏、中京、近畿）	（n＝279）	24.0	5.0	16.8
	大都市圏以外	（n＝213）	25.4	6.6	14.6

※全体値より5ポイント以上のスコアは網かけ、5ポイント以下のスコアは斜体下線

表11-6　在宅当番医制実施有無

		回答者数	貴会全地域での実施管下	貴会一部地域での実施管下	隣接医師会との共同実施	実施していない	実施合計
全体		(n=762)	52.8	9.4	1.8	31.6	64.0 (%)
ブロック①	北海道ブロック	(n=44)	_43.2_	27.3	2.3	_22.7_	72.7
	東北ブロック	(n=75)	_46.7_	20.0	1.3	26.7	68.0
	関東甲信越ブロック	(n=147)	56.5	14.3	0.7	_23.1_	71.4
	東京ブロック	(n=42)	_33.3_	7.1	7.1	42.9	_47.6_
	中部ブロック	(n=116)	57.8	5.2	3.4	29.3	66.4
	近畿ブロック	(n=138)	_19.6_	_1.4_	1.4	74.6	_22.5_
	中国四国ブロック	(n=96)	76.0	6.3	2.1	_12.5_	84.4
	九州ブロック	(n=104)	80.8	6.7	0.0	_9.6_	87.5
ブロック②	大都市圏（首都圏、中京、近畿）	(n=308)	_36.4_	4.9	2.3	51.6	_43.5_
	大都市圏以外	(n=454)	63.9	12.6	1.5	_18.1_	78.0

※全体値より5ポイント以上のスコアは網かけ、5ポイント以下のスコアは斜体下線

表11-7　医療連携取り組み内容

		回答者数	休日夜間急患センター等の運営を1会で実施	複数の医療機関・医師会を連携しシステム構築	電話相談事業を実施	休日後もかかりつけ医による診療実施時間	特に取り組みは実施していない	その他
全体		(n=762)	32.3	17.3	7.6	17.7	31.2	17.1 (%)
ブロック①	北海道ブロック	(n=44)	_18.2_	20.5	4.5	20.5	34.1	25.0
	東北ブロック	(n=75)	_26.7_	21.3	4.0	16.0	37.3	20.0
	関東甲信越ブロック	(n=147)	51.7	17.7	8.8	13.6	_23.1_	17.0
	東京ブロック	(n=42)	61.9	19.0	14.3	_9.5_	_19.0_	_7.1_
	中部ブロック	(n=116)	30.2	16.4	6.0	25.9	26.7	13.8
	近畿ブロック	(n=138)	30.4	13.8	8.7	_11.6_	42.8	13.8
	中国四国ブロック	(n=96)	_18.8_	18.8	10.4	26.0	34.4	13.5
	九州ブロック	(n=104)	_20.2_	16.3	4.8	18.3	28.8	26.9
ブロック②	大都市圏（首都圏、中京、近畿）	(n=308)	41.6	18.5	8.8	13.6	30.8	13.0
	大都市圏以外	(n=454)	_26.0_	16.5	6.8	20.5	31.5	19.8

※全体値より5ポイント以上のスコアは網かけ、5ポイント以下のスコアは斜体下線

また、診療所において通常の診療時間後、患者の急病発症、急性増悪や緊急の相談等に対応するための医療連携の取り組みについては「休日夜間急患センターの運営等を実施」している割合は32.3％（表11－7）。一方で、「特段の取り組みは実施していない」医師会も31.2％存在する。関東甲信越ブロックや東京ブロックは「休日夜間急患センターの運営等を実施」が半数を超え、他のブロックに比べ圧倒的に実施率が高い。また、中部ブロックや中国四国ブロックでは「会員に診療時間後でも急病等への処置や相談を実施するよう働きかけている」割合が他のブロックと比べても高く、ブロックごとに取り組みの違いが現れている。

最近では、休日夜間急患センターの開設当初から「医師会員のすべてが平等に負うべき義務である」との立場で出務してきた開業医が高齢化している。また、現在の医療事情を考慮した専門性への配慮から出務可能な会員数が大幅に減少して、これをカバーする大学等からの勤務医師の出務によって、更なる勤務医師の疲弊につながっていることも憂慮すべき点である。

5　大阪における救急医療体制整備

ここで、各論として大阪府における「休日・夜間診療所（センター）の歴史を振り返ってみる。

大阪府では、1972（昭和47）年に知事の私的諮問機関である大阪府救急医療対策審議会が発足し、救急医療体制の確保について知事への答申を行っている。一方、大阪市では1974（昭和49）年に大阪市医療審議会が設置され、同会内に救急医療部会が設けられた。

大阪府医師会では、1972年に「救急医療、特に休日、時間外診療に関する大阪府医師会の見解」を決定し、このなかで前述の初期・二次・三次救急医療体制の根幹部を提言している。また、同年には、過去6年間にわたる調査・検討の実績を基に「大阪府内の救急医療体制について」の大綱を発表し、救急医療に取り組む積極的な姿勢を内外に示した。以後、各地域の実情を把握しながら、在阪の医育機関（5大学）、大阪府病院協会、各専門医会、大阪府医師会勤務医部会等での協議も含めて検討を重ね、「大阪府内における救急医療体制要綱」として、1978（昭和53）年2月の大阪府医師会臨時代議員会にて機関決定した。以下に同要綱の要約を示す。

(1) 救急医療体制のシステム化
　ア　一次（初療）救急医療体制
　　一次（初療）救急医療体制は、休日急病診療所が各地区医師会の積極的な協力の下に定点方式で、一部は輪番制方式によって設定され、休日（昼間）における内科、小児科を主とした急病診療体制が確保されているが、さらに1978（昭和53）年度末までには全府内的にその体制の整備を完了するものとする。なお輪番制方式のところも、最終的には定点方式に移行することが望ましい。
　　夜間急病診療所については、準夜時間帯は土曜・休日のみ各ブロックで、深夜時間帯は府内を広域的に当面3ゾーンで対応するとの構想を示した（図11－1）。各ブロックの現状と地域特性、医療資源の適正配分の観点等から見て、各ブロックでの準夜急病診療所、府内3ゾーンを単位とする夜間（深夜）急病診療所を、当面それぞれ設定する。大阪市については、準夜・深夜を含めた夜間急病診療所を1978年度中に開設し、府内の中央ゾーン的役割を果たすものとする。
　イ　二次後送病院
　　全府内的に休日急病診療所の設立が完了する段階において、二次後送病院群のブロック内での体制整備は極めて重要なことから、各ブロックの地域救急医療連絡協議会で早急に協議を行い、地域の実情に応じて二次後送病院体制を整備する。なお、そのために公私を問わず全病院の積極的協力、参加を求めると同時に、府及び各市町村がそれぞれ体制整備に協力して対処し、総合的、有機的な連携の下に精力的な取り組みをする必要がある。
　ウ　三次救急医療体制（救命救急センター）
　　既設の救急医療センターの機能の充実を図るとともに、在阪5大学医学部附属病院はもちろん、特定の診療部門に高度の機能を有する医療機関については、国・公・私を問わずその機能を活用するために、積極的な参加ができるようその対策を講ずる必要がある。また三次救急は広域的な診療圏を持つので、国の責任を明確化し、高度な助成を必要とする。国・府・その他関係機関の協議体制を確立することにより、その実現を図るものとする。
　エ　特定科目の救急医療体制
　　耳鼻咽喉科、眼科、産科等のいわゆる特定科目については、専門医会、

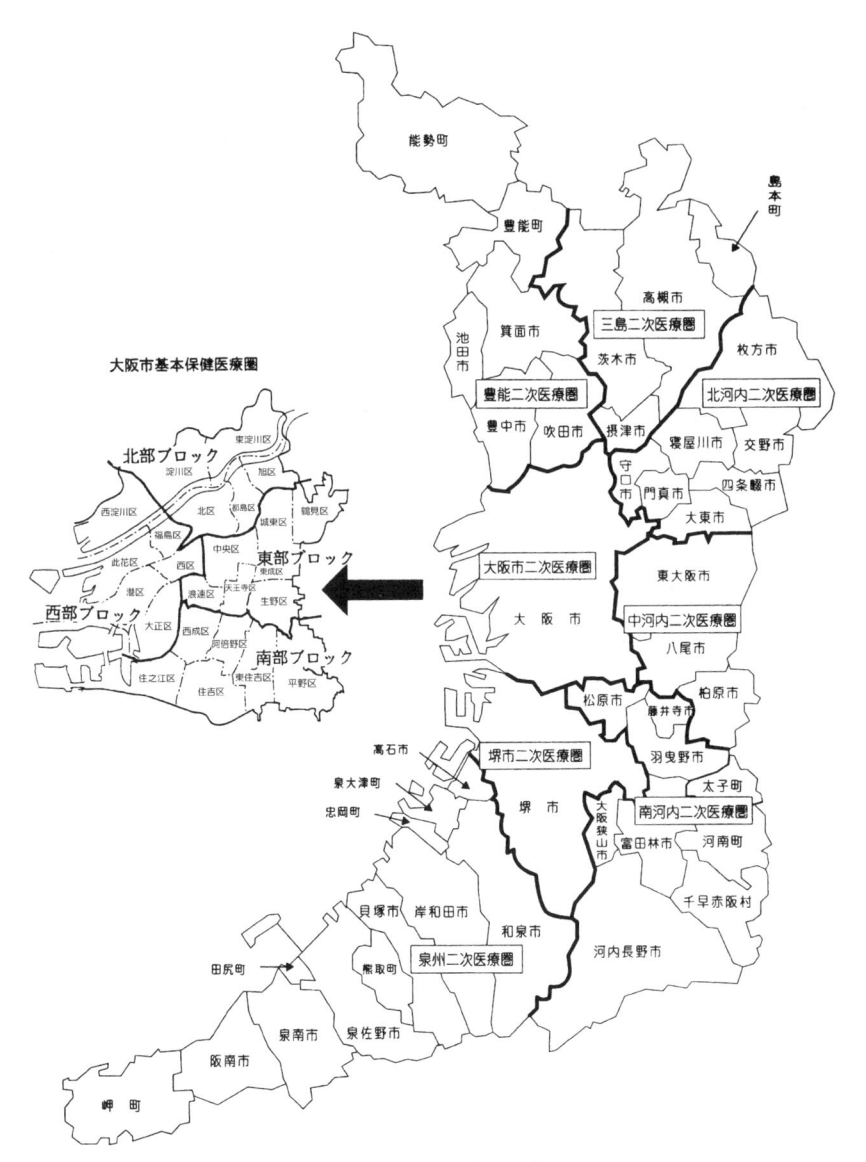

第11章　休日・夜間診療所の現状とあり方　　321

図11－1　二次医療圏区域図

勤務医部会、各大学関係者の積極的な協力の下に、当面府内1か所、一次から三次に至るまでの一貫した救急医療体制の確立を図るものとする。また精神科、結核については、府立の専門病院を中核として一般単科病院の協力の下に対処するものとする。

　なお、大阪市が予定している特定科目診療センターについては、当面府内全域を対象として1978（昭和53）年度中に開設するものとする。

(2) 救急医療情報システムの整備

　救急医療体制のシステム化を図るためには、府内全域の救急医療機関の固定情報と刻々変動する情報とを的確に把握し、関係医療機関、消防搬送機関、救急医療情報センター等が相互に情報を交換できるよう有機的な連携を図るものとする。そのためには、府、市及び関係団体と早急な協議を重ね、救急医療情報システムを導入し、1978（昭和53）年度中に実施するものとする。

(3) 大阪府救急医療事業団（仮称）の設立

　深夜、特定科目診療を含む急病診療センター、二次、三次後送病院体制、情報システム、救急医療に関する調査・研究等、府内の救急医療体制の円滑な運営を図るため、1979（昭和54）年度発足を目標に準備を進める。

(4) 協議組織等

ア　協議組織

　大阪府及び大阪府医師会の指導の下に、地域救急医療連絡協議会、三次医療機関連絡協議会、救急医療情報連絡協議会を設置する。

イ　コ・メディカルの協力

　救急医療体制の充実のためには、コ・メディカルの積極的参加が必要不可欠であり、国・府その他関係方面は、そのための条件整備を急ぐべきである。

(5) 休日急病診療所のシステム化

ア　大阪府医師会の基本的考え方

　救急医療は国及び地方自治体が責任をもって取り組むべき問題であり、医師は地域医療、人道主義の立場から積極的に協力する。問題点としては医療従事者の不足、医業上の不採算、医療事故責任の所在、健康教育等である。

イ　大阪府救急医療対策審議会の設置とその答申

　大阪府は1972（昭和47）年9月に条例により「大阪府救急医療対策審

議会」を発足させ、次の事項を答申した。

　①休日急病診療所を各自治体に人口20万人を標準として1か所設置する。
　②救急告示医療機関の整備のための助成と空床確保事業への助成。
　③後送病院の体制整備と特定科目急病診療センターの設置。
　④救急医療情報センターの設置と公立・公的病院の救急事業への参加。

ウ　大阪市の休日急病診療体制の整備

　1972（昭和47）年11月、大阪府医師会と大阪市域医師会連合は連名で、大阪市長に対し「基本方針の明確化と救急医療対策審議会及び体系的休日診療所の設置」を骨子とする要望書を提出した。これを受け大阪市は、1973（昭和48）年1月に「大阪市救急医療対策協議会」を発足させた。本協議会は、休日、夜間、年末年始における診療体制の確立と休日診療所の設置、及びこれに対応する後送病院の整備、消防機関との協力方法、地域救急医療施設の設立など諸問題を協議し、同年10月に「大阪市における休日診療体制の早期実現について」をまとめ、その中で「休日診療対策大綱」として提案した。

　実施診療科目・診療時間は、内科、小児科、眼科、耳鼻咽喉科の診療を行うものとし、診療時間は、休日及び年末年始が午前10時から午後5時、土曜日は午後1時から午後5時、夜間は午後9時から午前8時までとする。

　診療機関は人口10万から20万人の単位地区に内科、小児科の急病診療を行う「休日急病診療所」を1か所開設し、内1から2か所に眼科、耳鼻咽喉科を併設する。また国立及び公的病院を中心に二次医療機関としての後送病院を一定数確保する。患者搬送には消防救急車を要請する。

　助成については、大阪市は休日急病診療所を設置して施設の管理を行い、運営を大阪府医師会へ委託するとともに従事者の業務中における身分保障、医療事故の取扱いは、大阪市と大阪府医師会で協議する。後送病院の病床確保など運営費は、大阪市が補助金等で助成する。

　大阪市は、上記大綱に基づき1975（昭和50）年5月から都島、此花・福島、東成の3休日急病診療所の建設に着手するとともに、同年7月に大阪府医師会と「大阪市休日急病診療業務委託契約」を締結した。

(6) **大阪市の休日急病診療のシステム化と事業団の設立**

　大阪市医療審議会は、1975（昭和50）年7月、地域医療のシステム化推

進のため、大阪市内を4ブロックに編成して休日急病診療所を配置した。既に決定していた都島地区、此花・福島地区、東成地区のほか、人口・面積・医療需要・患者動向等を考慮して、淀川地区と東住吉地区、住吉・住之江地区の計6か所を開設することとなり、全市域の一次診療をカバーする休日急病診療ネットワークが完成した。

　1976（昭和51）年4月、これらの診療体制を管理・運営する財団法人「大阪市救急医療事業団」が発足した。大阪市内6か所の休日急病診療所及び夜間・特定科目診療を含む救急医療センターの運営、後送病院の確保、災害発生時の対応、関係情報システムの整備まで現業部門の管理を中心に事業を行うものであり、それまで大阪府医師会が大阪市から受託していた管理・運営業務はすべて本事業団に引き継がれた。

(7)　大阪府における眼科・耳鼻咽喉科の急病診療体制の現状

　大阪府における眼科・耳鼻咽喉科の救急医療体制については、大阪府眼科医会、大阪府耳鼻咽喉科医会の協力の下、1978（昭和53）年12月17日から大阪市中央急病診療所において休日昼間帯の急病診療を開始し、以降、1984（昭和59）年12月1日から土曜日準夜帯、1985（昭和60）年12月30日からは年末年始準夜帯、1990（平成2）年3月21日から休日準夜帯へと、順次急病診療体制の拡充を図ってきた。さらには、国公立病院の土曜日外来休診への対応として、1994（平成6）年2月5日からは診療時間を土曜日午後3時から午後10時までに延長した（内科・小児科は1995（平成5）年10月3日から）。

　一方、府民ニーズの高まりや救急医療体制の再編、整備に伴い大阪府医師会では、2000（平成12）年秋ごろを目処に平日夜間の急病診療体制の整備及び二次救急医療体制の強化に向け、その具体策について大阪府、大阪市、大阪市救急医療事業団並びに大阪府眼科医会、大阪府耳鼻咽喉科医会と協議を進めた。その結果、大阪府においては、大阪府救急医療対策審議会の答申を受けて、一次救急（急病診療）は各市町村（当面は大阪市のみ）、二次救急は大阪府（大阪府医師会へ業務委託）が体制を整備することとなり、同年10月2日から大阪市中央急病診療所において平日夜間の急病診療を開始し、現在に至っている。

(8)　大阪府における精神科の急病診療体制の現状

　大阪府における精神科の救急医療体制については、大阪精神科病院協会の協力の下、1991（平成3）年10月「精神科救急医療体制実施要綱」に基

づく精神科救急医療体制事業が同年12月から実施された。その後、1998（平成10）年4月には同要綱が一部改正され、精神科救急病院確保病床数の拡充など精神科救急医療体制の強化が図られた。また、2000（平成12）年4月からの救急医療体制（救急病院）の一元化に伴い、大阪府救急医療対策審議会において精神科救急医療システム参加病院（34病院）が救急告示病院（輪番制）として認定され、救急医療情報システムに参加する等、順次、精神科救急医療体制の整備・拡充が図られてきた。

　2005（平成17）年9月1日から、大阪府・大阪市の新たな精神科救急医療体制が開始された。新体制は、精神科救急医療情報センターを新設して、「こころの救急相談（電話相談）」からの転送並びに救急隊からの搬送依頼を含むすべての受入照会について、受入病院との連絡をとりながらトリアージ及び空床管理を行うものであり、受入先については、従来の輪番性を精神科救急医療情報センターと連携して空床確保する拠点病院と後日そこからの後送を受け入れる協力病院とに分けている。また、同時に大阪市内では大阪精神科診療所協会の下、平日準夜及び休日昼間について診療所の輪番制による一次救急（急病診療）体制が開始された。

　大阪市内精神科診療所の輪番制
　　　診療時間：「平日」20：00～23：00
　　　　　　　　「休日」10：00～16：00

(9)　現在の休日急病診療所の設置状況

　2008（平成20）年1月現在、大阪府内には急病診療所が計38か所（歯科診療所、病院における急病診療を除く。）設置されている。休日（昼間：内科・小児科）急病診療所が35か所、夜間急病診療所が16か所となっている。また、特定科目（眼科・耳鼻咽喉科）急病診療所が1か所設置されている。一例として大阪府内の休日・夜間初期急病診療体制のうち、大阪市における体制を表11－8に示す。

表11-8

医療機関名称（診療科目）		診療受付時間		
		平日	土曜	休日
中央急病診療所	（内・小）	22:00～05:30	15:00～05:30	17:00～05:30
	（眼・耳）	22:00～00:30	15:00～21:30	10:00～21:30
都島休日急病診療所（内・小）		－	－	10:00～16:30
西九条休日急病診療所（内・小）		－	－	10:00～16:30
十三休日急病診療所（内・小）		－	－	10:00～16:30
今里休日急病診療所（内・小）		－	－	10:00～16:30
中野休日急病診療所	（内）	－	－	10:00～16:30
	（小）	20:30～23:00	－	10:00～16:30
沢之町休日急病診療所（内・小）		－	－	10:00～16:30
大阪府歯科医師会口腔保健センター附属検査診療所休日緊急診療所（歯）		21:00～03:00	21:00～03:00	09:30～16:00

平成20年1月末現在

6　今後の課題

　大阪府医師会は昭和40年代後半から会内で救急医療体制の整備に関する検討を行ってきたほか、昭和50年代前半の早期からは関係行政を交えた救急医療体制の整備に関する意見交換や提言・医療関係者の研修を行うなど、今も全科的な対応に努めている。現在、大阪府の中央に位置する大阪市に中央急病診療所を設置し、ここには特科である眼科、耳鼻咽喉科を配し集約化を行っている。さらに大阪市内周辺6か所に急病診療所、府内各市46のうち35に急病診療所を開設し、そこへ開業医、勤務医が協力し合って診療を行っている。

　今後の課題としては、まず地域の医療資源を再調査し、小児科、内科、耳鼻咽喉科、眼科、精神科等に分類し、患者が受診しやすく効率のよい医療圏を設定することが必要である。その上で休日・夜間診療所又は拠点医療機関を設置して勤務医師や開業医師が大同団結して参加し、住民の生命健康を守るべく一次の救急医療体制を整備すべきと考える。

　そのためには自治体の協力がなくては到底成り立つものではない。さらにうまく運営できるための診療報酬のあり方も検討すべきである。医療とは社会的

共通資本である。このことは、住民にも医療提供者にも、そして、行政にも十分理解されなければならない。

現在、我が国において都会、へき地を問わず、医療の崩壊が起きている。これは長年続く医療費抑制政策と医師不足が主原因である。さらに、医師・看護師の過重労働や医療技術の進歩に対する医療安全対策の不備からくる医療訴訟による医療提供側の士気の低下が医療崩壊に拍車をかけている。このままでは国民や患者に、安全で安心できる適切な医療がますますできなくなる。このような状況下でも国は十分な公的医療費の増加は全く考慮にない。しかしながら、私たち医療従事者は積極的に国民に安心安全な医療体制を確立させていかねばならない。救急患者のほとんどが軽症又は中等症であり、その患者にいかに休日・夜間診療所で対応していくかが問われている。

地方の医師不足は医師の高齢化が問題となり、新医師臨床研修制度では若い医師は都会志向が強く、また高収入の大病院研修を受ける医師が多くなる一方で、その専門性が強くなり、専門以外の患者を診療しなくなっていることから、医師不足は都会・へき地を問わず生じている。さらに大学医局制度が形骸化したことで、今後、医師派遣は勤務条件の優劣次第となる。

開業医・勤務医の役割分担として、地域の休日・夜間診療所は地域の医師会が一致団結して守っていかねばならないし、会員すべてがこれを認識しなければならない。診療所の経営も医療費抑制政策により多大の影響を受けているが、病院の医師、開業医が分裂することなく大同団結していかねばならない。現状では休日・夜間診療所にも勤務医の協力を求めているところもあり、この体制整備も再構築していかねばならない。

（茂松整形外科院長、大阪府医師会救急担当理事　茂松　茂人）

第12章　救急医療と医療経済

1　はじめに

　行政改革の波を受けて、医療費抑制が当然のごとく論じられている。一方で、勤務医不足から病院崩壊の一端が随所に現れ始めている。その憂き目を一身に背負っているのが救急医療である。今一度、救急医療の本質と特徴を明らかにして、救急医療から見た医療経済のあり方を考えてみたい。

2　医療制度と医療費

　現在の医療保障制度は表12-1に示す各種の保障制度で成り立っている[1]。我が国は1961年から施行されている国民皆保険制度を維持している。この医療保険制度は国の制度で、いわば強制加入の形式をとっている。しかし、一元的な医療保険制度ではなく複数の団体によって運営され、保険料率、徴収方法、財政補助率、給付率に差がある。最近、財源の格差が問題となり、負担や給付の平等性を根拠に統合が話題になっているが実現していない。

　社会保障の一環としての医療保険の制度は、主に健康保険法及び国民健康保険法で定められ、保険診療の規則は社会保険診療報酬制度、国民健康保険診療報酬制度及び老人保健制度で定められている。したがって、診療サービス提供に対して医療機関が受け取る報酬は診療報酬制度の仕組みによって決まっている。健康保険法第63条に定める5項目の給付に対し、「公定価格」として診療報酬点数表や薬価基準に応じて支払われる（表12-2）。診療報酬の改定は、厚生労働大臣が「中央社会保険医療協議会（いわゆる中医協）」に諮問し、その答申を受けて決定される。近年、2年ごとに改定されている[1]。

　なお、現在、高度先進医療、特別室料及び初診時特定療養費を例外として、保険診療と自由診療の混合診療が禁じられている。腎臓がん治療のため使用し

たインターフェロン療法（保険診療）と「活性化自己リンパ球移入療法」（保険適応外）の併用での診療ができないことに対する訴訟で、2007年11月、東京地裁で「混合診療を禁止する法的な根拠はない」とする判決が出され、現在、猛烈な論議の最中である[2]。

表12-1　我が国の医療保障制度

1. 公的医療保険
    被用者保険
        健康保険：政府管掌健康保険、組合管掌健康保険
        船員保険
        共済組合：国家公務員、地方公務員、私立学校教職員など
    国民健康保険（自治体）、国民健康保険組合及び退職者医療制度
    老人保健
    労働者災害補償保険
2. 公費医療
    国家としての責務：被爆保障、公害補償、医薬品副作用被害保障など
    公衆衛生上の責務：精神障害補者福祉、結核予防法など
    社会福祉として公的扶助：生活保護法、母子保健法、児童福祉法など
    難病対策：特定疾患治療研究対象疾患
3. 任意保険
    自動車損害保障保険
    任意加入傷病保険

表12-2　健康保険法第63条（療養の給付）

　被保険者（老人保健法1982年の規定による医療を受けることができる者を除く。以下この条、第85条、第86条、第88条及び第97条において同じ。）の疾病又は負傷に関しては、次に掲げる療養の給付を行う。
1. 診察
2. 薬剤又は治療材料の支給
3. 処置、手術その他の治療
4. 居宅における療養上の管理及びその療養に伴う世話その他の看護
5. 病院又は診療所への入院及びその療養に伴う世話その他の看護

診療報酬の支払いは、「個別出来高払い」と「定額払い」に大別できる（表12－3）。2003年から始まった診断群分類（DPC：Diagnosis Procedure Combination）別包括支払いは、ドクターフィー相当部分を出来高払いとして残すものの、ホスピタルフィーを定額とする新たな支払い方法である。診療報酬点数表や薬価基準はたびたび改定されるが、変更の内容次第で医療機関の収入を大きく左右する。

　診療報酬費用は、通常、保険医療機関から保険者（社会保険庁、健康保険組合、市町村など）に直接請求せず、審査支払い機構（社会保険診療報酬支払基金、国民健康保険団体連合会）に請求して審査を受ける。その上で保険者に請求が回り、医療機関に診療報酬が支払われる。出来高払いでは、過剰診療や濃厚診療とならぬよう査定され、記載不備や疑義があると返戻される。近年、保険者も審査し、支払いの減額を要求してくることがある。緊急度や重症度が反映された病名が少ないため、救急患者の診療ではしばしば査定の対象となる。例えば、肝損傷でもショックで緊急手術、ダメージコントロールに至る場合や非手術療法で済む場合もあり、一律、肝損傷の病名で適正な審査ができるとは思えない。また、DPC別包括支払いでは、ケアミックス区分で支払いが包括される。すなわち、医学的な病名ではなく、入院中に最も医療資源を投入した診断群分類で支払いの基準が決定される（2008年度版で1,572分類が包括）。外来に訪れた救急患者に様々な検査や処置を行い入院した場合、外来部分なら出来高、入院後なら包括となるが、算定に混乱を生じているのも事実である。

　そもそも診療行為にかかる経費として、直接経費（技術料、人件費と特定医療材料など）と間接経費（施設管理維持費、租税公課、支払利息など）に分けられるが、我が国の診療報酬は直接経費への対価として算出されている。その

表12－3　診療報酬の内容を規定する主な基準

1）医師、歯科医師、コメディカルなどの技術料
- 診療報酬点数表
- 老人点数表

2）薬剤、診療材料など価格
- 薬価基準
- 材料価格基準

3）DPC導入医療機関の入院費用
- 診断群分類（DPC）点数表

結果、間接経費の多くが反映されていない。救急診療ではドクターカー、ドクターヘリ、救急医療情報、メディカルコントロールなど救急医療事業の整備、運営など間接経費を相当必要とする。自費を除けば、これを補完するには診療報酬以外の公的財源の投入しかない。ともかく、診療報酬の仕組みは救急医療を想定した仕組みにはなっていないため、急性期病院の収入として診療報酬制度のみで黒字経営を期待することは不可能である。

3　我が国の医療費

　厚生労働省統計調査「国民医療費」によれば、2004（平成16）年度の国民医療費は32兆1,111億円（このうち、入院医療費は36.9%、入院外（＝外来）医療費は39.0%、歯科医療費は7.9%、調剤医療費は13.1%）で、1人あたりの医療費は約25万2千円となっている[3]。我が国の総医療費は国民皆保険制度導入後、年々増加している（図12−1）。背景には医療単価の上昇、受診者数の増加、医療需要の増加、医療の適応範囲の拡大、そして高齢者の増加などがある。

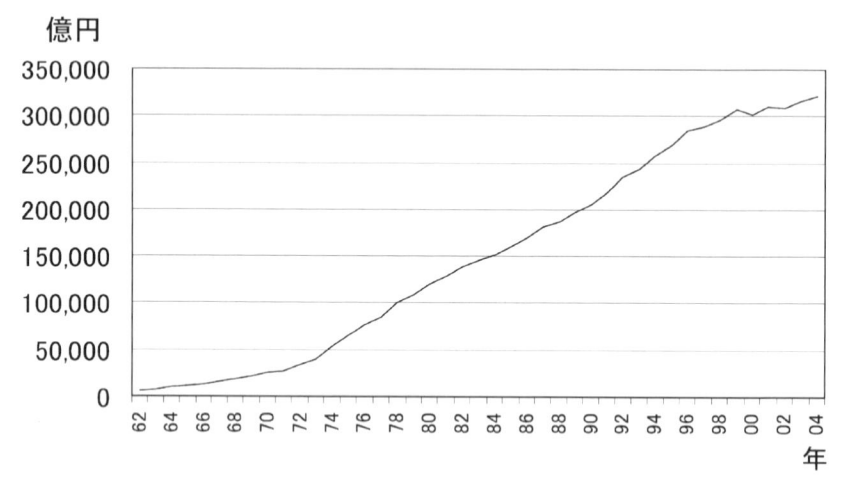

厚生労働省情報統計：査年(度)：平成16年度国民医療費「第1表国民医療費、国民一人当たり医療費及び対国民所得割合の年次推移」より作成
（http://www.dbtk.mhlw.go.jp/toukei/data/640/2004/toukeihyou/0005574/t0122720/h0101_001.html）

図12−1　我が国の国民総医療費の推移

第12章　救急医療と医療経済　333

OECD：Organisation for economic co-operation and development が2007年に発表したOECD Health Data 2007によれば、2004年における日本の総医療費の対GDP比は8.0%（概算）であり、他の国と比較した場合、先進国の中では最も低い（図12－2）[4]。医療制度の違いや算出方法の相違を理由に我が国の医療費の低さをかならずしも是としない意見もあるが、我が国の医療の質を考慮すればその対価の低いことは事実である。

医療費の分配については、救急医療に投入すべき財源を推計するには不可欠

OECD諸国の医療費対GDP比率（2005年）

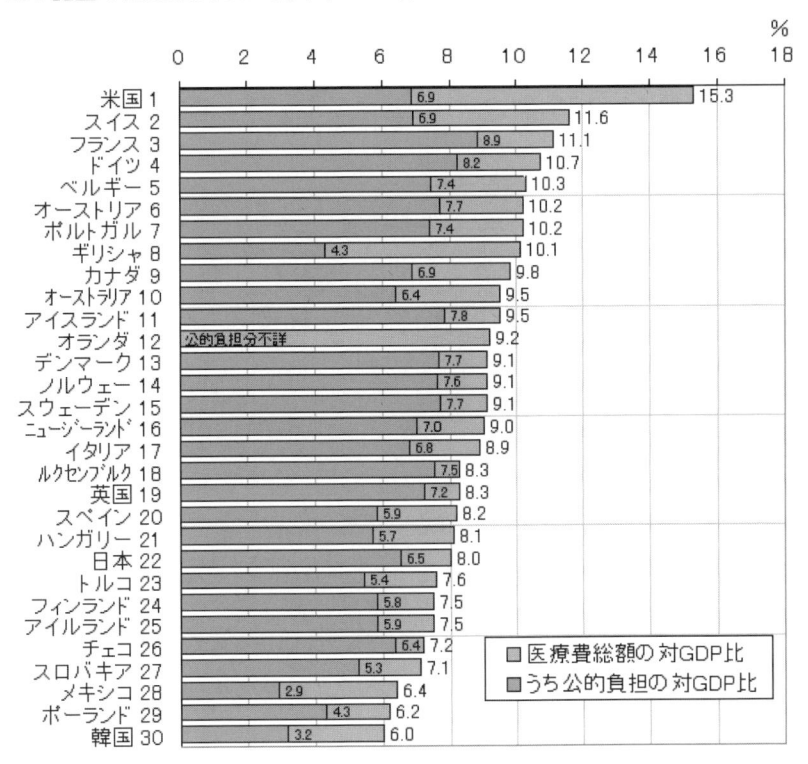

順位	国	うち公的負担の対GDP比	医療費総額の対GDP比
1	米国	6.9	15.3
2	スイス	6.9	11.6
3	フランス	8.9	11.1
4	ドイツ	8.2	10.7
5	ベルギー	7.4	10.3
6	オーストリア	7.7	10.2
7	ポルトガル	7.4	10.2
8	ギリシャ	4.3	10.1
9	カナダ	6.9	9.8
10	オーストラリア	6.4	9.5
11	アイスランド	7.8	9.5
12	オランダ	公的負担分不詳	9.2
13	デンマーク	7.7	9.1
14	ノルウェー	7.6	9.1
15	スウェーデン	7.7	9.1
16	ニュージーランド	7.0	9.0
17	イタリア	6.8	8.9
18	ルクセンブルク	7.5	8.3
19	英国	7.2	8.3
20	スペイン	5.9	8.2
21	ハンガリー	5.7	8.1
22	日本	6.5	8.0
23	トルコ	5.4	7.6
24	フィンランド	5.8	7.5
25	アイルランド	5.9	7.5
26	チェコ	6.4	7.2
27	スロバキア	5.3	7.1
28	メキシコ	2.9	6.4
29	ポーランド	4.3	6.2
30	韓国	3.2	6.0

（注）オーストラリア、オランダ、ルクセンブルク、ハンガリー、日本は2004年データ
（資料）OECD Health Data 2007（Data last updated: June 22, 2007）
（http://www.oecd.org/document/16/0,2340,en_2649_37407_2085200_1_1_1_37407,00.html）

図12－2　各国の医療費対 GDP 比率

な課題である。しかし、診療報酬の仕組みが診療報酬点数表や薬価基準に従って支払われ、支払い先や項目が集計できても、一般診療か救急診療かの区別はできない。厚生労働省から公表されているのは一般診療医療費の病院・診療所別配分比率や入院・入院外別配分比率などである[3]。1990年初頭から薬局調剤医療費が上昇し、その分一般診療医療費が少なくなっている。2004年には一般診療医療費24兆円（総医療費の75.9%）を病院16兆円、診療所8兆円で2：1の比率になっている（表12-4）。同医療費を入院、入院外でみると12兆円、13兆円でほぼ同額である。これは本来、病院が入院治療を主体にすべきところを外来診療も引き受けていることを意味する。医療費統計からは残念ながら的を射た資料が見あたらないため、別の観点から救急医療の実態を検討する。むしろ医療資源の投入を推測する医療機関のデータがほしいところであるが、多くの医療機関においても診療科別若しくは疾患別でしか統計が出せないのが現状である。

表12-4 2004年の診療種類別国民医療費及び構成割合

診療種類別国民医療費			医療費	割合	再掲
一般診療医療費 243,627億円 75.7%	入院医療費 118,464億円 36.9%	病院	114,047	35.5	病院 164,764億円 51.3%
		一般診療所	4,417	1.4	
	入院外医療費 125,163億円 39%	病院	50,717	15.8	一般診療所 78,863億円 24.6%
		一般診療所	74,446	23.2	
歯科診療医療費			25,377	7.9	
薬局調剤医療費			41,935	13.1	
入院時食事医療費			9,780	3	
訪問看護医療費			392	0.1	
合計			321,111	100	

医療費の単位：億円
厚生労働省情報統計：査年(度)：平成16年度国民医療費「第1表国民医療費、国民一人当たり医療費及び対国民所得割合の年次推移」より作成

4 患者調査にみる救急医療の実態

3年に一度行われる患者調査から救急患者の実態を数の上で把握してみる。図12-3は2005（平成17）年の患者調査上巻入院患者の推計患者数を図式化したものである[5]。新入院とは、調査日当日に入院した者であり、繰越入院とは、調査日以前から引き続き入院している者をいう。調査日に全国で入院患者総数が約146万人である。繰越入院の約142万人のうち救急で入院し、入院中であった患者がその13.4％を占めている。また、調査日に新入院となった4万7千人のうち救急入院はその18.9％を占める。この数値をどのように受け止めるか。非救急入院の場合、予定入院が大半であり、当日の医療資源投入は救急患者に比較して極めて少ない。救急患者には人的、物的資源を短時間に投入する必要があり、そこにかかる経費は相当なものである。初診であり、診察に割く時間、諸検査や処置に経費を使い、その結果で入院となる。救命救急では複数の医師、看護師がこの仕事に当たる。一般入院の当日にこれほどの医療資源を使うとは考えられない。この部分に相当する医療費の算定は今の診療報酬制度のうえでは、種々の加算点として上積みされているが必ずしも十分ではない（表12-5）[6]。

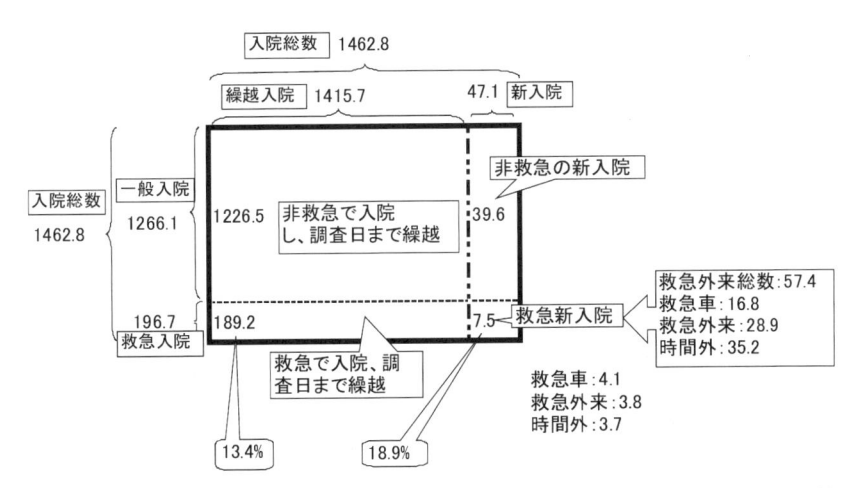

新入院とは、調査日当日に入院した者であり、繰越入院とは、調査日以前から引き続き入院している者をいう。数値の単位は（千人／日）である。平成17年患者調査「1上巻第19表　推計患者数、入院（新入院－繰越入院）－外来・救急の状況×性・年齢階級×病院－一般診療所別」より作成

図12-3　入院患者における救急患者の割合と外来との関係

表12−5　医科診療報酬における救急加算

基本診療料（初診・再診）の時間外加算：
　　　　　　　　時間帯、休日により85、250、480点加算
　　　　　　　　6歳未満なら200、365、695点加算
入院基本料の救急医療管理加算：
　　　　　　　　600点加算、6歳未満なら750点加算（〜7日）
特定入院料（それぞれに一定の施設基準を満たす必要がある）
　　救命救急入院料2（特定集中治療室施設基準のICU）：
　　　　　　　　　　　　10,400点（1〜7日）
　　　　　　　　　　　　 8,890点（8〜14日）
　　救命救急入院料1（施設基準を満たさないICU、病棟）：
　　　　　　　　　　　　 9,000点（1〜7日）
　　　　　　　　　　　　 7,490点（8〜14日）
　　急性薬物中毒加算：高度救命救急センターなら5,000点加算
　　特定集中治療管理料：
　　　　　　　　8,760点（1〜7日）、7,330点（8〜14日）
　　ハイケアユニット入院医療管理料：3,700点（〜21日）
　　脳卒中ケアユニット管理料：5,700点（発症後〜14日）
　　広範囲熱傷特定集中治療室管理料：7,890点（〜90日）

2006年4月　医科診療報酬点数表（診療点数早見表；医科2006年4月診療報酬改定準拠．東京、医学通信社、2006）

比較的保障された制度は救命救急入院加算などの特定入院料であるが、当然、施設限定である。救命救急センターといえども、一、二次併設の施設では時間外、祝日には相当数の患者が訪れる。急性期病院での初診軽減に認められている初診時特定療養費（自費）を安易な時間外診療の回避に使わざるを得ないとする施設もある。しかし、救急医療の公的互助の建前を崩す可能性があり、安易には採用できないであろう。この医療資源投入の実態に合った医療費算定が行われない限り、健全な病院経営は成り立たない。

5　DPC導入と救急医療

　大学や国立病院から始まったDPC別包括支払い制度が急性期病院の質を担保する仕組みとして導入され、今や準備病院を含めると1,400施設、約45万床になる（2007年度）。先に触れたことであるが、包括払いの仕組みは救急患者

の特性を無視した不合理な部分が多い。

　救急医療におけるDPCの問題点を明らかにするために、日本外傷学会DPC検討特別委員会（委員長：筆者）で救命救急センター受診の外傷患者を対象に調査を行った。外傷登録がなされているデータ（日本外傷データバンク）と某大学救命救急センターの診療報酬明細書のマッチングを行い、出来高とDPCの差額、さらに差額に影響する因子を検討した。解剖学的重症度であるAIS総和やISSと、出来高とDPCは緩やかな相関をしていたが、外傷患者全体にわたりDPCでは出来高より低くなる（図12－4）。加えて、多発外傷（AIS≧3が2か所以上の外傷）、重度外傷（ISS≧16）では差分（DPC－出来高）が大きくなり、しかも負となっていた。さらに、手術がある場合、腹部AIS 3

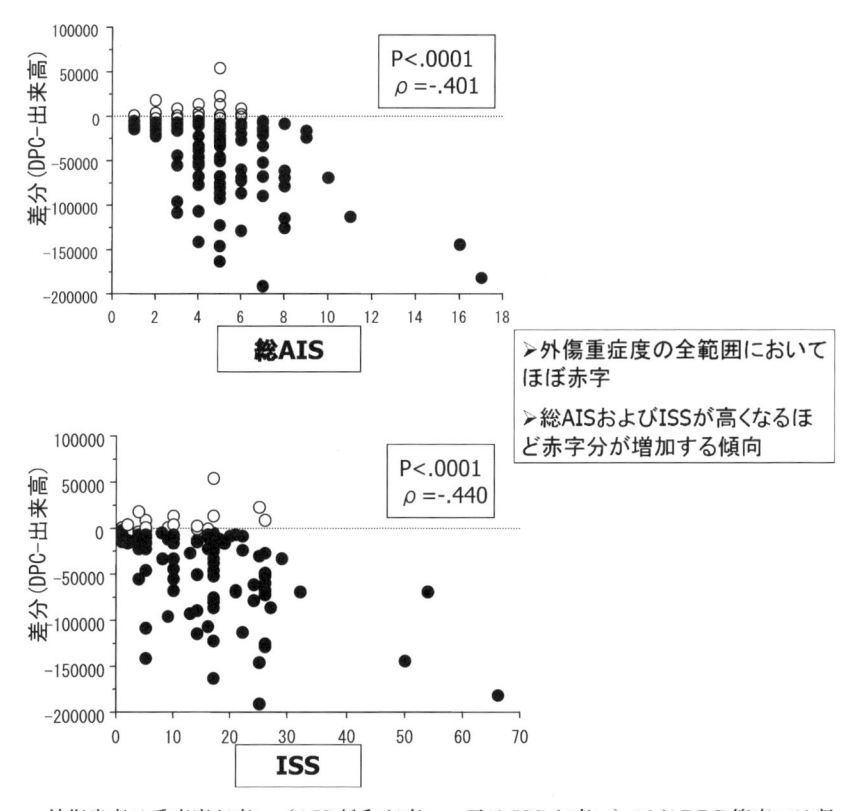

> 外傷重症度の全範囲においてほぼ赤字
>
> 総AISおよびISSが高くなるほど赤字分が増加する傾向

外傷患者は重症度が高い（AIS総和が高い、又はISSが高い）ほどDPC算定では収入減となる。（日本外傷学会DPC検討特別委員：森村尚登先生提供）

図12－4　外傷患者における「DPC－出来高」差分

以上がコードされる場合、頭部 AIS がコードされている場合、入院日数が長い場合に出来高と DPC の差分が大きくなることが示された。結果として、外傷救急患者を例にとっても DPC 導入によって救急医療収益が著しく低下していることが明らかになった。

　DPC による診療報酬算定の仕組みは包括評価と手術などの出来高評価とからなる（図12－5）[7]。確かに、手術・麻酔料、高度な診断治療は出来高評価で医療提供者の技術料を保障しているが、救急医療にかかる細やかな診断、処置や人件費が加算されていない。その分を特定入院料（救命救急入院、特定集中治療室管理、ハイケアユニット入院、脳卒中ケアユニット入院など）については個々の症例で加算できるが、出来高診療より点数は低い。この減点分を補完できるよう評価係数を設けている。さらに、看護基準を手厚くすることで、評価係数を与えるようになっている。しかしながら高い評価係数を得るには、看護師や医師の増員、医療安全、研修指導、診療録管理など、診療に従事する者以外の人的資源の投資を必要とする。すでに述べたように重度外傷患者の診療をすれば、DPC では出来高より収入減となる事実がある。是非、改定を望みたいところである。

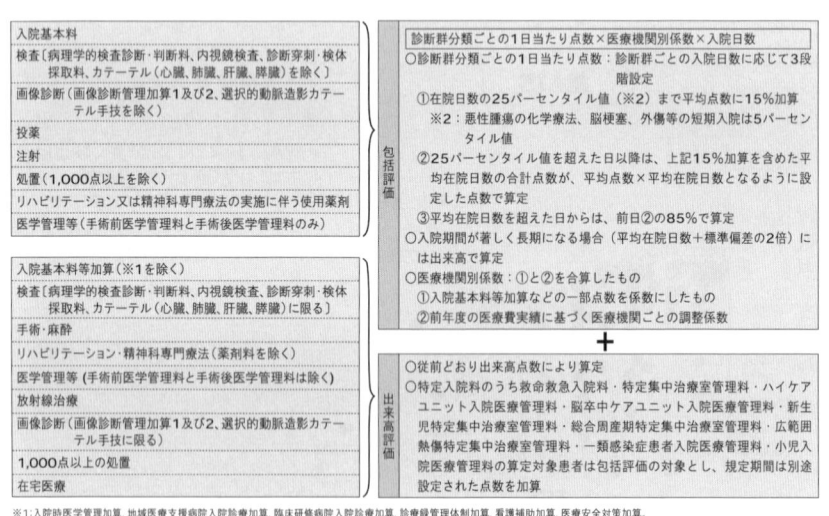

(http://di.mt-pharma.co.jp/libraries/dpc_manual/index.html)

図12－5　DPC による包括評価の仕組み

DPC の出来高評価を構成している技術料についても課題がある。そもそも出来高払いの診療報酬制において救急処置、手術などの技術料が過小評価されている。例えば、ダメージコントロールを想定した適切な手術項目（Kコード）がなく、予定手術の術式で代用しなければならない。緊急事態で多人数の外科医を集中的に投入する技術料が評価されていない。総じて緊急手術点数が低い。しかも、DPC を導入した場合、1,000点以上の処置（J コード）が手術（Kコード）と同様に出来高算定できることになっているが、1,000点未満でも救急診療上重要な処置や手間のかかる処置が包括評価されてしまう。例えば、胸腔穿刺、持続的胸腔ドレナージ、心囊穿刺などは救急医療では命を左右する重要な処置であるが、高度な処置（1,000点以上）や手術とは見なされず、包括評価

表12－6　救急領域に関連する処置（Jコード）の DPC 制度上の扱い

出来高算定が可能な処置（診療報酬点数：1,000点以上）		
J001-5	熱傷処理6,000cm²以上の熱傷	1,250
J0102-2	経皮的肝膿瘍等穿刺術	1,450
J017	エタノールの局所注入	1,000
J017-2	リンパ管腫局所注入	1,000
J027	救急的高気圧酸素療法	5,000、6,000
J038	人工腎臓（1日）	2,250
J038-2	持続緩徐式血液濾過	1,990
J039	血漿交換療法	5,000
J040	局所灌流	4,300、1,700
J041	吸着式血液浄化法	2,000
J041-2	血球成分除去療法	2,000
J047	カウンターショック	3,500
J049	食道圧迫止血チューブ挿入法	2,700
J052-2	熱傷温浴療法	1,750
J054-2	皮膚レーザー照射療法	2,170
J062	腎盂内注入	1,080
J123〜128	体幹ギプス	1,250〜3,000
J129-4	股関節義肢装具採型法	1,050
出来高算定できない処置		
J008	胸腔穿刺	220
J019	持続的胸腔ドレナージ	550
J047	心囊穿刺	500

である（表12-6）。すなわち、心タンポナーデを疑い、急死を回避してもその対価は0点である。また、熱傷処置には準備と相当の人的資源を要する。にもかかわらず、6,000cm²未満の熱傷Jコード算定ができないのも不合理であろう。筆者は2007年に厚生労働省保険局医療課DPC担当者にこの不具合を申し述べたが認められなかった。

DPC病院に一定の足かせを強いて（表12-7）[8]、急性期病院の質を保証するのであれば、救急患者にかかる対価、特に技術料と人件費（待機費用を含め）を適正に評価する仕組みを創設しないと救急医療を担う急性期病院は本当に崩壊する。むしろ、診療報酬上、インセンティブを与えるぐらいの手当が必要であろう。診療報酬調査専門組織・DPC評価分科会（2007年11月12日開催）[9]でも救急医療を不採算部門と位置づけ、評価係数を考慮すべきとの意見が出たというが、当然であろう。「包括払い方式が医療経済及び医療提供体制に及ぼす影響に関する研究」（主任研究者：松田晋哉）の説明会においても急性期病院における救急部門の適切な評価を行うことが、DPC制度の健全な運営のために不可欠であると指摘している[10]。

表12-7　DPC準備病院の基準（平成19年度）

○DPC対象病院となる希望のある病院であって、下記の基準を満たす病院とする。
- 看護配置基準10：1以上であること
    - ＊現在、10：1を満たしていない病院については、平成20年度までに満たすべく計画を策定すること
- 診療録管理体制加算を算定している、又は、同等の診療録管理体制を有すること
- 標準レセ電算マスターに対応したデータの提出を含め「7月から12月までの退院患者に係る調査」に適切に参加できること

○上記に加え、下記の基準を満たすことが望ましい。
- 特定集中治療室管理料を算定していること
- 救命救急入院料を算定していること
- 病理診断料を算定していること
- 麻酔管理料を算定していること
- 画像診断管理加算を算定していること

6　救急医療は公共財

　救急医療の実態を患者心理、すなわち受診行動から考察してみる。検診で早期がんの疑いが見つかったとする。かかりつけ医がいれば適切な医療機関を紹介してもらう。なければネット検索を含め、各種情報を集め医療機関を探す。数日後に医療機関を訪れる。さらにセカンドオピニオン外来を訪れ、別の医療機関へ移る。結果、自宅や職場から多少遠くても本人の自由意志で精査、治療を受ける施設を選ぶことになる。一方、急病や外傷では直ちに愁訴、疼痛の緩和を期待し、救命処置を望む。時間的余裕がない。時には救急車を呼ばざるを得ない。必然的に発症した場所に近い医療機関にならざるを得ない。

　救急医療の特徴は、セカンドオピニオンが受けられず、地域が責任を持って24時間体制で医療の提供をしなければならないことにある。しかし、一方で厳しい時間的・空間的制約をともなうため、医療資源を効率的に利用できない非経済性がある。解決策の一つとして医療資源の集中・拠点化とドクターヘリなどの搬送手段の整備が挙げられる。この場合、並行して行わなければならないのは過疎地での病院前医療や救護活動の支援と連携である。これには整備・運営にそれなりの財政投資がなされなければ実現しない。

　さて、経済財政諮問会議の行政改革案の流れを受けて、医療制度にも自由診療、混合診療が話題になり社会的な議論を呼んでいる。経済界の人たちは、その財産は市場に委ねることによって効率的に供給できるため私的財であるとしている。私的財だと利用の制限や施設の淘汰を容認しなければならない。救急医療では排除性や競合性を認める市場原理主義は成り立たず、むしろ公共財でなければならない。とすれば、診療報酬や自費によらない公金支援が不可欠である。救急医療こそが医療の原点であることを国民に訴えないと、医療全体を十把一絡げに論じられては救急医療の質を保証できないことになる。

　歴史的に公共財としての考えがあり、すでに1977年から救急医療対策事業として国庫補助がなされている。対策の事業項目や費用額も時代の変遷につれ変化している。しかし、小泉政権時代に三位一体改革の一環として都道府県への財源移譲という名目で補助金から次第に交付金化されるようになった。保健医療政策においても整備事業費や体制推進事業費が交付金化・統合補助金化の形で進められ、救急医療関連でも施設整備費が交付金化されている（表12−8）。交付金は地域の医療体制に応じた救急医療を自由に整備できる反面、地方自治体の救急医療への取り組み次第で全く活用されない可能性がある。ごく最近、

総務省行政評価局の「小児医療に関する行政評価・監視結果報告書」で交付金・総合補助金の不適切な申請も指摘されている[11]。補助金を欲しいがために申請疑義があっては、まじめに取り組んでいる自治体に迷惑である。救急医療は地域産業である。したがって、地方自治体こそが救急医療サービスの提供に真剣に取り組まない限り、せっかくの救急医療対策費用が活用されず、ますます地域格差が広がることになる。

表12-8　交付金化・統合補助金化による調査対象補助事業の年度推移

(新：平成17年度及び18年度の交付金化・統合補助金化後の事業名)　　　　(旧：平成14年度から16年度までの事業名)

補助金等名(目)	メニュー	補助金等名(目)	メニュー
医療提供体制施設整備交付金 (平成18年度～)	休日夜間急患センター施設整備事業	医療施設等施設整備費補助金	休日夜間急患センター施設整備事業
	病院群輪番制病院及び共同利用型病院施設整備事業		病院群輪番制病院及び共同利用型病院施設整備事業
	救命救急センター施設整備事業		救命救急センター施設整備事業
	小児救急医療拠点病院施設整備事業		小児救急医療拠点病院施設整備事業
	小児医療施設施設整備事業		小児医療施設施設整備事業
	周産期医療施設施設整備事業		周産期医療施設施設整備事業
	―　(廃止)		救急救命士養成所施設整備事業
医療提供体制推進事業費補助金 (平成18年度～)	(設備整備関係) 休日夜間急患センター設備整備事業	医療施設等設備整備費補助金	休日夜間急患センター設備整備事業
	病院群輪番制病院及び共同利用型病院設備整備事業		病院群輪番制病院及び共同利用型病院設備整備事業
	救命救急センター設備整備事業		救命救急センター設備整備事業
			高度救命救急センター設備整備事業
	小児救急医療拠点病院設備整備事業		小児救急医療拠点病院設備整備事業
	小児医療施設設備整備事業		小児医療施設設備整備事業
	周産期医療施設設備整備事業		周産期医療施設設備整備事業
	―　(廃止)		救急救命士養成所初度設備整備事業
	(運営費関係) 救命救急センター運営事業	医療施設運営費等補助金	救命救急センター運営事業
	救急医療情報センター(広域災害・救急医療情報システム)運営事業		救急医療情報センター運営事業
	小児救急医療支援事業		小児救急医療支援事業
	小児救急医療拠点病院運営事業		小児救急医療拠点病院運営事業
	小児救急電話相談事業		小児救急電話相談事業
	小児救急地域医師研修事業		小児救急地域医師研修事業
	ヘリコプター等添乗医師等確保事業		ヘリコプター等添乗医師等確保事業
	第二次救急医療施設勤務医師研修事業		第二次救急医療施設勤務医師研修事業
	ドクターヘリ導入促進事業		ドクターヘリ導入促進事業
	救急救命士病院実習受入促進事業		救急救命士病院実習受入促進事業
	公的病院特殊診療部門運営事業	地域医療対策費等補助金	公的病院特殊診療部門運営事業
母子保健医療対策等総合支援事業 (統合補助金) (平成17年度～)	総合周産期母子医療センター運営事業	地域医療対策費等補助金	総合周産期母子医療センター運営事業
	周産期医療対策事業	母子保健衛生費補助金	周産期医療対策事業

総務省行政評価局「小児医療に関する行政評価・監視結果報告書」(平成19年9月)より転写。(http://www.soumu.go.jp/s-news/2007/pdf/070912_2_3_0.pdf)

一方、救急医療を公共財として発展させた場合の欠点がある。ひとたび公共の救急医療システムが定着すると、"モラルハザード"や"ただ診療"による過剰な需要が生じ、質を維持することが困難になる。救急車搬送件数の増加、二、三次救急施設が格好の時間外診療の場と化している事実から容易に想像できる。公共財利用の国民への啓蒙はそれ以上に必要である。

7　診療と個人の報酬

　救急患者の多くは初期診療の対応のみで、入院の必要がない。しかし、今日、患者心理から病院を直接訪れたり、救急車を利用したりすることが常態化している。一方、救急患者の中に重症例が潜在するため、昼夜を問わず一定の諸検査が必要であり、時に処置を行い、一定の時間経過観察が必要である。医師のほうも怪しければ安易に病院紹介をする。この結果、病院は救急患者であふれることにある。

　一方、病院は救急患者の受け入れに対し、救命救急あるいは救急部門を体制化しているところは必ずしも多くない。二次救急医療施設の多くは当直の延長線上で救急医療を行っていることが多い。これでは診療の質を確保できないばかりか、勤務医の疲弊を招くのも当然である。さらに、当直の手当も救急診療の対応を想定して算出されていない。

　2004年に厚生労働省がまとめた、全国約600医療機関を対象に実施した当直勤務に関する指導監督結果によると、「緊急の診療に対して時間外手当が支払われていない」など、何らかの法違反があった医療機関は72％に上る。「夜間休日の業務負担が昼間と変わらないことが常態化している」「当直回数が基準を超えている」などの理由で、指導文書を受けた病院も41％ある。

　病院側は勤務条件の改善策として、時間外の対応策として当直からシフト勤務に切り替えようとするのは当然である。その場合、医師にとっては収入減につながる懸念がある。基本給に宿日直手当で補足することで、勤務医の給与の低さを繕っている実態がある。シフト勤務のみでは従来の手当分が相当額少なくなる。この危惧を回避するために、休暇となる時間帯への超勤手当を与えて給与総額を維持するしかない。実際、神戸市では2007年4月、宿直勤務の翌日を原則休日とする制度の試行を始めた。この場合でも、翌日出勤率は90％を超えているとのことである。医師の増員を図らなかったことにも一因があるが、基本給の低い勤務医の心理も作用している。

人数さえ揃えば「交替勤務制」「夜勤シフト制」へ移行しては、と考えるのは当然であろう。しかし、基本的に夜間、休日勤務への相当分と手当と基本給の増額がない限り、空いた時間をアルバイトで収入維持につなげようとする勤務医は減らないであろう。実際、交代勤務制を導入したT病院小児科では、小児救急医療拠点病院として24時間体制が敷けた。常勤の小児科医7人体制で、昼間8時間・夜間16時間勤務の2交代制とし、1週間の1人あたりの平均労働時間は2006年度で37.3時間になったという。結果、従来の当直（1か月あたり1～3回）がなくなったことで、勤務医の負担軽減につながった。しかし、2交代制の問題点として、主治医機能を発揮することが難しくなった点と当直がなくなり給与が減少した点がある。

　厚生労働省は、勤務医の負担軽減策を診療報酬で評価する方針を検討しているというが、内部には「交代勤務制や医療事務補助者の配置が、患者に対するサービスの質向上に直接つながるかどうか明確ではなく、負担が増えることになる保険者と患者の理解を得ることが必要」との意見もあるという。本稿執筆時、へき地や小児科・産科などでの医師不足の社会問題化を受けて、厚生労働省の2008年度の医師不足対策予算は倍増に近い約161億円を認めたという情報が入った。厚生労働省の要求を上回る財務省の決断で決まったとのことである。病院勤務医や女性医師の働きやすい職場環境の整備も織り込まれている。財源確保が救急医療や勤務医対策の一時しのぎで終わらぬよう、財政的に健全な救急医療が展開できる抜本的な対策こそ期待したい。

8　最後に

　本稿に与えられた表題「救急医療と医療経済」を論じるのに一介の臨床医には荷が重すぎた感がある。救急医療の立場から医療財源のあり方を探ろうとしたが、必ずしも包括的な医療経済の枠組みから切り離せず、ありふれた内容となった。ご容赦いただきたい。これを機会に救急医療からみた財政的諸問題を一緒に考えていただき、我が国の救急医療のためにもご助言、ご提言をいただければ幸いである。

【参考文献】
　1）大井利夫総監修．診療情報管理学Ⅲ（専門・診療情報管理学）第2版．
　　東京：日本病院会；2004.

2）朝日新聞．混合診療，「禁止」は法的根拠なし　東京地裁判決．2007．
3）厚生労働省情報統計局．平成16年度国民医療費：国民一人当たり医療費及び対国民所得割合の年次推移．2007．
4）OECD．OECD Health Data 2007 – Frequently Requested Data．2007．
5）厚生労働省情報統計局．平成17年患者調査：第19表　推計患者数，入院．2007．
6）医学通信社．診療点数早見表；医科2006年4月診療報酬改定準拠．東京：医学通信社；2006．
7）田辺三菱製薬．DPC制度　はやわかりマニュアル．2006．
8）厚生労働省保険局医療課．平成19年度「DPC導入の影響評価に係る調査」調査実施説明資料．2007．
9）厚生労働省保険局医療課包括医療推進係．平成19年度第8回診療報酬調査専門組織・DPC評価分科会．2007．
10）松田晋哉．平成19年度調査概要「包括払い方式が医療経済及び医療提供体制に及ぼす影響に関する研究」説明会（H19．6．19）．2007．
11）総務省行政評価局．小児医療に関する行政評価・監視結果報告書（平成19年9月）．2007．

（市立堺病院副院長　横田　順一朗）

おわりに

　本書の上梓においては、現場で苦労されている救急医の先生方を中心に、ご多忙ななかで執筆をお願いした。締切日を急いだために、書きたいことも十分に書いていただけなかったのではないかと思う。しかし、本書が現場で日夜救急診療にご苦労されている先生方の生の声であることには間違いない。
　私も現役のころは、本を書こうと思ってもその時間が取れず、黙って過ごしてきた。いま現役を退き暇だとは言わないが、現場の先生方の声を聞き、また、自分が言いたかったことも加えて本書に載せ、いま再びたらい回しとして、マスコミを賑わす救急医療の崩壊を改善、改革するために現場の先生方に代行して世に問いたいと思った。
　現場の先生方から聞こえてくる声は、疲労困憊の中にあって、なんとかして崩壊しつつある救急医療体制を維持しようとする医師としての真摯な仁術としての救急医療である。しかし、度々言うように、仁術として現場で真面目に働いている救急医の体力、精神力はまさに崩壊寸前である。ドクターヘリは、救急医療の救世主として世の脚光を浴びているが、その陰には、土曜・日曜、祝祭日を返上して危険な勤務に努めている救急医や看護師の姿がある。
　もう一度述べるが、①ドクターヘリを有効に活用するために、市町村消防から都道府県消防へ、②夜間照明付ヘリポートの全国配備、③救急業務の一部民営化、④救急医療機関への診療費の加算、⑤救急医の労働環境（休みと賃金）の改善、⑥救急医療機関の役割分担、連携、集約化と分散の地域パスが作成され、国民に均等な救急医療体制が早期に実現することを願っている。
　本書が国や国民に認められ、少しでも救急医療改革の礎になれば、本書を執筆していただいた先生方の苦労が報われる。

資　　料

> 資料　1

○救急医療用ヘリコプターを用いた救急医療の確保に関する特別措置法 …………………………………………………………349
○救急医療用ヘリコプターを用いた救急医療の確保に関する特別措置法施行令 ……………………………………………………353

> 資料　2

○医療提供体制の確保に関する基本方針の一部を改正する件について …………………………………………………………354
○救急医療の体制構築に係る指針（抄）………………………………356
○ドクターヘリ導入促進事業について …………………………………359

> 資料　3

○全国救命救急センターの現況（平成20年1月1日現在）……………360

> 資料　1

○救急医療用ヘリコプターを用いた救急医療の確保に関する特別措置法

〔平成19年6月27日法律第103号〕

（目的）

第1条　この法律は、救急医療用ヘリコプターを用いた救急医療が傷病者の救命、後遺症の軽減等に果たす役割の重要性にかんがみ、救急医療用ヘリコプターを用いた救急医療の全国的な確保を図るための特別の措置を講ずることにより、良質かつ適切な救急医療を効率的に提供する体制の確保に寄与し、

もって国民の健康の保持及び安心して暮らすことのできる社会の実現に資することを目的とする。

（定義）
第2条　この法律において「救急医療用ヘリコプター」とは、次の各号のいずれにも該当するヘリコプターをいう。
一　救急医療に必要な機器を装備し、及び医薬品を搭載していること。
二　救急医療に係る高度の医療を提供している病院の施設として、その敷地内その他の当該病院の医師が直ちに搭乗することのできる場所に配備されていること。

（救急医療用ヘリコプターを用いた救急医療の確保に関する施策の目標等）
第3条　救急医療用ヘリコプターを用いた救急医療の確保に関する施策は、医師が救急医療用ヘリコプターに搭乗して速やかに傷病者の現在する場所に行き、当該救急医療用ヘリコプターに装備した機器又は搭載した医薬品を用いて当該傷病者に対し当該場所又は当該救急医療用ヘリコプターの機内において必要な治療を行いつつ、当該傷病者を速やかに医療機関その他の場所に搬送することのできる態勢を、地域の実情を踏まえつつ全国的に整備することを目標とするものとする。

2　前項の施策は、地域の実情に応じ次に掲げる事項に留意して行われるものとする。
一　傷病者の医療機関その他の場所への搬送に関し、必要に応じて消防機関、海上保安庁その他の関係機関との連携及び協力が適切に図られること。
二　へき地における救急医療の確保に寄与すること。
三　都道府県の区域を超えた連携及び協力の体制が整備されること。

（医療法の基本方針に定める事項）
第4条　厚生労働大臣は、医療法（昭和23年法律第205号）第30条の3第1項に規定する基本方針（次条第1項において「基本方針」という。）に、救急医療用ヘリコプターを用いた救急医療の確保に関する事項を定めるものとする。

（医療計画に定める事項）
第5条　都道府県は、医療法第30条の4第1項の規定に基づき、基本方針に即して、かつ、地域の実情に応じて、同項に規定する医療計画を定め、又は同法第30条の6の規定に基づきこれを変更する場合において、当該医療計画に救急医療用ヘリコプターを用いた救急医療の確保について定めるときは、次に掲げる事項を定めるものとする。

一　都道府県において達成すべき救急医療用ヘリコプターを用いた救急医療の確保に係る目標に関する事項
　二　救急医療用ヘリコプターを用いた救急医療を提供する病院（以下単に「病院」という。）に関する事項
　三　次条に規定する関係者の連携に関する事項
２　都道府県は、前項の場合において、救急医療用ヘリコプターを用いた救急医療が、隣接又は近接する都道府県にまたがって確保される必要があると認めるときは、あらかじめ、当該都道府県と連絡調整を行うものとする。
　（関係者の連携に関する措置）
第６条　都道府県は、救急医療用ヘリコプターを用いた救急医療の提供が行われる地域ごとに、病院の医師、消防機関、都道府県及び市町村の職員、診療に関する学識経験者その他の関係者による次に掲げる基準の作成等のための協議の場を設ける等、関係者の連携に関し必要な措置を講ずるものとする。
　一　当該救急医療用ヘリコプターの出動のための病院に対する傷病者の状態等の連絡に関する基準
　二　当該救急医療用ヘリコプターの出動に係る消防機関等と病院との連絡体制に関する基準
　（救急医療用ヘリコプターの着陸の場所の確保）
第７条　国、都道府県、市町村、道路管理者（道路管理者に代わってその権限を行う者を含む。）その他の者は、救急医療用ヘリコプターの着陸の場所の確保に関し必要な協力を求められた場合には、これに応ずるよう努めるものとする。
　（補助）
第８条　都道府県は、病院の開設者に対し、救急医療用ヘリコプターを用いた救急医療の提供に要する費用の一部を補助することができる。
２　国は、予算の範囲内において、都道府県に対し、政令で定めるところにより、都道府県が前項の規定により補助する費用の一部を補助することができる。
　（助成金交付事業を行う法人の登録）
第９条　病院の開設者に対し救急医療用ヘリコプターを用いた救急医療の提供に要する費用に充てるための助成金を交付する事業であって厚生労働省令で定めるもの（以下「助成金交付事業」という。）を行う営利を目的としない法人は、厚生労働大臣の登録を受けることができる。
２　次の各号のいずれかに該当する法人は、前項の登録を受けることができな

い。
一　第12条の規定により登録を取り消され、その取消しの日から2年を経過しない法人
二　第12条の規定による登録の取消しの日前30日以内にその取消しに係る法人の業務を行う役員であった者でその取消しの日から2年を経過しないものがその業務を行う役員となっている法人
3　厚生労働大臣は、第1項の登録の申請をした法人が次の各号のいずれにも適合しているときは、その登録をしなければならない。
一　助成金交付事業に関する基金であって厚生労働省令で定める基準に適合するものを設け、助成金交付事業に要する費用に充てることを条件として政府及び都道府県以外の者から出えんされた金額の合計額をもってこれに充てるものであること。
二　助成金交付事業を全国的に適正かつ確実に行うに足りるものとして厚生労働省令で定める基準に適合するものであること。

（報告又は資料の提出）
第10条　厚生労働大臣は、助成金交付事業の適正な実施を確保するために必要な限度において、前条第1項の登録を受けた法人に対し、その業務又は経理の状況に関し報告又は資料の提出をさせることができる。

（指導及び助言）
第11条　厚生労働大臣は、第9条第1項の登録を受けた法人に対し、助成金交付事業が円滑に実施されるように必要な指導及び助言を行うよう努めるものとする。

（登録の取消し）
第12条　厚生労働大臣は、第9条第1項の登録を受けた法人が次の各号のいずれかに該当するときは、その登録を取り消すことができる。
一　不正の手段により第9条第1項の登録を受けたとき。
二　第9条第3項各号に掲げる要件に適合しなくなったとき。
三　第10条の規定による報告若しくは資料の提出をせず、又は虚偽の報告若しくは資料の提出をしたとき。
四　この法律又はこの法律に基づく命令の規定に違反したとき。

（公示）
第13条　厚生労働大臣は、第9条第1項の登録をしたとき及び前条の規定により同項の登録を取り消したときは、その旨を官報に公示しなければならない。

(厚生労働省令への委任)
第14条　第9条から前条までに定めるもののほか、第9条第1項の登録に関し必要な事項は、厚生労働省令で定める。

　　　附　則
(施行期日)
1　この法律は、公布の日から施行する。ただし、第9条から第14条までの規定は、公布の日から起算して1年を超えない範囲内において政令で定める日から施行する。
〔平成20年3月政令60号により、平成20.4.1から施行〕

(健康保険等の適用に係る検討)
2　政府は、この法律の施行後3年を目途として、救急医療用ヘリコプターを用いた救急医療の提供の効果、救急医療の提供に要する費用の負担の在り方等を勘案し、救急医療用ヘリコプターを用いた救急医療の提供に要する費用のうち診療に要するものについて、健康保険法(大正11年法律第70号)、労働者災害補償保険法(昭和22年法律第50号)その他の医療に関する給付について定める法令の規定に基づく支払について検討を行い、必要があると認めるときは、その結果に基づいて所要の措置を講ずるものとする。

○救急医療用ヘリコプターを用いた救急医療の確保に関する特別措置法施行令

〔平成19年6月27日政令第192号〕

　内閣は、救急医療用ヘリコプターを用いた救急医療の確保に関する特別措置法(平成19年法律第103号)第8条第2項の規定に基づき、この政令を制定する。
　救急医療用ヘリコプターを用いた救急医療の確保に関する特別措置法第8条第2項の規定による国の都道府県に対する補助金の額は、各年度において都道府県が同条第1項の規定により補助する額(救急医療用ヘリコプターの運航に関する費用等を勘案して厚生労働大臣が定めるところにより算定した額を限度とする。)に2分の1を乗じて得た額とする。

　　　附　則
　この政令は、公布の日から施行する。

資料 2

○医療提供体制の確保に関する基本方針の一部を改正する件について

平成19年7月25日
医 政 局 指 導 課

1．改正の趣旨

　平成19年6月27日に公布・施行された、救急医療用ヘリコプターを用いた救急医療の確保に関する特別措置法（平成19年法律第103号）第4条を踏まえ、医療提供体制の確保に関する基本方針（平成19年3月厚生労働省告示第70号）を改正するもの。

2．改正内容

　○医療提供体制の確保に関する基本方針（平成19年3月厚生労働省告示第70号）

（傍線の部分は改正部分）

改 正 案	現 行
第4　（略） 2　疾病又は事業ごとの医療連携体制のあり方 （略） 　救急医療や災害時における医療については、患者の緊急度、重症度等に応じた適切な対応が求められる。このため、救急用自動車はもとより、ドクターカー（必要な機器等を装備し、医師等が同乗することにより救命医療が可能な救急搬送車両をいう。）、消防防災ヘリコプターを含む救急患者搬送用のヘリコプター等の搬送手段を活用することにより救急医療の確保を図ることが重要である。その際、今般、救急医療用ヘリコプター	第4　（略） 2　疾病又は事業ごとの医療連携体制のあり方 （略） 　救急医療や災害時における医療については、患者の緊急度、重症度等に応じた適切な対応を図ることが重要である。したがって、地域の実情に応じ、ドクターヘリコプター（必要な機器等を装備し、医師等が同乗することにより救命医療が可能な救急専用ヘリコプターをいう。）や消防防災ヘリコプター等を活用することも有用であると考えられることから、救急搬送に携わる消防機関等との連携を一層推進することが求めら

を用いた救急医療の確保に関する特別措置法（平成19年法律第103号）が成立したことを踏まえ、地域の実情に応じ、同法第2条に規定する救急医療用ヘリコプターを用いることが考えられる。この場合、同法第5条第1項の規定に基づき、医療計画に同項各号に掲げる事項を定めることが求められる。こうした一連の救急搬送と救急医療の連携の確保にあたっては、いわゆるメディカルコントロール体制の一層の充実・強化を図ることも重要である。 （略） 3～7　（略）	れる。なお、ヘリコプターの活用については、複数の都道府県による共同運航体制を整備することも考えられる。 （略） 3～7　（略）

3．施行日

　　公布日

4．参照条文

　　救急医療用ヘリコプターを用いた救急医療の確保に関する特別措置法（平成19年法律第103号）（抄）

　　（医療法の基本方針に定める事項）

　第4条　厚生労働大臣は、医療法（昭和23年法律第205号）第30条の3第1項に規定する基本方針（次条第1項において「基本方針」という。）に、救急医療用ヘリコプターを用いた救急医療の確保に関する事項を定めるものとする。

　　（医療計画に定める事項）

　第5条　都道府県は、医療法第30条の4第1項の規定に基づき、基本方針に即して、かつ、地域の実情に応じて、同項に規定する医療計画を定め、又は同法第30条の6の規定に基づきこれを変更する場合において、当該医療計画に救急医療用ヘリコプターを用いた救急医療の確保について定めるときは、次に掲げる事項を定めるものとする。

　　一　都道府県において達成すべき救急医療用ヘリコプターを用いた救急医

療の確保に係る目標に関する事項
　二　救急医療用ヘリコプターを用いた救急医療を提供する病院（以下単に「病院」という。）に関する事項
　三　次条に規定する関係者の連携に関する事項
2　都道府県は、前項の場合において、救急医療用ヘリコプターを用いた救急医療が、隣接し又は近接する都道府県にまたがって確保される必要があると認めるときは、あらかじめ、当該都道府県と連絡調整を行うものとする。

○救急医療の体制構築に係る指針（抄）

第1　救急医療の現状
2　救急医療の提供体制
救急医療の提供体制は、およそ以下のとおりになっている。
(1)　病院前救護活動
　③　搬送手段の多様化とその選択
　　従来の救急車に加えドクターカー、救急医療用ヘリコプター（ドクターヘリ）※、消防防災ヘリコプター等の活用が広まりつつある。
　　ヘリコプターによる救急搬送については、ドクターヘリが10県で運用され年間4,000件余りの出動件数を数え、消防防災ヘリコプターについても全国で70機が運用され、救急搬送のために年間2,500件近く出動している。
　　現状では、救急搬送全体に占める航空機の利用はわずかであるが、今後は、緊急度が高くかつ適切な医療機関への搬送が長距離に及ぶ患者に対しては、ヘリコプター等の利用が期待される。
　　また、消防機関の救急救命士等が、メディカルコントロール体制のもとに適切な観察と判断等を行い、地域の特性と患者の重症度・緊急度に応じて搬送手段を選択し、適切な医療機関に直接搬送できる体制の整備が重要である。

　　※　救急医療用ヘリコプター（ドクターヘリ）について
　　　救急医療用ヘリコプター（ドクターヘリ）を用いた救急医療が傷病者の救

命、後遺症の軽減等に果たす役割の重要性をかんがみ、救急医療用ヘリコプターを用いた救急医療の全国的な確保を図ることを目的に、「救急医療用ヘリコプターを用いた救急医療の確保に関する特別措置法」が、平成19年6月27日に施行された。

都道府県が医療計画を策定するに当たって、救急医療用ヘリコプターを用いた救急医療の確保について定めるとき又は変更するときには、下記事項について記載することが求められる。

- 都道府県において達成すべき救急医療用ヘリコプターを用いた救急医療の確保に係る目標に関する事項
- 救急医療用ヘリコプターを用いた救急医療を提供する病院に関する事項
- 関係者の連携に関する事項

(2) 救命救急医療機関（第三次救急医療機関）

③ アクセス時間を考慮した体制の整備

救急医療（特に、脳卒中、急性心筋梗塞、重症外傷等の救命救急医療）においては、アクセス時間（発症から医療機関で診療を受けるまでの時間）の長短が、患者の予後を左右する重要な因子の一つである。

従って、特に救命救急医療の整備に当たっては、どこで患者が発生したとしても一定のアクセス時間内に、適切な医療機関に到着できる体制を整備する必要がある。

なお、アクセス時間は、単に医療機関までの搬送時間ではなく、発症から適切な医療機関で適切な治療が開始されるまでの時間として捉えるべきである。

そのためには、一定の人口規模を目安にしつつも、地理的な配置を考慮して、地理情報システム（GIS※）等の結果を参考に、地理的空白地帯を埋める形で、適切な治療が可能な救命救急医療機関の整備を進める必要がある。

※ GIS（Geographic Information System）
地図に相当する地理情報のデータベースと、表示、案内、検索等の機能を一体とするコンピュータシステムのこと。当該システムの活用により、救急医療機関までのアクセス時間等を計算することが可能となる。

なお、救命救急医療を必要とする患者の発生がそれほど見込めない場合や、十分な診療体制を維持できない場合は、例えば、ヘリコプターで患者搬送を行うといった搬送手段の工夫によりアクセス時間を短縮する等して、どの地域で発生した患者についても、一定のアクセス時間内に、必要な救命救急医療を受けられる体制を構築する必要がある。

今後新たに救命救急医療施設等の整備を進める際には、前記視点に加え、一施設当たりの患者数を一定以上に維持する等して質の高い救急医療を提供することが重要である。

第2　医療機関とその連携
1　目指すべき方向
　(1)　適切な病院前救護活動が可能な体制
　　　③　メディカルコントロールによる搬送手段の選択及び適切な医療機関へ直接搬送する体制の実施
　(2)　重症度・緊急度に応じた医療が提供可能な体制
　　　②　救急医療に係る資源の効率的な配置とアクセス時間を考慮した整備
2　各医療機能と連携
　(1)　病院前救護活動の機能【救護】
　　　①　目標
　　　　・　メディカルコントロールにより、搬送手段を選択し適切な救急医療機関へ直接搬送すること
　　　②　関係者に求められる事項
　　　　ア　住民等
　　　　イ　消防機関の救急救命士等
　　　　　・　搬送手段を選定し、適切な急性期医療を担う医療機関を選定し、傷病者を速やかに搬送すること
　　　　ウ　メディカルコントロール協議会等
　　　　　・　搬送手段を選定し、適切な医療機関に搬送するためのプロトコールを策定し、事後検証等によって随時改訂すること
　　　　　・　ドクターカーやドクターヘリ等の搬送手段の活用の適否について、地域において定期的に検討すること
　　　　　・　ドクターヘリや消防防災ヘリコプター等の活用に際しては、関係者の連携について協議する場を設け、効率的な運用を図ること
　(2-1)　救命救急医療機関（第三次救急医療）の機能【救命医療】
　　　②　医療機関に求められる事項
　　　　・　必要に応じ、ドクターヘリ、ドクターカーを用いた救命救急医療を提供すること

○ドクターヘリ導入促進事業について

概　要

○　厚生労働省において平成11年度及び平成12年度に川崎医科大学付属病院高度救命救急センター（岡山県）、東海大学医学部付属病院救命救急センター（神奈川県）の全国2か所で「ドクターヘリ試行的事業」を実施し、これまでの実績においても救命救急医療上、顕著な成果をあげている。

○　内閣（内政審議室）に設けられた「ドクターヘリ調査検討委員会」において、ドクターヘリ事業の実施を強く期待する報告書（平成12年6月）がとりまとめられ、平成13年度から、救急医療体制のさらなる充実を図るため、ドクターヘリ事業を全国展開している。

○　平成13年度は、岡山県（川崎医科大学附属病院）、静岡県（聖隷三方原病院）（平成18年度より県単独事業として実施）、千葉県（日本医大千葉北総病院）、愛知県（愛知医科大学附属病院）、福岡県（久留米大学病院）の5県において導入。

　平成14年度は、神奈川県（東海大学病院）、和歌山県（和歌山県立医大附属病院）の2県で導入。

　平成15年度は、静岡県にて2機目（順天堂大学医学部附属静岡病院）を導入。

　平成17年度は、北海道（手稲渓仁会病院）、長野県（佐久総合病院）の2道県で導入。

　平成18年度は、長崎県で導入。

　※　平成19年8月現在、10県・10機にて事業を実施。

平成19年度予算額

　事 業 名　ドクターヘリ導入促進事業
　予 算 額　1,103百万円（前年度849百万円）
　箇 所 数　13か所（前年度10か所）
　補 助 率　1／2（負担割合：国1／2、都道府県1／2）
　基 準 額　1か所当たり年間約170百万円
　実施主体　救命救急センター等
　※　医療提供体制推進事業費補助金（統合補助金）（14,689百万円）の内数
　※　「ドクターヘリ」とは、救急専用の医療機器を装備したヘリコプターを

救命救急センターに常駐させ、消防機関・医療機関等からの出動要請に基づき救急医療の専門医・看護師が同乗し、救急現場等に向かい、現場から救命救急センターに搬送するまでの間、患者に救命医療を行うことのできる専用ヘリコプター。

ドクターヘリ導入促進事業では、民間ヘリコプター会社を活用し、委託により専用ヘリコプターを救命救急センターに常駐させる。

資料 3

○全国救命救急センターの現況（平成20年1月1日現在）

　救命救急センター　……167施設
　高度救命救急センター　…21施設
　新型救命救急センター　…17施設
　ドクターヘリ運用施設　…12施設

[編著者紹介]

小濱 啓次（こはま あきつぐ）
川崎医科大学名誉教授、川崎医療福祉大学教授

昭和13年兵庫県生まれ。大阪大学大学院医学研究科修了、医学博士。現在、日本航空医療学会理事長、病院前救急診療研究会代表幹事、日本救急医学会名誉会員、日本中毒学会名誉会員、日本熱傷学会名誉会員、NPO法人救急ヘリ病院ネットワーク副理事長、日本救急医療財団副理事長、赤十字救急法研究委員会委員長など。救急医療功労賞（厚生労働大臣表彰）、救急功労者表彰（消防庁長官賞）、（社）全日本交通安全協会緑十字金賞、（財）日本航空協会航空特別賞、（社）日本医師会最高優功賞、山陽新聞賞（学術功労）など多数受賞。

救急医療改革―役割分担、連携、集約化と分散―

平成20年5月10日 初版発行

編著者　小濱 啓次
発行者　星沢 哲也
発行所　東京法令出版株式会社

112-0002	東京都文京区小石川5丁目17番3号	03(5803)3304
534-0024	大阪市都島区東野田町1丁目17番12号	06(6355)5226
060-0009	札幌市中央区北九条西18丁目36番83号	011(640)5182
980-0012	仙台市青葉区錦町1丁目1番10号	022(216)5871
462-0053	名古屋市北区光音寺町野方1918番地	052(914)2251
730-0005	広島市中区西白島町11番9号	082(516)1230
810-0011	福岡市中央区高砂2丁目13番22号	092(533)1588
380-8688	長野市南千歳町1005番地	

〔営業〕TEL 026(224)5411　FAX 026(224)5419
〔編集〕TEL 026(224)5412　FAX 026(224)5439
http://www.tokyo-horei.co.jp/

©Printed in Japan, 2008
本書の全部又は一部の複写、複製及び磁気又は光記録媒体への入力等は、著作権法上での例外を除き禁じられています。これらの許諾については、当社までご照会ください。
落丁本・乱丁本はお取替えいたします。
ISBN978-4-8090-2247-0